当代舟山岐黄传承录

李飞泽 主编

科学出版社

北京

内 容 简 介

本书上篇罗列了当代舟山大部分名医,包括国家级、省、市、县区级名中医(含基层名中医),以及当地有名气的中医师;由学生执笔撰写各自老师的成才历程、学术特点和临证经验,以及学生本人发挥老师经验的实践录。下篇选取了部分舟山地区的中青年医师,撰写本人的临证心得感悟及验案分享。附篇所列名医,因种种原因无传承人撰写老师经验,只能根据现有留存资料,仅附个人简介及名医经验或验案。

本书内容侧重中医的传与承,内容实用,适合中医药(医史)工作者及具备一定中医基础的人员阅读。

图书在版编目(CIP)数据

当代舟山岐黄传承录 / 李飞泽主编.—北京:科学出版社,2024.2
ISBN 978-7-03-078012-6

Ⅰ.①当… Ⅱ.①李… Ⅲ.①中医临床-经验-中国-现代 Ⅳ.①R249.7

中国国家版本馆 CIP 数据核字(2024)第 009950 号

责任编辑:陆纯燕/责任校对:谭宏宇
责任印制:黄晓鸣/封面设计:殷 靓

科学出版社 出版
北京东黄城根北街 16 号
邮政编码:100717
http://www.sciencep.com

南京文脉图文设计制作有限公司排版
上海景条印刷有限公司印刷
科学出版社发行 各地新华书店经销

*

2024 年 2 月第 一 版 开本:B5(720×1000)
2024 年 2 月第一次印刷 印张:21 1/2
字数:340 000

定价:100.00 元
(如有印装质量问题,我社负责调换)

《当代舟山岐黄传承录》
编委会

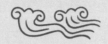

主　编　李飞泽

副主编　陈　琳（舟山市中医院）

朱新平（岱山县中医院）

裴旭海（嵊泗县中医院）

江明辉（白沙岛卫生院）

刘中良（舟山市中医院）

编　委（按姓氏汉语拼音排序）

白菊琴	鲍雯雯	柴浩敏	陈薛连	陈泽宇
方腾铎	傅燕儿	何佳珂	胡华杰	胡俊华
胡晓镖	黄　芳	厉陈爽	刘芳洁	邵莉莉
石惠燕	宋文茜	王　磊	王吉娜	王庆丰
王滢婷	谢　琼	杨　朔	余　达	张　苗
张　伟	张　瑜	张宏伟	赵金伟	郑　舟
朱　清				

秘　书　鲍雯雯

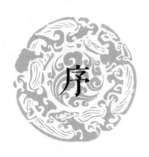

序

　　舟山群岛，史称"甬东"，隶属古越国，历史悠久，海韵独特，犹如散落在我国东海的一串珍珠，闪耀着璀璨而神秘的色彩。谈到舟山的中医史，可上溯到秦汉时期道家人物安期生、梅福前来舟山采药炼丹，以及东晋道家人物葛洪于舟山游历修道。道医通源，道家人物在舟山中医史中挥洒了一些笔墨，特别是葛洪，在中医界留下了《肘后备急方》等传世著作。唐宋以后，普陀山观音道场兴起，佛医活动出现，尤其是晚清至民国期间，佛医文化不断弘扬，舟山地区的佛医实践充满亮点。由于舟山地处海岛，海港条件优越，在东西方文化交流方面具备一定优势，但是在特定的历史条件下，这种优势却一度受到了人为的制约。历史的前进从来不以个人意志为转移，总是向前发展。由于毗邻沪、甬，舟山的政治、经济、文化深受以上两地影响，近现代以来中医药行业同周边地区交流频繁，一些沪、甬医药行业人员来到舟山发展，如岱山刘舟仙儿科的兴起、定海李氏内科的创立、普陀葆仁堂的营业等；一些舟山人走出舟山行医传道，如清末普陀山僧医心禅前往杭、甬行医，清末定海经学大家黄以周校注《黄帝内经》等医著，并于浙江遂昌、海盐、处州、江苏江阴等地任职、治学等。遗憾的是，由于诸多原因，不少医家传承不力，随着时光流逝，我们今天很难再见其全盛时期的荣光。

　　中华人民共和国成立以来，在党和政府的关心支持与正确领导下，舟山的中医药事业得到长足发展，建立了一众中医医疗机构，培养了不少中医药人才。

　　《当代舟山岐黄传承录》收录国家级名老中医药专家指导老师、省市名中医、基层名中医及一批中青年中医新秀，但是只能说搜罗了舟山知名中医的一部分，由于一些中医药专家和同道过于谦虚低调，或潜心临床、无暇撰写经验文稿等，导致其事迹未能充分收录至该书，该书只能称为抛砖引玉之作。

　　舟山，向海而生，诸多小岛星罗棋布，渔民、农民人数众多，他们性情朴实、豪爽，中医药有良好的群众基础。我们要把党和政府的中医药政策贯彻落实好，要为海岛群众做好中医药医疗保健工作。中医人如何做到"传承精华，守正创新"，我认为坚持修炼内功非常重要。《周易》云："天行健，君子以自强不息。"我们舟山中医人既不可夜郎自大，亦不必妄自菲薄，要以脚踏实地为正途，要以海纳百川的胸怀来努力提高自我。如何提高？我认为一要恪守医德，二要精研医术，三要开阔眼界，该书主旨与初心即如此。

　　最后，在该书即将付梓之际，我以小诗一首送给各位读者朋友：

东海明珠杏花盛，群山千岛寻芳踪；

若是仙翁今犹在，笑看后浪露欣荣。

2023 年 10 月

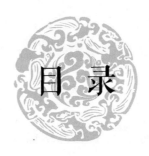

目 录

【 附篇 名医介绍篇 】

上 篇

名医传承篇

沈有庸

▶ **名医介绍**

　　沈有庸，男，1935 年 12 月生，浙江省杭州市人，中共党员，1965 年 7 月毕业于浙江中医学院，主任中医师，第二批全国老中医药专家学术经验继承工作指导老师，浙江省名中医。毕业后一直服务于舟山海岛卫生事业，从毕业直到谢世，一生工作于临床一线，长达 50 多年。曾任浙江省第六、七届人大代表，浙江省中医药学会男科分会第二、三届副主任委员，《浙江中医杂志》特约编委，舟山市中医学会常务理事，岱山县第一、二届政协委员，岱山县中医学会会长，岱山县中医院院长等。其先进事迹曾被《人民公安报》《浙江日报》《舟山日报》等以"还你一个完整的圆"为专题作过专栏介绍。先后在省内外专业杂志上发表论文 20 余篇，其个人传记先后录入《中国当代名医辞典》《中国名医博览》《中国高级医师咨询辞典》等。

▶ **传承人（或执笔者）介绍**

　　戎平安，男，主任中医师，1964 年 8 月出生于浙江省岱山县，1987 年毕业于浙江中医学院。毕业后一直工作在中医临床一线。舟山市及岱山县专业技术拔尖人才，舟山市首届名中医，浙江省基层名中医。师承第二批全国名老中医药学术经验继承工作指导老师、浙江省名中医沈有庸主任中医师。曾任中华中医药学会男科分会第六、七届委员会委员，浙江省中医药学会男科分会第四、五届委员会副主任委员，浙江省中医药学会内科分会第六、七届委员会常务委员，浙江省中医药学会生殖医学分会第一届委员会委员，舟山市中医学会副会长，岱山县中医院院长等。多年来他不断总结临床经验，在国家一、二级刊物上发表医学专业论文 20 余篇，其中多篇论文被评为优秀自然科学论文。

　　张瑜，女，中共党员，主治医师，2010 年毕业于温州医学院，毕业后一直在岱山县中医院工作,2017年4月至2018年4月于上海中医药大学附属曙光医院进修,师承舟山市首届名中医、浙江省基层名中医戎平安主任中医师。熟练掌握基层常见病、多发病的中西医诊断和治疗方法。

一、成才历程

1. 青年离乡,扎根海岛

沈老出生于浙江省杭州市,当年以优异的成绩考入浙江中医学院(现浙江中医药大学),在校期间深受"浙派中医"大家魏长春、何任等名师学术思想的影响,是浙江中医学院首届毕业生,毕业后分配至岱山县第二人民医院中医科,1987年成为筹建岱山县中医院的第一批人,并于1988年担任岱山县中医院首任院长。那时,他独自一人,背上行李,换乘3次轮渡才到达岱山,背井离乡,饮食、生活、气候和原来的成长环境截然不同,语言不通,交流障碍,为他的从医之路带来巨大的挫折。但是沈老快速调整好心态,万事开头难,首先解决语言问题,沈老下班后主动找当地人民交流,听不懂就问,半年下来,就能和患者用岱山方言顺利交流。感受到当地老百姓对于中医师的渴望和信任,沈老慢慢喜欢上这个民风淳朴的地方,适应了海岛多风、潮湿的环境,也爱上这里新鲜美味的海鲜。

2. 专研医术,守正创新

沈老十年如一日地专研医术,熟读中医经典,钻研名家医案,主张中西医结合,融会知新,善于运用现代医学知识,博采众学科之长,师古法而不泥于古方。创新又不离宗。在四诊上侧重切脉诊舌,精通脉诊舌象,强调三部九候与内脏联系,善于发挥中医特长。在辨证上,主张审因论治,因地制宜,因人制宜,因时制宜,强调辨证与辨病相结合,临床注重气机升降出入。在病因研究方面,认为大多疾病来源于日常不良行为,尤其是不良心态,同时也要考虑不同社会或区域背景。沈老医术精湛,通晓中医内、外科,在中医治疗各种男科疾病方面尤有宝贵经验,强调从痰入手,化痰为先。对于阳痿、早泄施治,更有特色,主张外擦与内服相结合,以外治为主的原则。在中药研究上,善于巧用药对,治疗各种疑难杂症,如大剂量柴胡配黄芩治疗外感高热,浙贝母配杏仁治疗咳嗽,金雀根配青木香治疗高血压,生山楂配决明子、绞股蓝治疗脂肪肝,胡芦巴配生山楂治疗糖尿病等,临床运用屡有良效。对危急重症,擅用峻猛之剂,中病即止,屡起沉疴。

3. 精勤不倦、硕果累累

沈老毕生从事中医工作,知识渊博,常以"医海无涯"自勉,精勤不倦,耕耘不息,不仅诊病细致,治学严谨,而且医德高尚,有口皆碑,就医者遍及全国所有的省、自治区。花甲之年仍坚持服务于中医临床第一线,善治胆石症、胆囊炎、肝炎、胆汁反流性胃炎、尿路结石、慢性肾炎等疾病,自拟了许多偏方、验方,疗效卓著。例如,"丹虎五味汤"治疗慢性阻塞性黄疸,"胆胃汤"治疗胆汁反流性胃炎,"金茅四子汤"治疗尿路结石,"疏风理肺汤"治疗各种呼吸系统疾病,"疏肝利胆汤"治疗胆囊炎胆石症,"解毒护肝汤"治疗慢性肝炎,"疏肝降脂汤"治疗脂肪肝,特别是潜心研究20余年的"启痿灵"外擦剂,用于治疗阳痿、早泄,1992年底通过省级鉴定,荣获舟山市科学技术进步奖三等奖及岱山县科技进步奖一等奖,被认为是中医内病外治基础上的发展与创新,居国内领先水平,填补了国内中药外用治疗阳痿的空白,该项成果已转让于海南天夫制药有限公司,已投入大批量生产并销售,获得了良好的经济及社会效益。

沈老还著有《八正散临床运用体会》《丹虎五味汤治疗慢性阻塞性黄疸体会》《243例胆囊炎胆石症脉象、舌苔分析》《胆胃汤治疗胆汁返流性胃炎临床经验》《启痿灵外擦剂治疗阳痿31例临床分析》《浅谈"阴虚阳亢"在男性病反映》《男性病"阴虚阳亢"证机理初探》等20余篇学术论文(著),并先后在省内外专业杂志上发表,其中《启痿灵外擦剂治疗阳痿31例临床分析》获浙江省中医药优秀论文A类一等奖,受到中医药界人士广泛的好评。

二、师传部分

1. 四诊侧重诊脉辨舌

沈老认为四诊是诊察疾病的基本方法,是中医辨证分析的必要基础,沈老在长期临床中对四诊的采集极为细致,认为四诊所得的临床资料多客观、准确、系统、全面,在四诊之中,尤侧重诊脉辨舌。

脉诊是四诊重要组成部分,脉象的形成与脏腑气血有密切的关系,通过切脉,可以判断疾病的病位、性质与邪正盛衰,推测疾病的进退预后,甚至可以帮助诊断疾病。在脉诊中,沈老尤其重视寸、关、尺三部九候的不同脉象与相应脏腑病变的联系,从大量门诊病例脉象分析来看,肺系疾病大多表现右寸脉弱,心脏疾病则显示为左寸脉弱,心肺同病为两寸脉弱,左关弱多为胆系疾病,右关脉无力多为胃部病变,胆胃同病以两关脉弱为主要表现,肾脏、泌尿系统、妇科疾病则以尺脉弱为主要形态,临床符合率颇高。1981 年上旬,沈老曾对 243 例胆石症、胆囊炎患者脉象进行分析,结果左关脉弱者占比 73% 以上。

舌诊在中医的辨证分析中具有较高的参考价值,通过舌诊,可辨别病位深浅,区别病邪性质,也可以推测病变的脏腑。沈老通过对来岱山县中医院中医科就诊患者的观察,发现腻苔或滑苔明显较高,推究其原因,可能有以下几个方面:①海岛气候多风湿,易侵袭机体,困遏脾胃。②海岛居民多喜食海腥之品,海鲜肥厚,易伤脾胃,致使脾湿内生,湿阻中焦。在舌诊中,沈老不仅重视舌质、舌苔,而且对舌底脉络的观察也尤为关注,舌底脉络往往易被临床医生所忽视,但对于疾病的病程、病情却有较大帮助作用。一般来说,病程短、病情轻、病邪尚浅者,舌底脉络多紫细;病程长、病情重、病邪已深者,则多紫粗或紫粗弯曲。此外,在观察舌苔时,应严格区别真苔与染苔,以免做出错误的分析。

2. 注重脏腑辨证,强调辨证与辨病相结合

沈老在诊疗中侧重脏腑辨证,认为任何内科疾病均为脏腑自身或因外邪侵袭,导致功能失调及脏腑之间彼此平衡破坏的结果,而脏腑辨证中,尤为注重肝胆辨证,因为社会环境的改变、竞争激烈、心理治疗的滞后,人们焦虑、烦躁等肝郁倾向日益严重,一旦致病,不仅累及于胆,还可出现肝火上扰、心神不宁、肝火下劫、肾阴受损、木火刑金、肝气犯胃等五脏六腑病变。人是一个完整的有机整体,人体脏腑、气血津液、经络等都有着直接的或间接的联系,在功能及病理上互为影响,故从某一角度或某一方面进行辨证,往往可能导致中医诊断及施治片面化或失误。

辨病与辨证相结合是中医辨证的一种特有方式,沈老认为四诊资料收集并非一成不变,有时需要连续追踪、观察,故辨证是动态诊断,病名的确定标志着对疾病认识深化,在疾病基础上辨证,则是从感性认识向理性认识发展的过程。在临床上,不管是先定病名后定证名,还是先定证名后定病名,或病名证名同时而定,证总是受病的制约,并从属于病。病名确定之后,证名则是临床观察其病变发展的主要依据,这种以辨病为基础,以辨证为主导的方式,即辨病与辨证相结合的方式,是中医对疾病进行整体论治的必要前提,它不仅有利于协定处方临床疗效的观察,而且还解决了有病无证、有病少证或有证无病的尴尬情况。

3. 施治主张治病求本,标本兼治

《素问·标本病传论》云:"知标本者,万举万当,不知标本,是谓妄行。"由于疾病的复杂性,又经常处于发展变化之中,所以"标本"不是一成不变的。临床上治疗疾病,必须抓住疾病的本质,从根本上入手,针对疾病的根本进行治疗,标根于本,病本能除,标也随之消散。沈老认为现代社会随着科学的发展,农药的广泛使用,使人们的呼吸系统、消化系统受到了广泛的伤害,体内的毒素无时无刻不在腐蚀人们的机体,抗菌药物、输血输液的发明及运用无疑为急危患者的抢救起了重要的作用,但由于过泛的使用,使机体菌群失调形成了纳差、乏力等湿阻现象。夜生活的兴起及流行,打破了正常的生物钟,长此以往,机体实难"阴平阳秘",传统的饮食结构已遭到挑战,取而代之的是醇酒飘香,膏粱厚味,肥胖倾向,日益严重,"大疗"之变屡见不鲜。生活节奏不断加快,社会竞争的日趋激烈,使人们精神、心理负荷日益加重,因过度紧张、焦虑而导致的各种疾病的发病率呈明显上升趋势。故而,沈老根据自己多年的从医经验,结合岱山当地的环境、百姓的饮食习惯等,根据辨证论治,在施治中,主张因症而宜,较侧重于疏散、清、下三法,同时因人而异。

4. 肝胆疾病的施治

沈老经过长期临床观察认为肝胆之病多首起于郁,继则生变,变而有异。如长期情志抑郁,肝气失畅,失于条达,可发为郁证、不寐等。郁怒伤肝,血行不畅,郁而化热,灼津成痰,痰瘀互结,胸阳不振可发为癥瘕及胸痹。情志过极,气机逆乱,上壅心胸,蒙闭窍隧,可发为厥证。所求不得,肝气被遏,脾气不升,气郁痰结,可发为梅核气、噎膈、瘿瘤等病。肝气横逆犯胃,气机阻滞,胃失和降可发为呕吐、呃逆、嘈杂及胃脘痛。情志怫郁,条达不利,气血瘀滞,不通则痛,可发为胁痛、腹痛等证。肝脾郁结,传导失常又可发为便秘。暴怒伤肝,肝胆之火循经上扰,清窍被蒙,可发为耳鸣、耳聋。肝部化火,肝热内蒸,又可发为内伤发热。五志过极,肝阳暴动引动心火,风火相煽,气血上冲,心神昏冒,遂至猝倒无知可发为中风。宗筋痿而不用,又可致使阳痿。肝阳上亢则可致眩晕、头痛等。肝阴不足,双目失润,又可发为视物不适之症。临床所见疑难杂症,多与肝气郁

结相关,故而对疑难杂症的辨证论治提倡从肝入手,疏肝为先,对肝胆同病者,强调疏肝利胆;同时,也应兼顾不同个体差异、地理环境等众多因素。例如,沈老认为胆囊炎、胆石症多由长期肝郁不畅,肝失于条达,气血不利,胆汁郁滞,横逆犯脾,脾失健运,脾湿内生,郁而化热,肝胆湿热内盛或煎而成石所致。在治疗上主张以疏肝利胆法主之,并在此指导思想的基础上,自拟了"利胆汤"以治疗胆囊炎、胆石症,方中主要有柴胡、片姜黄、木香、青皮、丹参、鸡内金、姜夏、虎杖、川朴、黄芩、威灵仙、大黄等。但必须注意的是本方组成中,药物大多苦寒,极易伤阴,故阴虚之体应慎用,脾胃虚寒之泄泻者禁用。

5. 脾胃疾病的施治

脾居于腹中,经脉连胃,互为表里,共存中焦,二者共同完成对食物的消化,精微营养物的吸收与转输,因此,合称为后天之本。沈老对脾胃病的诊治受李东垣《脾胃论》影响颇深,认为内伤病的形成乃是气不足之结果,而气之所以不足,实乃脾胃损伤所致。因此,脾胃的盛衰直接决定元气的盛衰。从临床上看,引起脾胃疾病的原因虽众多,但主要有以下几个方面:①饮食不节,损伤脾胃,运化失司。②倦劳过度,耗伤心脾,脾胃运化失权。③肝志不遂,致肝气横逆犯土,损伤脾胃功能。这三方面因素,在病理变化过程中,往往是交互为患或综合致病,其最终结果必然是脾胃气虚,中焦不足,升降失调。故主张以健脾益气升发为主,和胃降逆次之。此外,根据长期临床观察,发现脾胃虚弱者多伴不同程度的食滞,致虚实夹杂,从而提出了补中虚兼消食导滞。例如,胆汁反流性胃炎,沈老对本病的辨证论治颇受现代医学"胆胃同病"理论的启发,认为本病患者均伴有胆囊器质性病变或功能紊乱,导致胆汁反流,造成对胃的损伤,以胃脘胀满、胃痛等为主要表现。治疗强调疏肝利胆、和胃消食。以自拟"胆胃汤"治疗,方中有柴胡、木香、姜半夏、片姜黄、丹参、虎杖、川朴、鸡内金、茯苓、豆蔻、大黄等。柴胡、木香、丹参、片姜黄、豆蔻等疏肝理气活血;虎杖、大黄清热化湿,利胆通腑;川朴、姜半夏、茯苓健脾和胃;鸡内金消食健胃。若伴嗳腐吞酸,加山楂、神曲消食导滞;幽门螺杆菌阳性者,加左金丸。本方侧重于疏肝利胆,使胆汁循入常道,复加健脾和胃之剂,从而真正做到胆胃同治。

6. 泌尿系统疾病的施治

泌尿系统具有贮存和排泄尿液作用。从大量临床分析来看,引起泌尿系统疾病的因素主要有以下几点:外界湿热之邪侵袭膀胱;生活失节,外界疫毒之邪乘虚而入;饮食不节,湿热内生,卜注膀胱,甚则煎液成石,从而影响膀胱气化,使排尿功能受损,出现尿频、尿急、尿痛,甚则有砂石排出等系列症状。在治疗上,强调以"清"为先,邪热尽,气化则能出焉。同时,尚需考虑以下几点:首先,清利不忘活血,热之所过,血为之瘀滞。下焦湿热蕴阻,必伤血络,以致痰与热结,或湿热腹煎液成石,阻滞血行。其次,清利不忘理气,淋证迁延日久,因膀胱气化受累,失于调畅,可以出现少腹拘急、胀痛等症。此时单纯清利之法,大多无效,尚应佐治理气品。最后,清利不忘通腑。下面介绍沈老治疗泌尿系结石和前列腺炎的经验。

泌尿系结石为临床多发病,常以尿频、尿急、尿痛、少腹胀痛为主要症状表现,个别有砂石排出,属"石淋"范畴。本病多因外界湿热之邪侵袭膀胱或饮食不节损伤脾胃,聚湿壅热,湿热下注膀胱,以致煎液成石所致。故治疗上以清热通淋排石为首选,沈老自拟方"金盾四子汤"由金钱草、盾翅藤、白茅根、地肤子、冬葵子、车前子、葶苈子、地榆炭、木香、丹参、滑石、生鸡内金、大黄等组成。以金钱草,盾翅藤清热利湿排石为主药;地肤子、葶苈子、车前子、冬葵子、滑石利尿通淋,并能使尿液稀释,尿量增加,从而对结石冲刷力增大。白茅根、地榆炭凉血止血,且白茅根尚有清热利尿功效。生鸡内金有溶石排石作用。大黄活血化瘀,通腑泄热,既可化解结石,又可防因利小便而是实大便之弊,尚能增强输尿管蠕动性,促使结石排泄。木香、丹参活血行气。若尿蛋白阳性,加生黄芪、萆薢;若病久伴腰酸,加怀牛膝、杜仲,益肾且引药下行。

前列腺炎以会阴坠胀、尿频、尿痛、流白色分泌物或解尿点滴不畅,甚则少腹胀满为表现,属"淋证"或"癃闭"范畴。沈老认为本病早期多因生活失节,感受疫毒之邪或外感湿热之邪,蕴阻下焦为多见。内伤饮食,湿热下注者偶尔有之。治疗上以清热利湿通淋为主,以八正散加土茯苓、萆薢等;对伴有流白色分泌物(前列腺液)者,加金樱子、芡实收效固涩。中期多由早期失治误治发展而来,以致邪热清而未尽,留恋不去,复夹痰瘀互结,久病伤肾。虚象虽存,仍以邪热为主,故以清热利湿为主,佐以活血化痰益肾,用八正散加丹参、木香、土茯苓、猫爪草、怀牛膝、杜仲等治疗。晚期因病已久,多以肾亏为本,痰瘀互结为标,治疗上以益肾为主,活血化痰、软坚为辅。肾阴虚为主者,选六味地黄汤加土茯苓、猫爪草、夏枯草、丹参、木香等。肾阳虚亏为主者,以附桂八味丸加猫爪草、木贼草、海藻、昆布、丹参、木香、肉苁蓉、杜仲等。

7. 男性病的施治

中医对男性生理特点的认识早在《黄帝内经》中已有记载，《黄帝内经》中指出肾主生殖，认为肾藏精、主生殖，将生殖功能归于"肾"，提出肾气的盛衰关系着人的生殖能力。沈老对阳痿、早泄、性功能障碍等病因分析，发现伴有胆囊疾病者占五分之一多。可见肝胆疾病对男性病的发生有着较大的影响。但必须注意的是，不管何种因素所致，本病晚期必以命门火衰或肾精虚亏为主要表现，治疗上多侧重温补肾阳或益肾填精等补益之法。

(1) 阳痿的施治：阳痿属于男子勃起功能障碍性疾病，与肝、肾关系密切。沈老认为本病起因虽众，但主要由房事失控、七情内伤、肝失疏泄而致。如《素问·痿论》所言，"思想无穷，所愿不得，意淫于外，入房太甚，宗筋弛纵，发为筋痿"。在病理上，纵然千变万化，但后期均以命门火衰为主要表现，并在此指导思想的基础上，经过 2 年的探索与总结，研制了"启痿灵"外擦剂，主治阳痿，兼治早泄，开创了男性病"内病外治"之先例。同时，配合局部按摩手法促进局部的血液循环，提高药物的吸收效果，调节机体的阴阳平衡，改善机体的全身状况。在治疗并恢复期间，鼓励患者进行适当的性生活。因为，适当的性生活比刺激性治疗更有效，是一种良好的自我调节机制。

(2) 精液不液化及精子活动力低下之不育症的治疗：《石室秘录·子嗣》把男子不育的病因归为六种："男子不能生子，有六病……，一精寒也，一气衰也，一痰多也，一相火盛也，一精少也，一气郁也。"沈老通过长期临床观察认为精液如同汗、泪、胃液等，均属正常津液的组成部分，精液不液化或精子活动力低下的关键是津液输布障碍，水液停滞，聚而成痰，痰性黏腻，聚于下焦，而精子又活动其中，从而致使精液不液化或精子活动力低下。基于此，在辨证上主张从痰入手，施治中强调以燥湿化痰为先，考虑"脾为生痰之源"，故佐以健脾，以绝生痰之源，最终达到治疗的目的。临床上常选用温胆汤加减。

三、徒承部分

1. 从肝肾出发治疗心因性勃起功能障碍

沈老重视情志致病，"心身合一""天人合一"的整体观念贯穿疾病救治的始终。笔者在长期临床实践中发现，近年来，随着社会压力增大、生活节奏加快，导致心因性勃起功能障碍的发病率明显提高,患者越来越年轻化。历代医家认为本病大多为命门火衰、精气虚冷所致。但事实上却与精神过度紧张、思虑操劳、忧郁太过有着密切的关系。中医讲"恐则气下",过度惊吓可见二便失禁,摄纳不住,肾精不固,可见遗精等。大多患者在工作或生活上均有不同程度的焦虑、紧张。笔者认为心因性勃起功能障碍与肝郁有关,反复日久最终涉肾,故而在治疗上主张以疏肝益肾之法为主。运用疏肝益肾汤对临床上 40 例相关患者进行观察追踪,总体有效率为 70%。方药组成:柴胡、枳壳、炒白芍、山茱萸、怀山药、仙茅、淫羊藿、阳起石、杜仲、生地黄等。本方以柴胡、枳壳、炒白芍、甘草四逆散疏肝解郁健脾,仙茅、淫羊藿二仙汤加阳起石温肾壮阳,山茱萸、怀山药、杜仲益肾填精。诸药相互配合,共同达到疏肝益肾的治疗目的。同时结合心理治疗,对患者精神状态、情绪进行疏导,鼓励患者适当活动,加强锻炼。

2. 从痰论治精子活力减弱

笔者在临床发现,精子活力减弱这类患者大多性功能正常,化验精量、精子成活率正常,但精液液化不全,精子活动力减弱,或多或少伴有神倦、嗜睡、头晕、胃纳不佳等表现,苔白微腻或腻,治疗可以二陈汤为主,加夏枯草、制南星、浙贝母、竹茹、川朴、丹参、白术、川断等。燥湿化痰散结,理气健脾,使气顺痰消,促使精液液化,提高精子活动力。同时根据病情随症加减,痰郁化热者,加蒲公英、重楼;阴虚火旺者,加知母、川柏、山茱萸、泽泻;情绪抑郁者,加柴胡、枳壳。

3. 金盾四子汤治疗泌尿系结石运用

笔者对泌尿系结石患者运用沈老经验方金盾四子汤清热利湿、通淋排石作为基本法则进行疗效观察,总有效率为 82%。结石的形成是一个慢性病变过程。结石一旦形成,可进一步郁闭气机,且久病多瘀,故在治疗上时常要加活血化瘀理气之品。对于体弱者,加用健脾益气之药,气足则推动有力,有利于结石的排出。结石的治疗,要以预防为主,尤其要改变饮食、生活习惯,适度锻炼。

冯昌汉

▶ 名师介绍

冯昌汉,男,1937年3月生,湖北省武汉市人,中共党员,主任中医师,系浙江省名中医、第三批全国老中医药专家学术经验继承工作指导老师、全国名老中医药专家传承工作室建设项目专家,曾任舟山市中医药学会首任会长。

从事中医临床工作近60载,熟读经典,旁参诸家,学验俱丰,仁心仁术。在长期的临床实践中,形成了方证对应,同病异治;针药并施,内外兼治;四诊合参,注重腹诊;药轻方简,通常达变;重视脾胃,以平为期等临证经验和学术观点,在中医内科、妇科、儿科的常见病、多发病诊治方面具有丰富的经验,尤其擅长脾胃病、肝病、时病、不寐、小儿泄泻、小儿咳嗽、乳蛾、月经病等疾病的治疗,对高热、厥脱、中风、血症等危急重症的处理有独到的见解。曾指导完成浙江省中医药科研计划舟山专项"冯昌汉临证经验、学术思想整理传承研究"(2014ZSZX09)1项,建立冯昌汉名老中医临证经验数据库1个,含医案1 325例、典型病案201份,录制诊疗、教学音像光盘《医路》1套,时长458分钟,在省级以上专业杂志发表论文10余篇,出版专著1部,被授权实用新型专利1项,还有1项发明专利已被受理,还有"冯氏钝弯针治疗婴幼儿疾病"等多项诊疗技术在省内推广,此科研项目获舟山医院院级科研成果三等奖。

▶ 传承人(或执笔者)介绍

刘芳洁,女,医学硕士,副主任中医师,2020年浙江省中医药"新苗"计划项目培养对象,冯昌汉全国名老中医药专家传承工作室秘书,张国梁浙江省名老中医药专家传承工作室负责人,中国康复医学会肿瘤康复分会第二届委员会委员。主持局级课题1项,参与厅级课题1项,参编专著1本(担任副主编),发表论文5篇。

长期跟诊第三批全国老中医药专家学术经验继承工作指导老师、浙江省名中医冯昌汉主任中医师及浙江省名中医张国梁主任中医师,擅长中西医结合内科常见疾病的诊治,尤其在肺结节、肺癌、消化道肿瘤等方面,积累了比较丰富的中医诊疗经验。

一、成才历程

冯老出身于中医世家,师爷是四大名医其中之一的欧阳愈众,也是中华人民共和国成立后培养出来的第二届大学生。他从广州中医学院中医系六年制的中医班毕业后回杭,在"四清"工作队进行了 1 年的社教工作后,适逢舟山医院初设中医科而求贤若渴,于是他被分配前往,在东海之滨行医扎根。

初到医院,所谓"初设的中医科"条件简陋,一个枕头、一副桌椅便是诊室全部的家当,2 位定期来院门诊的中医院老前辈见其独立应诊有模有样,施针布灸亦是得心应手,就放心地将重任放手交给年轻人。工作后不久,冯老还"江湖救急",利用业余时间到浙江省舟山卫生学校上针灸课,而这一教就一直教到了"文化大革命"时期。20 世纪 70 年代后,舟山卫生学校又重新开课,先后举办了多期"西学中班""中医班""中医大专班"。冯老应邀讲授《中医学基础》《伤寒论》《金匮要略》《中医内科学》等,一则为传授中医知识,二则在无形中为中医宣传,至少可以让一部分西医"不拒绝中医"。在这样的影响下,渐渐地,一些西医亦能看到患者舌苔之干润、津液之多少,并据此考虑调整补液的用量;外科大夫会用红藤合剂,产科大夫会开生化汤,口腔科大夫会用如意黄金散,内科大夫亦知治湿阻西医不如中医。某些西医治疗未效的病症也会请中医会诊,听取中医的诊疗见解并加以采纳,而冯老也曾以独参汤成功挽救 1 例产后大出血、失血性休克、大剂量多巴胺仍难以维持血压的产妇而被传为佳话,打破了西医认为中医是"慢郎中"的顽固偏见,由此打开了中西医彼此交流、互相合作的新局面。

后来,冯老一手创建了综合医院的中医科病房,成为开科元老。每日傍晚,风雨无阻,冯老都要到病房巡视患者,正是这样真正地把患者放在心里,真正地视患者的病痛如同己痛,他取得这样的成就也就不足为奇。

冯老现虽已耄耋高寿,仍活跃在临床一线,坚持每周出诊。出诊之前,早早入睡,养精蓄锐;出诊之时,心无杂念,精神饱满;出诊之后,总结复盘,乐不思疲。从医近 60 载,他以弘扬中医事业为己任、以解除患者痛苦为快乐,收徒授业,学生无数,临证之余经常为徒弟学生讲课、解惑,还主编了《冯昌汉临证医集》,记述了行医的经验、体会,此亦是其心血的凝结。

二、师传部分

冯老从事中医临床近 60 载,手不释卷,孜孜以求,体悟中医,实践中医。治学主张宁涩勿滑、熟读经典,旁参诸家、博采众长;临证坚持方证对应、同病异治,针药并施、内外兼治。能娴熟诊治内、妇、儿科常见病和多发病,对急危重症的处理有独到的见解。现不揣浅陋,以冯老的临床经验和学术观点作如下介绍。

1. 方证对应,同病异治

方证对应又称"方证合一""方剂辨证""方证辨证",是中医学典籍中蕴藏的一种相对成熟完整的疾病诊疗方法,是传统中医探讨临证处方用药规律的学说,是寻找方药与其主治病证之间特殊对应关系的学说,是临证取效的关键所在。冯老在临证中十分重视方证对应辨治方法的应用。他认为"认识疾病在于辨证,治疗疾病在于用方",方证对应是在辨证的基础上,针对如何选用有效方剂的问题,它以方证为依据,有是证用是方,方证合一,才能效如桴鼓。冯老认为方证对应、辨证用方可以从以下三个方面入手。

第一,有是证用是方。在熟悉理解原文基础上有是证用是方。值得强调"有是证"的证是指主证。使用经方的关键是抓主证,主证是反映疾病本质的证候,决定全局占主导地位的证候。《伤寒论》《金匮要略》无疑是抓主证的经典之作。冯老坚持习经典、用经典,看到经验方、名老中医方,总是细细思虑,融入自己的经验,在临床中使用。他认为,抓主证就是抓病机、辨证候诊疗程序的简化,由此再对《伤寒论》抓主证用方的条文进行反思,由此积累的临证经验是千锤百炼后经高度浓缩提炼的精华,是临床经验的结晶。以其辨治咳嗽为例:见咽痒阵咳、挛咳者,施以僵藤饮饮;见咳嗽伴口苦、咽干者,施以小柴胡汤;见咽喉肿痛、舌红、苔腻者,施以甘露消毒丹;见气上逆作咳者,施以麦门冬汤;见久咳、夜咳者,施以十一味止咳汤;见咳嗽伴心悸、心慌、舌暗红、苔黄腻者,施以五味瘀热汤。

第二,掌握病机运用经方。临床上患者证候千变万化,往往一症之异就会对不上原文,就会选方不够确切。一症之忽视得不到理想的效果,这就不能教条式引用条文,必须掌握病机运用经方。为此应注意三点:其一,掌握六经理论运用经方。柯琴曰"仲景之六经为百病之法""伤寒杂病治无二理,咸归六经之节制"。因此掌握六经生理、病理可以统御百病,施以六经汤方。其二,了解每一方证的具体病机,只要病机相符,即使证候不同,也可异病同治,选用是方,可以达到全无是证,仍用是方治愈病证之佳境。其三,熟知方剂配伍意义,以及其药物性能,即方解方义明了,就可据其方义、处方作用,扩大其适应证。以小柴胡汤为例,冯老认为,小柴胡汤是清热剂、和解剂、补益剂、通便剂、解郁剂,亦可是活血剂,从病因病机角度去应用小柴胡汤,其适用范围相当广泛,"但见一证,不必悉具"。

第三,证候引申扩充经方应用。以生理、病理、病因病机为基础,引申经方原来主治证候,扩大原方的适应证,其证看似不同,其病理实是相同,就可以选用同一个方剂治疗。亦如津液积聚为湿、为水、为痰饮,湿、水、痰饮同类。湿胜内聚则肿,湿胜外滋见浊,再结合方药中老中医所言:"举凡人体在病因作用下所产生的一切液态病理生理产物中医均认为属湿。因此凡患者在临床表现上述物质偏多或潴留为特点……均可定为湿。"冯老常言:"举一反三,临证即可灵机巧思,如浮肿、多痰、流涎、泻利、带下、黄疸、湿证、皮损津溢……可以想到湿,同样自汗、盗汗、无汗、遗精,亦不能排除湿邪为患。有人用加减藿香正气散、五苓散治盗汗,蚕矢汤治盗汗自汗,三仁汤治遗精,推而广之,'炎症'肿胀,一些腺体分泌过多或排泄不畅(汗、尿、唾、皮脂……)及血脂增高等都要考虑有湿的因素。其实从中医的角度分析,凡涉及津液代谢者均应考虑有湿的一面。"因此证候引申从原方所治证候基础上扩大思路,更可加深对原方所治证候的理解,也不失为运用经方的重要思路之一。

冯老认为方证对应的辨治方法虽然有三种情形,但其实三者是统一的,不可截然分开,是在辨证论治上的统一,在"辨"与"论"上的机动灵活。

2. 针药并施,内外兼治

中药和针灸是中医防治疾病的重要手段,两者各有特点,古代医家十分重视这两种方法的联合应用,以达到较之单用中药或针灸更好的治疗目的,这种方法现多称为"针药结合"或"针药并用"。

冯老常在带教时教导学生:"中药和针灸是中医师的两条腿,一条都不能丢!"他在行医伊始,就经常采用方药和针灸这两种治疗方法。随着时日的增长,通过复习经典、学习前贤的著作,和不断的临床实践,冯老自己针药结合的观点逐渐形成。他认为,在辨证论治的前提下,在熟悉方药和针灸的所长所短的基础上,或用针,或用药,或针药并用,发挥其所长,弥补其所短,选择一个针、灸、药的最佳运用方式,制订一个最佳的治疗方案。

冯老在长期的临床实践中,对针药并用治疗常见病、多发病及某些急症,积累了丰富的经验。根据以上针药并用的思路,在辨证用药的基础上,对以下疾病常配合针灸治疗。

(1)儿科:腹泻钝针点刺天枢;高热点刺大椎放血;疳积刺四缝;咳嗽针董氏奇穴的重子、重仙穴;乳蛾刺少商、外关。

(2)内科:失眠常用耳穴贴敷神门、皮质下、心;泄泻刺天枢、上巨虚、下巨虚;淋证刺肾俞、阴陵泉;咯血刺孔最、太溪,或复溜加眼针;胃痛刺中脘、足三里;痹证局部取穴加循经选穴,如肩三针等,行痹、痛痹和着痹常加灸法。

(3)其他:瘾疹耳穴贴敷风溪、肺、肾上腺、神门;湿疹针董氏奇穴的制污;鼻渊针木穴、制污;痤疮刺大椎、肺俞;月经过多针地旁,或灸隐白;呃逆按压攒竹。

冯老认为,针药并用较之单用针灸或方药,对某些疾病的治疗确有较大优势:起效迅速,立竿见影,可以较快缓解诸如高热、咽痛、胃痛、腹泻、咯血、皮肤瘙痒等急性症状;提高疗效,缩短病程,使两者呈现协同作用;对特殊人群如儿童,用点刺或自创的钝针,能克服患儿不肯服用汤药的困难;针药并用,能减少药物的副作用,从而保证用药安全。

经络是机体运行气血、联络脏腑肢节、沟通上下内外的通道;穴位是脏腑经络之气输注于体表的特殊部位,也是疾病的反应点和刺激点。冯老针刺以经络为主,但不忘其穴。在选穴方面主张少而精,同时喜用奇穴,认为奇穴是古代医家宝贵经验的结晶,很多穴位是特效穴,晚年尤其推崇台湾董景昌的"董氏奇穴",称其"真实有效"。

冯老针对患儿怕痛、恐惧、易哭闹的特点,冯老在工作中研制了"钝弯针",

用于小儿高热、泄泻、咳嗽等疾病。取 1.5 寸的细毫针，磨平针尖，使之弯曲，点刺穴位表面，当皮肤表面出现红晕时即能取效。

3. 四诊合参，注重腹诊

四诊是中医诊断疾病的主要方法，在临床工作中占有非常重要的地位。诚如《素问·脉要精微论》所言："切脉动静而视精明，察五色，观五脏有余不足，六腑强弱，形之盛衰，以此参伍，决死生之分。"虽然古人有"望而知之谓之神，闻而知之谓之圣，问而知之谓之工，切而知之谓之巧"的说法，但冯老认为，临证四诊合参，全面收集患者相关信息，即能对疾病的发生、发展和演变过程有基本的了解，更重要的是能帮助我们辨清疾病病因、病位、病性、病势及邪正盛衰的变化。

诚然，切诊除了把脉还包括按诊。冯老临证除了常规按虚里、按肌肤、按手足和按腧穴外，再应用腹诊，取得腹证，实施方证对应诊治患者方面积累了丰富的经验，而冯老腹诊论治思路主要来自《伤寒杂病论》，后得《腹证奇览》启发，冯老在临证中积累了丰富的腹诊经验。其行腹诊，首先是在取得其他四诊信息的前提下，为了印证仲景条文，以达到方证对应、精准施治的目的，而非单辨寒热虚实；其次是验证患者主诉；最后若用脐针则是为了找反应点。

冯老腹诊心下痞、心下痞硬，方选泻心汤类方；见胸胁痞满，方选小柴胡汤；见心下满痛，方选大柴胡汤；见心下悸，方选桂枝甘草汤；见脐上悸，方选桂甘龙牡汤；见脐动悸，方选桂枝加龙骨牡蛎汤；见脐下悸，方选茯苓桂枝甘草大枣汤；见腹直肌挛急，方选芍药甘草汤；见腹部偏坠痛，方选薏苡附子败酱散。同时，冯老吸收前贤经验，对有些方剂结合四诊扩大应用范围，对一些腹诊以脐为中心，腹形圆隆，腹壁肥厚，不能触及紧张的腹直肌，但按之有底力的"腹形肥胖"患者，结合形体壮实、大便秘结等脉证，方选防风通圣散；对胸满烦惊者，如腹诊见心下悸，或脉诊见"溢脉"（即寸脉上鱼际）者，则方选柴胡龙骨牡蛎汤。诸多腹诊经验，亦是冯老对方证对应的最佳阐释。

4. 药轻方简，通常达变

中医自古以来有"不传之秘在剂量"的说法，现代研究也证明中药剂量与疗效之间有密切的关系。冯老在用药选方上也有宝贵的经验，主要有以下三个方面。

第一，用药轻灵，随拨随应。受李东垣脾胃学派用药思想的影响，冯老临证用药以轻灵见长。初诊患者用药剂量一般不会超过《中华人民共和国药典》和教科书的规定，然后根据疗效再增减剂量；疾病轻浅或疾病早期，如表证，用药量轻；头部或肺部等上焦疾病，宗"治上焦如羽"，用药量轻；需要发散的郁热、需要调畅的气机，用药量轻；小儿、体弱多病老人用药量轻。

第二，选方精简，药专力宏。冯老一生推崇仲景之学，喜用经方，善用经方，在学习前贤经验的基础上，从《伤寒论》的桂枝汤类方、柴胡剂、泻心汤、温阳剂、石膏剂等，到《金匮要略》所载之方，均能随证用之，有的仅用原方，有的稍事加减，很多患者都能起到一剂知、三剂已的效果。

第三，圆机活法，通常达变。冯老临证不固守定见，总以阴阳、表里、寒热、虚实，以及气血、经络为纲，"观其脉证，知犯何逆，随证治之"。

冯老平素喜用经方，但不废时方，也常用单方和验方。舟山地处东部沿海，民病多湿，冯老长于湿温时病的诊治，常用三仁汤、连朴饮、达原饮、甘露消毒饮、黄连香薷饮及藿朴夏苓汤等清化三焦湿热，亦用温胆汤、杏仁、厚朴、茯苓分消走泄。他认为时方升降散既能升清阳又能降浊阴，既能宣肺气又能散郁热，使邪热去、腑气通，通过适当加减适合治疗多种郁热为患、气机失调的外感和内伤杂病，如咳嗽、乳蛾、慢性肝病、郁证、痤疮等。临证对病情重的多用重剂，如肝病顽固性黄疸用赤芍 120 g 活血利水退黄、对外感高热用柴胡 25 g 退热。对病情复杂的常用大方、合方，如常用防风通圣散治疗表里俱实的高血压、肥胖症、便秘、痤疮；五积散（《太平惠民和剂局方》）治疗寒湿、痰浊、瘀积的冠心病心绞痛、月经不调；上中下通用痛风方治疗寒湿、痰热、血瘀之痛风；全息汤（验方）加减治疗身痛、浮肿、惊悸失眠；李东垣清暑益气汤用于气阴两虚的白血病、肝癌和肺癌术后复发的治疗；二仙汤、五子衍宗丸及四物汤合方治疗围绝经期综合征等；"四合一汤"（参附汤、桂枝甘草汤、生脉饮、当归补血汤合方）治疗诸多缓慢型心律失常；"兰州方"治疗诸多血液系统疾病等。

5. 重视脾胃，以平为期

冯老秉承李东垣的脾胃学说，认为脾胃为后天之本，气血生化之源，人以"胃气为本"，脾主升胃主降，是气机升降出入的枢纽，从脾胃入手，以建中、理中、补中、和中为总体治法，时刻顾护脾胃功能，不光是治疗脾胃病，在肺系疾病、肾系疾病、津液代谢失常疾病、肿瘤及某些疑难病的治疗中占有重要的地位。他常以补中、建中、理中之法顾护中州，通过加减变化治疗各种内伤杂病。

重视脾胃和"以平为期"是冯老治疗外感和内伤杂病的两个重要学术观点。

冯老认为,疾病发生、发展变化的本质是机体的阴阳相对平衡遭到破坏,造成体内阴阳偏盛偏衰的结果。调整阴阳,恢复阴阳的相对平衡,"以平为期",促进阴平阳秘是治疗疾病的根本法则。例如,小柴胡汤可以和解少阳、调和肝脾、调和寒热虚实,使机体达到阴阳平衡的目的,常用于咳嗽和情志疾病的治疗;桂枝汤不但是治疗太阳中风的专治方,还是治疗阴阳失调、营卫失和病证的通治方,随病证不同而有阴阳补泻诸种加减,临床可治太阳病、少阳病、太阳阳明合病、太阳太阴合病,随症加减,变化无穷。

6. 验方——柴胡绞股蓝汤

本方药物组成:柴胡6～25 g、黄芩9 g、绞股蓝15 g、半夏9 g、炙甘草9 g、生姜6 g、大枣15 g。功效为清热解毒、和解少阳,用于治疗外感风热之热咳,或正气不足邪犯少阳之少阳咳者,尤善于平素体虚、易积滞的儿童。本方证如下:咳嗽,多在夜间加重,咳痰不爽,痰黄或稠黏,咳嗽气粗或咳声音哑,常伴有晨起口干口苦,咽喉部干燥疼痛、身热出汗、鼻流黄涕,舌红,苔黄,脉或弦或细或数。腹诊:胸胁部痞满,有抵抗感。此方以小柴胡汤去人参,加绞股蓝而得。方中柴胡轻清升散,疏邪达表,开畅气机,冯老认为柴胡功效虽多,但用量颇为讲究,取其活血、退热,多用24 g;取其疏表达邪,多用12～15 g,取其疏肝,多用6 g;黄芩既可以清少阳相火,也可以清肺经郁热,如郁热相对较轻者,多用炒黄芩,避免因黄芩苦寒、药性向里、冰伏外邪、凝滞气机而不利于表邪外达;半夏化痰和胃;生姜、大枣调和营卫;炙甘草益气扶正,调和诸药。去人参以免碍邪,以绞股蓝清热解毒,且绞股蓝具有南方人参之称,清补不易碍邪。全方可攻可守,外可以祛邪外出,内可以防病传变,既可以和表里,又可以和阴阳,既可调枢机,又可达上下,理肺、调肝、和中沟通上、中、下气血津液,升降协调,内外和解,从而达到治疗咳嗽的目的。

口干者,去半夏,或以苏子易半夏,另加天花粉;痰多者,加杏仁、前胡祛痰;痰黏难咯者,加蛤壳、牡蛎、海浮石祛顽痰;咽痛甚者,可加桔梗、甘草利咽解毒;咳逆上气者,合麦门冬汤(麦冬、半夏、党参、薏苡仁、炙甘草、大枣);阵咳、挛咳者,合僵藤饮(僵蚕、钩藤、炙甘草、麦冬、浙贝母、半夏、黄芩)泻肝降气,解痉镇咳;久咳、夜咳甚者,加当归、川芎活血养血祛瘀。

三、徒承部分

"读经典、跟名师、做临床"是一个中医师成长的必经之路。笔者有幸跟随冯老侍诊抄方 10 余年，得冯老口授心传，受益匪浅。现以跟师冯老学习的治疗黄疸之验，合吾之所识，心得如下。

黄疸，以身黄、目黄、小便黄为主症，其中目睛黄染尤为本病的主要特征。正所谓"无湿不成疸"，黄疸的致病因素有湿热、寒湿之不同，但黄疸一证，阳黄居多，阴黄较少。冯老曾言："不论湿热或寒湿，病位以中焦首先受累，所以治疗中州脾胃，是治疗黄疸重要的环节。"著名肝病专家关幼波教授提出的治疗黄疸三法，即"治黄必治血，血行黄易却；治黄需解毒，毒解黄易除；治黄要治痰，痰化黄易散"。基于关幼波教授的治疗黄疸三法，结合冯老的临证经验，认为祛湿退黄、利尿退黄、解毒退黄、活血退黄、益气活血退黄均可为治黄之法，临床亦可辨证取之。

1. 祛湿为治疗大法

黄疸以湿邪为患，故治疗大法为化湿邪。何以化湿邪？冯老常言，邪气的出路不外乎汗、小便、大便三条途径，故常用发汗、利小便、通大便之法。阳黄者，遣方茵陈蒿汤、栀子柏皮汤、茵陈五苓散，使湿热之邪从小便而出；如湿热蕴郁于内，外阻经络肌肤，方选麻黄连翘赤小豆汤汗解以治之。阴黄者，以温阳散寒，利湿退黄为法，以茵陈术附汤加减化裁。亦常合用清法、下法；于方中加入车前子、泽泻、泽兰、大黄，使之前后分消，湿热之邪从二便而出；因"泽兰有通肝脾之血的特点，横行肝脾之间，活血而不伤血，补血而不滞血，同时又能利水"，冯老亦喜用泽兰活血利尿退黄。

2. 祛湿退黄勿忘解毒

湿热之羁内蕴成毒，湿热毒邪瘀结则湿热益盛，湿热益盛则毒邪益炽，热助毒势，毒助热威，则黄疸益甚。冯老曾教导学生，若不加用解毒之品，恐湿热难清，黄疸不易消退，因此在祛湿的基础上加用解毒之品，如半枝莲、半边莲、蒲公英、金钱草、虎杖、郁金等，则退黄之效可事半功倍。

3. 祛湿退黄兼勿忘行血

关幼波教授认为，"内蕴湿热与外界湿热、疫毒相搏，并非全部都出现黄疸，若湿热仅停留在气分,甚至弥漫上、中、下焦,虽有恶心、纳呆、脘胀、身重胁痛、乏力,甚至发热等症,但一般不会出现黄疸,而湿热瘀阻血脉,才会出现黄疸"。故黄疸一病,湿热内蕴,胶结难清,深入血分,瘀阻血脉,气血行之不畅,胆汁运行受阻而外越;且祛湿之药都是气分药,而瘀阻入血之邪唯血分药方可除之,即活血可祛瘀,祛瘀可生新。常用药物有生地黄、牡丹皮、赤芍、丹参、当归、益母草等,且赤芍需重用(30 g及以上),生地黄、牡丹皮常合用通血痹,且生地黄宜重用(25 g以上)。

4. 祛湿退黄勿忘益气

气能行血,气行则血行,故益气不仅可以建中州,还可以行气活血。尤其在疾病后期,邪退正衰,加强扶正作用,使正气恢复,邪气尽除,达到根治的目的。益气退黄之药常首选黄芪,可逐渐加量,冯老最大量曾用至120 g;如恐邪气仍甚而有敛邪之忧,亦可以绞股蓝清补之品初探。

5. 退黄勿忘专药

辨病与辨证结合,亦可加用退黄专药,如岩柏草、荷包草、豨莶草、土茯苓、蒲公英、刘寄奴、凤尾草等;如舌苔两侧黄腻,恐肝胆湿热甚,加茵陈、黄连清利肝胆湿热;或以柴胡、黄芩清透少阳之邪。如合并转氨酶升高者,亦可加用垂盆草、五味子等降酶专药,但需注意的是,五味子有敛邪之弊,如邪气重者需慎用。

方证对应,法随证出,辨病与辨证结合,如此才能做到湿热清除,黄疸消退,肝脾尽职,气血调顺,身体康复。

李飞泽

▶ **名医介绍**

李飞泽,男,1964年2月生,浙江省定海区人,中共党员,浙江省名中医,主任中医师(专业技术二级),浙江中医药大学教授、硕士研究生导师,全国老中医药专家学术经验继承工作指导老师,浙江省中医药管理局中医心血管重点专科学科带头人。获得浙江省优秀医师、浙江省新世纪151人才、浙江省中医临床骨干、舟山市资深拔尖人才等荣誉称号。历任舟山市中医院中医内科主任、副院长、市名中医馆馆长等职。李飞泽教授从事中医内科、心脑血管疾病的教学、科研和临床工作30多年,擅长运用中医中药、中西医结合方法开展心系疾病、脑系疾病、肾系疾病、妇儿杂病预防和治疗,对肿瘤术后、放化疗后的中医诊治有独到见解,并且对中医养生保健及亚健康的调理有着非常丰富的临床经验。在长期的临床实践中,形成了很多实用的特效验方和独到的诊治手段。兼任中华中医药学会亚健康分会常务委员、中华中医药学会内科分会委员、中华中医药学会络病分会委员、浙江省中医药学会常务理事、浙江省中医药学会中医经典与传承研究分会副主任委员、浙江省中医药学会络病分会副主任委员、浙江省中医药学会内科分会常务委员、浙江省中医药学会养生康复分会常务委员、浙江省中医药学会丹溪学派研究分会常务委员、浙江省中医药学会膏方分会常务委员、浙江省中西医结合心血管分会常务委员、浙江省非物质文化遗产保护专家库专家成员。

▶ **传承人(或执笔者)介绍**

陈琳,男,副主任中医师,第六批全国老中医药专家学术经验继承人、李飞泽全国名老中医药专家传承工作室负责人、浙江省李飞泽名老中医专家传承工作室负责人。担任浙江省中医药学会名老中医经验与学术流派传承分会委员、浙江省中医药学会中医经典与传承研究分会委员、浙江省中西医结合学会第四

上篇 名医传承篇

届风湿病专业委员会委员。师从全国老中医药专家学术经验继承工作指导老师、浙江省名中医李飞泽教授。擅长运用中医、中西医结合的方法治疗心脑血管疾病。对内科常见病、多发病的中药调治亦颇有心得。主持浙江省中医药管理局课题 2 项,参与编纂学术专业著作 2 部(副主编/编者),发表论文 10 余篇(省级以上专业杂志)。

一、成才历程

20 世纪 60 年代,李师出生于浙江舟山定海的一户普通人家,自幼接受良好的家庭教育,从小立志学习中医,中学毕业时以优异成绩考入上海中医学院(现上海中医药大学)中医医疗系。1985 年大学毕业,考虑到家乡缺医少药、交通不便,群众就医存在一定困难,迫切需要中医药人才,他毅然返回海岛工作。工作之初,李师被分配至一家基层卫生院中医科,他毫无怨言、踏实肯干,次年即调至区中医院,在该院工作 8 年,历任中医内科副主任、副院长;后因工作业绩突出,调至市中医院,先后任中医内科主任、副院长、市名中医馆馆长等职,入选硕士研究生导师,浙江省名中医,第六、七批全国老中医药学术经验继承工作指导老师等。

1. 青年学医,勤学善思

李师在上海中医学院学习期间,学府内名医云集,蔡淦、张天、张伯臾、张伯讷、石印玉、柯雪帆等名老中医彼时风华正茂,活跃在三尺讲台上,李师读名著、跟名师,踏实学习,坚持每日比其他学生多学 1 小时,在学习中善于思考,跟师期间抓住一切机会向老先生们求教,每次跟师抄方结束,在别的学生着急下课就餐的时候,李师总是掏出笔记本,请教当日学习过程中发现的问题。在临床实习期间,李师被分配到当时的上海中医学院附属曙光医院,名老中医夏德馨时任内科主任,培养学生不遗余力,李师深受其影响。另外,李师应用经方剂量一直遵循柯雪帆老师的教诲,在其中医诊疗思路和处方上总是能看到张伯臾、张伯讷等老一辈名老中医的风范。

2. 心系患者,无私奉献

李师从事中医药工作 30 余年来,爱岗敬业,无私奉献,用真心、爱心、耐心、细心去对待每一位患者,充分发挥了一名老党员的先锋模范作用,发扬了良好的医德医风。李师在医疗工作上不辞劳苦,在门诊工作期间,由于号源紧张,面对前来就诊挂不上号的患者,常加班加号诊治。由于舟山个别小岛交通不便,需要换乘车船,有些偏远小岛的患者一大早出门前来就诊,到了中午也难以赶到医院,李师就耐心等待,经常牺牲自己的午休就餐时间为患者诊治,不让每一位慕名而来的患者抱憾而归。李师步入领导岗位以后,平易近人,在做好行政工作的同时,对一线医疗工作毫不松懈,坚持开展中医门诊和病房查房工作。面对患者不问贫富、一视同仁,对一些来自海岛、经济困难的患者,还经常垫付医药费,为其缓解燃眉之急,其善举善行深深感染了带教的学生和徒弟们。为方便海岛群众就医,李师积极参与各项公益义诊活动,坚持"送医下乡",足迹踏至全市大小岛屿,义诊海岛患者过万名。

李师以其独特的人格魅力令不少前来就诊的患者深深折服,一传十、十传百,甚至有患者跨市、跨省专程前来就诊。家住哈尔滨的吴大爷身患肾病、高血压、糖尿病多年,偶然了解李师的专家门诊,后来一定要千里迢迢赶到舟山就诊,病情好转出院后,每次提起李师就赞不绝口。

3. 守正创新,业绩斐然

在学术上,李师尊崇岐黄、效法仲景、博采众长,熔各家之说于一炉,结合长期临床实践,形成了一套独特的学术思想,特别是对心血管疾病及一些内科杂病的诊断和治疗产生了独到的见解。李师擅用经方而不拘泥于经方,擅用药对、小方,善于中西医结合治疗疑急性心肌梗死、心绞痛、心力衰竭、慢性肺源性心脏病、重症糖尿病肾病并发上消化道大出血、糖尿病酮症酸中毒、肾小球硬化伴尿毒症中期、系统性红斑狼疮伴尿毒症、急性脑梗死、脑出血、肝肾综合征并发腹水、肝癌、肝硬化并发上消化道大出血等疾病,以及冠心病、心绞痛、心肌梗死与防治心脏冠脉支架手术后再狭窄。

李师遣方用药独具特色:对于脾胃病患者,胃镜检查发现黏膜充血,用药中加蒲公英、黄连多获奇效;在慢性萎缩性胃炎中多加五味子、神曲;心律失常加茶树根、甘松;蛋白尿加黄芪、积雪草和接骨木。擅用药对,增加疗效:如土茯苓与稆豆衣用于降肌酐,焦栀子与淡豆豉用于外感发热;百合、龙骨与琥珀用于治疗失眠等。此外,李师积极吸收现代中药药理研究成果,在辨证基础上,依据症状酌情加味以增加疗效。

　　李师在反复临床实践中,总结出不少实用有效的经验方,部分经验方因疗效显著,已制成院内制剂,广为应用。

　　在科研上,李师结合医院发展情况,引进卫生部"血液流变法防治心脑血管病临床研究"子课题,用于治疗"四高症"(高血压、高血糖、高黏血症、高脂血症)及后循环缺血、中风先兆等。李师带领团队,先后开展了益气振心汤治疗慢性心力衰竭的临床疗效观察、芪蛭消风汤联合马来酸依那普利片治疗 H 型高血压的临床研究、益气调脂颗粒联合阿托伐他汀治疗颈动脉斑块的临床疗效观察等一批省、市级科研项目,发表了大量医学论文,并将研究成果应用于临床,取得了良好的社会效益。

　　在工作中,李师主持开展血液透析、肾穿刺诊断等新业务,引进新设备,拓展医院业务,在肾内科、心血管科、肿瘤科、呼吸科、脑病科等科室创建工作中发挥了积极作用,提高了中医院的中西医结合诊疗水平,为海岛患者带来了福音。

4. 言传身教,桃李芬芳

　　李师经常鼓励学生们多学多问,"要带着问题学习,不要带着问题过夜",暗含"学而不思则罔,思而不学则殆"的至理,并要求学生们"读经典、用经典",努力把中医经典理论看懂、摸透,再加上认真思考、反复实践,方能成为一名合格的中医师。中医经典是经过时间筛选而经久不衰的传世之作,要把中医四大经典变成中医师手中最可靠的武器。

　　李师所在的舟山市中医院是浙江中医药大学附属教学医院,因在医学生带教工作中表现突出,2012 年受聘成为浙江中医药大学硕士生导师。2018 年被评为浙江省名中医,并接连入选第六、七批全国老中医药专家学术经验继承工作指导老师。李师以工作室为平台,培养了大批学生、徒弟和学术继承人,如今他们走向省内外,有的继续深造,有的已经在中医药岗位上发挥着骨干作用。

5. 医路漫漫,上下求索

　　自清末,现代医学传入中国以来,社会上时不时地出现质疑中医的声音,但是这种质疑总是被现实有力地反驳。李师坚信中医是科学的,只是目前的科技水平还不能充分解释中医。无论是面对 2002 年出现的严重急性呼吸综合征,还是近 3 年出现的新型冠状病毒感染,中医药都在防治工作中发挥了积极的作用,特别是疫情之初现代医学无从下手之时,中医药能够采取辨证论治,充分体现了祖国传统文化瑰宝所特有的优越性。

医路漫漫,薪火相传。李师认为传承是中医药发展的根基,创新是中医药发展的活力。没有传承,创新就失去根基;没有创新,传承就失去价值。唯有在传承中创新,在创新中传承,才能擦亮中医药这块金字招牌,让古老的中医药历久弥新。

二、师传部分

李师在学术上尊岐黄,法仲景,兼收古,博采今,融中西,基于近 40 载的临证实践,在病因病机思辨、治则处方遣药及预防保健养生等方面形成了一套独具特色的学术观点和临证经验。应用于临床,具有确切的指导意义和非常高的实用价值。现将李师的经验总结如下。

1. 衷中参西,承古融新

李师认为,作为一名现代的中医医师,在学好中医的前提下,也必须具备一定的西医知识储备。西医不断向微观化方向发展,使得以宏观为主的中医有了更进一步的拓展空间。李师一直所遵循的"中西结合",便是在以宏观化的中医为主导的前提下,借助西医的微观化视角,运用中医理论指导疾病的诊治过程。

在对疾病的认识上,李师以其基于中医病因病机的分析,结合西医病理生理和发病机制的独特视角,从而对疾病有更为系统的论述和更为全面的认知。在辨证论治过程,李师常把西医的辅助检查结果作为中医四诊内容的拓展,在中医整体宏观视角的前提下,结合内镜下表现、影像学显示、电生理变化等微观特征,进行中医的思辨过程。在组方遣药上,李师基于理法方药和性味归经的原则,以疗效为目的,结合中药的现代药理学研究成果,并由此确立了很多经临床验证有效的经典药对。在疗效评估上,除了以症状、体征的改善作为疗效评判的主要标准外,李师还常以辅助检查结果来评判预后。

(1)心系病:李师对心系病有着较为完善的论述,如临床上常见的脂浊、脉痹、胸痹、心痛病、迟速脉病及心衰病,在对疾病的认识、治法治则及处方用药等方面,都有着自己独到的见解。西医的认知,心是中空的脏器,主导着全身的循环系统;中医则以心主血脉而藏神。故心系病总不离"阻滞",或由气滞血瘀、水饮痰湿、阴寒郁热,或由气血有虚、气阴两伤、阳气虚衰,导致经络受阻、脉道不畅,从而出现心悸怔忡、头痛眩晕、胸闷气促、乏力水肿等诸般心系病证候。故李师认为,心之为病,总不离虚实二象,心虚失养,或由气血阴阳之不足;心受邪扰,或为水饮痰湿,或为气血瘀滞,或为郁热寒凝;此当为虚实兼夹、本虚标实之证,治疗当以扶正祛邪、标本兼治,然总不离以通为用。

(2) 肾系病:慢性肾脏病临床多见,而尿蛋白阳性和血肌酐升高又是本病最为常见的临床表现。因此,李师以消蛋白尿和降血肌酐为切入点治疗慢性肾脏病,临床取得不错的疗效。本病病程延绵、病情反复而渐趋加重,是为虚实互见之势。临床上既见脾肾两虚之象,又有湿浊瘀滞邪毒之征,初损伤本脏,进一步则可累及周身。在治疗上,李师之消法验方"参芪二六汤"侧重补虚,以黄芪、党参为君,合六味地黄丸与二至丸,并加诸藤药化裁而成,补脾气填肾精肾以固本、祛湿浊化瘀毒而通肾络,可用治各种肾病所致蛋白尿;李师之降法验方"加味解毒汤"侧重攻伐,针对慢性肾脏病中后期瘀滞、湿浊、毒邪交杂为主,更有为脾肾阳气皆亏耗之象而设置,全方以大量活血祛瘀通络和化痰降浊解毒之药为主,并辅以少量健脾益肾之品,以期通过祛痰瘀湿毒、兼补脾肾之本以降低血肌酐指标。

(3) 杂病:李师在治疗脾胃病中,常结合胃镜及肠镜的报告进行辨证施治,是为了结合西医辅助检查技术即微观下的辨证。若胃镜见黏膜充血,加蒲公英、黄连等解毒消炎;若见萎缩性胃炎表现,加五味子、神曲益胃消导生津;若见肠化生属轻中度者,加三七以补血祛瘀生新;若见黏膜糜烂、溃疡,则可加白及以收敛生肌。影像学检查发现肺部结节或检验学化验发现肿瘤指标偏高而无其他表现时,李师常从气血津液的视角出发,认为结节的产生乃由于气机不畅、瘀血停滞、水液受阻,导致人体正常代谢失衡所致,因此在治疗上重视调和气血、调畅水液与气机通道,在方药的选择上以畅气机、通脉络、调水液、和气血为要,并辅以具有抗肿瘤作用的药物如藤梨根、白花蛇舌草、猫爪草、夏枯草等。

2. 善用虫品,不拘毒药

中药大致可分为动物药、植物药和矿物质药三大类,作为血肉有情之品的动物药又被统称为虫药,李师在应用虫药方面也独具心得。所谓沉疴痼疾宜需猛药解之,因此在药性、药物功效上,虫药有着植物药不可比拟的优势。李师根据多年临证实践,总结虫药四大主要功用:其一为破血逐瘀以通络,李师在治疗心脑系的顽疾久病之时,多在处方中加虻虫、广地龙、地鳖虫、蚂蟥蛭以强化其瘀化络通之功。而且在李师几张验方中也有体现,如治疗迟脉证的通络温窦汤、治疗 H 型高血压的芪蛭消风汤、治疗脂浊与脉痹的益气通络汤中都有使用。其二为重镇安神以助寐。李师在治疗失眠重症时,常于处方中加入龙齿、龙骨、牡蛎、琥珀、珍珠母等虫药，李师之验方百合龙琥汤、血府安神汤中亦皆有使用。其三为疏风宣肺以止痒。僵蚕、蝉蜕、乌梢蛇等虫药皆有搜风剔络之功效，既祛外感表邪之风，又散腠理玄府之风，李师临证应用效佳。其四为厚味补虚又散结。阿胶、鹿角胶、龟甲胶、鳖甲胶等虫药在补益方面有着植物药无可比拟的优势。除此之外，李师还以鹿角治疗瘿瘤、乳癖以通行散结。

对于毒药的定义，当遵循古义，毒药即是中药，乃用来治疗疾病的具有阴阳寒热温凉等偏性的药物统称。然而现代的药理学动物实验发现诸多中药存在肝肾等方面的毒性，并以此作为临床使用禁忌的依据。李师认为中医药发展引入现代药理学是"中西结合"的一大创新，但是在融合的过程中，切不可混了中与西的主次，失了中医的主导地位，更不可脱离了人体论中药，而且中医治病辨证论治，处方讲究理法方药，选药依据性味归经，治疗疾病均为配伍严谨的方剂，方中的君臣佐使各司其职，而非单纯的药。规范的药物炮制方法、标准的方剂煎煮制备工艺、正确的中药服用方法，可以达到药效最佳而毒副作用最小的效果。因此在临证中当执"有是证则用是药"之旨。李师亦指出中药的现代药理研究不可脱离了方剂的整体性和中药的性味归经理论，其成果可以作为中药学体系的重要补充，但不可成为指导临床的主导标准。对于药物的毒性，李师以为作为一名医者，不应脱离了疾病本身和辨证方向去论述，正所谓药证相符，附子、砒霜亦是至宝；药证不符，人参、黄芪、鹿茸亦伤身。李师临证法宗仲景，有是证则用是药，若确需性味酷烈辛苦之毒药以应其证，必遣而治之，不以其毒而怯之不用。

3. 注重气血，立效验方

李师在临床诊治过程中十分注重人体气血的变化，因此在辨证施治中亦非常重视对气血的调和。纵览李师之经验方，多是从气血的角度立论，特别是对于心脑系疾病的诊治，并认为"心系诸疾，其因具二端，虚实兼夹，虚多在气，或伴阴虚，久则伤阳；实多从血，多为瘀阻，或兼痰浊，故治当从气从血"。《医林改错》中就有"治病之要诀，在明白气血"的记载；沪上国医大师颜德馨亦认为："人体之气血当以流畅为贵，一旦气血失和，则百病可变化而衍生是也。"

李师治疗心系病的"益气三方"包括治疗脂浊与脉痹的益气调脂汤、治疗胸痹心痛病的益气通络汤与治疗心衰病的益气振心汤，方名中皆冠以"益气"二字，由字面可知，"益气治法"当为主要位置。观此三张经验方之药物组成，或益气活血辅以化痰降浊，或益气活血辅以养阴之法，或益气活血辅以温阳祛湿。除上述的"益气三方"，李师的通络温窦汤用于阳虚血瘀型迟脉证，所谓阳主气，气属阳，阳虚之始是为气之虚，气虚之渐乃是阳之虚，故该方主治的证型当有气虚血瘀的存在。而李师之治疗速脉证的验方补心平律汤，则是治疗气虚血瘀、阴虚夹热之证型，其中亦存在气血失和。治疗 H 型高血压证属痰瘀互阻型的芪蛭消风汤，方名中的黄芪和水蛭作为君药，便具补气行血之功，再辅以诸多养血活血及化痰降浊之品，全方虽以化痰降浊、活血化瘀为功用，然组方中亦见对辨治气血的重视。除了心系病，在李师治疗肾系病验方中亦体现了对气血的重视。例如，治疗慢性肾病出现蛋白尿的经验方参芪二六汤中，其主治证型为脾肾两虚兼有湿瘀，方中黄芪与党参补脾气之虚，海风藤、络石藤及丹参则起活血祛瘀通络之功；同样，治疗慢性肾病中晚期伴见血肌酐升高的经验方加味解毒汤，其主治证型为脾肾两虚、痰瘀互结，方中黄芪、山药补气健脾，当归、川芎、赤芍、丹参作为李师之理血四药，则起到补血活血之效。在李师治疗虚劳的验方三仙三红汤的药物组成之中，亦能看到从气血的角度着手立论创制。在李师治疗中风后不寐及难治性失眠的经验方血府安神汤中，其方药组成是在王氏血府逐瘀汤的基础上创制而成，而王氏血府逐瘀汤本身具有补气活血、调和气血之功，可用于治疗气血不和、胸中瘀血证，故血府安神汤亦当有和气血之功效。另有李师治疗证属少阴心神阴阳气血失调之不寐的经验方百合龙琥汤，其功效当为调和气血阴阳、补益心肾而安神助寐，从药物组成中可以看出大枣、甘草、山药益气健脾，百合、熟地黄、京石斛滋阴养血，补气养血，气血兼顾。还有一方为李师治疗女性黄褐斑的经验方羊心四六汤，其功效为补肾化瘀、养阴和血，主要用于阴虚血瘀之证型。然观本方中的药物组成，除了治疗营血虚滞证之四物汤，以及滋补肾精之六味地黄丸，另有一味淫羊藿乃温肾阳之品，一味莲子心为清火之品，诸药合伍，则可阴阳兼顾、水火既济。所谓气属阳，精血属阴，本方中亦暗合调和气血之意。

4. 坎离损益，以和为要

李师临床上思辨中重视人体气血阴阳，便是基于"和"之思想的临证诊疗实践的体现，并且把"治未病"的思想充分运用其中。"和"既是治则治法，又是目标疗效，即阴平阳秘、阴阳平和的状态。《黄帝内经》中就有"疏其血气，令其条达，而致和平"的记录。《伤寒杂病论》中亦有"凡病，若发汗，若吐，若下，若亡血,亡津液,阴阳自和者,必自愈"的论述。李师无论是对病因病机分析,还是遣方用药,抑或是养生保健方面,都特别重视"和"之思想在临证实践中的运用,这从李师的经验方组方中便可窥见一斑。用治心衰病的益气振心汤,便是在大剂补气温阳、活血利水之品中,反佐五味子和麦冬,用以抵消慢性心衰患者长期服用利尿药可能出现的阴液渐耗之虞,而且暗合张景岳"补阳用阴"之意。又如治疗女性黄褐斑的经验方羊心四六汤中,李师在诸滋肾阴、和营血的药物中加入一味阳药——淫羊藿,既是对"阴不孤而长,阳不独而生"的最好诠释,亦是防补阴太过而伤阳之意也。李师在开处膏方中亦注重对"和法"的运用,往往在辨证的基础上,配以反佐之品,并把张景岳的"补阳用阴"及"补阴用阳"之理贯穿其中,从阴阳互根互用、可分不可离的角度配伍组方。在用药上,李师常在补益肾阳中佐以女贞子、枸杞子等养阴之药以阴阳互用;在养阴药中往往佐以少量温阳药,从而达到平衡之要。膏方盖由大剂膏滋厚腻之品组成,多有碍胃生湿之嫌,因此李师在膏方开处中必用砂仁、苍术、陈皮之类以理气燥湿扶胃,此即治未病思想的运用,亦是和法的体现。

　　李师临证注重人体气血阴阳,并且从中医"和"之思想的角度出发,所形成的"坎离损益说"主要用于对虚证治疗的指导,乃补虚益损之意。坎离既指阴阳,又指心肾(水火)。正常情况下,乃心肾相交、阴阳既济的状态;若心火亏虚,不能向下温煦肾脏,导致肾水上泛于心,当以温补心阳之法使肾得温而水不上泛;若肾水耗损,不能向上安济于心,导致心火失制而过旺,则须主以滋养肾水之法治之;若出现心肾俱虚之证时,治当既补心火(阳),又滋肾水(阴),如此则可使心肾相交、泰和而安。从李师诸多验方组成也可窥见"坎离损益说"的运用,以治疗迟脉证的通络温窦汤为例,全方药仅六味,其中淫羊藿与鹿角胶是为温补肾阳之品,是乃从肾治心、从肾论治之意。坎脏之疾从离而治,是为温肾阳以助心阳之用也。临床上常见老年心系疾病患者,动态心电图见长间歇、窦性停搏、传导阻滞或明显窦缓的表现。此类患者多年迈体弱、正气渐亏,加之多病程日久,先天之精早竭,肾阳不足无温煦心阳之力,而致心虚见诸症,故治疗当从益肾为根本,来补心之虚损。本方亦可用于冠心病稳定型心绞痛证属心肾阳虚者,亦是从肾论治心病之体现。

　　李师认为:中医工作者要注重疗效观察,无论患者服用过本人处方或他人处方,药后疗效如何,都应充分关心。若有效,当总结、积累;若不效,则反思、改进。特别是对于青年中医来说,可以通过随访或复诊的方式观察患者疗效,此举既可体现对患者的关心,加强沟通,增进患者对医生的信任,又能以此为契机,方便医生了解患者情况、评估疗效,有助于医生积累诊治经验、提高医疗水平,对疾病的调摄、日常生活的调摄应高度重视。

5. 辨治举例,验案分论

(1) 辨治心系病、肝系病善调气血:心主血脉,肝主疏泄,心系病、肝系病的发生同气血的关系格外密切,从治疗上应当以"调气血"为主旨。在心系病中,比较有代表性的如心悸、胸痹、不寐等,常用方剂如归脾汤、天王补心丹、血府逐瘀汤、瓜蒌薤白半夏汤、生脉饮等,都蕴含着丰富的调气血思路。在肝系病中,比较有代表性的如胁痛、各种肝病、绝经前后诸病等,常用方剂如柴胡疏肝散、小柴胡汤、逍遥丸等,亦应细心体会其中的"调气血"之意。现代中医在治疗以上疾病时,亦可结合现代医学的相关诊断,如治疗冠心病、心律失常、肝功能不全、更年期综合征等,都应抓牢"调气血"主旨。

【验案】杨某,女,53岁,2023年2月11日初诊。主诉:发现心动过缓1周。患者近1周来发现心动过缓,动态心电图示:平均心率55次/分,最慢心率40次/分,最快心率90次/分,房性期前收缩1 107次/24 h,T波改变,症见心悸、胸闷、气短、口干,舌淡红苔黄腻,脉弦。中医诊断:心悸(阳气亏虚证)。治法:温阳行气。予经验方通络温窦汤加减。方药:炒土鳖虫10 g、酒地龙10 g、桂枝10 g、全蝎3 g、淫羊藿10 g、鹿角胶(烊化)10 g、甘松10 g、茶树根30 g,7剂,日1剂,水煎服,分早晚餐后温服。服药1周,诸症减轻,继服1周,随访心悸、胸闷、气短基本缓解。

按语:患者为中老年女性,发现心动过缓1周,动态心电图已查,心悸、胸闷、气短,舌淡红苔黄腻,脉弦,辨证为阳气亏虚证。单从舌脉来看,见舌淡红苔黄腻,初看为热象,实为阳气不足,难以温煦气血津液,湿浊上泛,确定治则为温阳行气,予经验方通络温窦汤,其中虫类药善走窜通经,胶类药血肉有情、温阳益元,再加甘松、茶树根纠正心律失常,实为吸收现代药理研究成果,共同收功。

(2) 辨治肺病、脾系病探求虚实:肺主宣发和肃降,脾主升清,两脏本身都存在一定的升举功能,能否恰当、协调运作该功能,直接导致"过"或"欠",故治疗咳嗽、哮喘、腹痛、泄泻等病时,辨虚实至关重要。以腹痛病为例,包括胃肠功能紊乱、肠易激综合征、肠梗阻、肠粘连、胰腺炎、阑尾炎等疾病,在辨证治疗上应了解病程长短、发病诱因、加重或缓解因素,治疗经过,再结合舌脉与腹诊,判断虚实,再予对症治疗。

【验案】 芮某,女,75岁,2023年1月14日初诊。主诉:左脐旁隐痛反复发作40年。患者平素嗳气,动辄汗出,舌淡红苔薄白,脉弦细。查体:腹软,全腹无压痛及反跳痛。中医诊断:腹痛(气滞证)。治法:健脾和胃,行气止痛,酌加敛汗。予香砂六君子汤加减。方药:木香5g、砂仁5g、姜半夏10g、陈皮6g、茯苓20g、炒党参15g、麸炒白术10g、蜜甘草5g、麸炒枳壳20g、佛手10g、紫苏梗10g、山药20g、浮小麦30g、红景天20g、黄连5g、麸炒薏苡仁30g、干姜6g、黄芩10g、糯稻根20g,7剂,日1剂,水煎服,分早晚餐后温服。2023年1月21日二诊,症状仍有发作,加麸炒白芍30g、桔梗10g,再服7剂。2023年1月28日三诊,症状明显减轻,继续巩固治疗,嘱调和饮食、避免寒凉、调畅情志。

按语: 患者为老年女性,左脐旁隐痛40年,曾多方诊治效不理想,病程长,疼痛性质较缓和,表现为隐痛,基本指向虚证,但是见嗳气,考虑存在气滞因素,实为本虚标实,以香砂六君为基础方,加黄连、黄芩取泻心汤之意,加麸炒枳壳、佛手疏肝理气,加紫苏梗、山药、干姜和胃健脾,加红景天、浮小麦、糯稻根兼顾多汗。二诊仍见腹痛,加麸炒白芍柔肝止痛,加桔梗调气。至三诊收效,在饮食调摄方面叮嘱患者,除饮食因素外,调畅情志也很重要,避免肝胃气机再次郁滞失调。对于腹痛长期发作的患者,建议定期查肠镜,有助于排查癌变。

(3)辨治肾系病注重水液、把握阴阳:肾系病亦为临床常见病,涵盖水肿、淋证、癃闭、阳痿、早泄等,现代医学中各种肾炎、各种原因导致的肾功能不全、前列腺增生、不育不孕等疾病,都可归属"肾系病"范畴。肾主水液代谢,以上疾病的发生、发展、转归恰与水液代谢关系密切,同机体阴阳的盛衰变化密切相关。以水肿为例,究其根源,即人体阴阳失调,温煦、向上、运动的功能没有充分发挥,寒凉、向下、内收的功能占据上风,导致水液停聚体内,确定治法时从通调水液、调节阴阳着手,多可获效。

【验案】 杨某,女,72岁,2023年4月14日初诊。主诉:面部浮肿1周。患者患慢性肾炎多年,有高血压、糖尿病病史,以往病情尚平稳。1周来面部浮肿,流涎,胃脘作胀,双下肢亦肿,舌淡红苔薄黄,脉弦细。中医诊断:水肿(脾肾不足证)。治法:益气健脾,补肾利水。予经验方参芪二六汤加减。方药:炒党参 10 g、黄芪 30 g、酒女贞子 10 g、墨旱莲 10 g、山药 10 g、丹参 10 g、茯苓 30 g、山茱萸 10 g、熟地黄 10 g、牡丹皮 10 g、炒党参 10 g、芡实 20 g、金樱子 10 g、麸炒枳壳 30 g、黄连 3 g、玉米须 30 g、炒车前子 30 g、积雪草 30 g,7 剂,日 1 剂,水煎服,分早晚餐后温服。2023 年 4 月 21 日二诊,诉诸症悉轻,继续巩固治疗,嘱低糖、低盐、优质蛋白饮食,继续治疗基础病,避免劳累。

按语:患者为老年女性,有慢性肾炎、高血压、糖尿病病史,病程较长;面部浮肿 1 周,发病不久;双下肢水肿,流涎,胃脘作胀,结合病史,考虑脾肾功能失调;结合舌淡红苔薄黄,脉弦细,辨证为脾肾不足证。参芪二六汤为李师经验方,以炒党参、黄芪合二至,再合六味地黄,具备益气养阴、健脾补肾之效。以此为基础方,加芡实、金樱子益肾,麸炒枳壳行气,黄连清胃,玉米须、炒车前子利水,积雪草利湿消肿,共奏消肿之功。二诊时面部及双下肢水肿减轻,继续治疗,同时在饮食调摄方面给予意见。

(4)辨治疑难杂症试从气血津液着手:从五脏入手治疗疾病,其实质为脏腑学说、经络学说、气血津液学说等理论的简单运用与发挥,在临床工作中,时有久病沉疴、疑难杂症或无证可辨、难以下手的情况出现,若多方治疗、收效不佳,不妨转换思路,试从气血津液着手,重新辨证。

【验案】励某,男,48 岁,2023 年 3 月 18 日初诊。主诉:全身皮肤瘙痒 6 年。患者患牛皮癣 6 年,有甲状腺恶性肿瘤病史,全身皮肤瘙痒,泛发红疹,梦多,口干,苔薄黄,脉细弦略数。中医诊断:牛皮癣(瘀热证)。治法:化瘀清热。予血府逐瘀汤加减。方药:当归 10 g、生地黄 10 g、桃仁 10 g、麸炒枳壳 10 g、蜜甘草 5 g、赤芍 10 g、柴胡 10 g、川芎 10 g、牛膝 10 g、桔梗 6 g、红花 5 g、水牛角 10 g、茜草 10 g、墨旱莲 10 g、紫草 10 g、酒乌梢蛇 10 g、防风 10 g,7 剂,日 1 剂,水煎服,分早晚餐后温服。2023 年 3 月 25 日二诊,诉皮肤瘙痒较前减轻。

按语:牛皮癣为皮肤顽症,虽不至于危及生命,但患者身心痛苦。该患者为中年男性,有甲状腺恶性肿瘤病史且患牛皮癣多年,多方求治效不理想,转向中医求诊,全身皮肤瘙痒,泛发红疹,梦多,口干,苔薄黄,脉细弦略数,辨证为瘀热证,以血府逐瘀汤为基础方,加水牛角、茜草、墨旱莲、紫草凉血活血,加酒乌梢蛇、防风祛风止痒。李师认为本病确为顽症,治疗当以缓解症状为目标。阴虚、血热、内风、外风、湿浊、热毒均可见皮肤瘙痒。患者以内风为主,结合病史,尚存浊、毒、瘀、虚等病理因素,服药 1 周初见成效,症状改善,正合"祛风先活血,血行风自灭"之理。患者信心增进,拟进一步治疗。

三、徒承部分

李师的诸多经验方及经典药对的确切疗效,在长期大量的临床实践中得到了充分而有效的验证。笔者独立坐诊后,在临证处方中也经常选用李师的经验方和药对,临床疗效显著。现将笔者运用李师经验方的心得体会细述如下:①益气通络汤,是笔者在临床上使用频率最高的李师验方,该方由炒党参、南北沙参、麦冬、五味子、薤白、瓜蒌皮、当归、川芎、赤芍、丹参组成,主要用于气阴两虚夹瘀型的胸闷心悸之症。笔者在使用此方时,多加入炙甘草 10~15 g 以加强补养心气之功效;若伴有心律失常兼有痰热征象者,则在李师抗心律失常药对甘松与茶树根的基础上,另加用黄连一味,以加强清心止悸之功。②血府安神汤,这首李师验方亦是笔者临床上使用频率较高一首,该方用于治疗气血不和或瘀血阻滞的不寐者,尤以顽固性失眠最为适宜。该方由血府逐瘀汤去生地黄,加熟地黄、黄连、石菖蒲、远志、酸枣仁、龙齿、琥珀、甘草组成。考虑酸枣仁和龙齿的价格较高,因此,笔者常以乌梅与五味子易酸枣仁或配以小剂量酸枣仁,以其味酸之性敛阴助寐;以生牡蛎、珍珠母易龙齿,以加强重镇安神之效;若伴多梦或噩梦连连者,则以生龙骨与生牡蛎易龙齿,并辅以远志,《景岳全书》以远志有"辟邪安梦"之功,《药性论》谓远志"主梦邪",故笔者把龙骨、牡蛎与远志称为镇心安梦的药对。③三红三仙汤,在临床上使用的频率也较高,主要用于治疗虚劳、乏力证属脾肾两虚或兼瘀滞者,全方由红景天、红枣、红花、淫羊藿、仙鹤草、仙茅六味药组成。特别是 2022 年年初以来,很多新型冠状病毒感染者核酸转阴后出现全身疲乏、稍活动症状明显,笔者以李师之三红三仙汤随症加减治疗,取得不错的疗效。④黄连与干姜是李师治疗脾胃病最常用的一组药对,并依据辨证寒热不同,通过调整两药之间的剂量比例,皆能应用其中。因此,笔者在治疗脾胃系病选择黄连与干姜这组药对时,必遵李师之意,依辨调比,随症加减,临床取得不错的疗效。而且在治疗脾胃病时,笔者亦十分重视胃镜检查结果,在望闻问切的基础上,将胃镜报告作为四诊内容的补充,全面考虑,充分思辨。若存在幽门螺杆菌阳性者,则必用黄连与干姜药对,其用于杀菌疗效确切。⑤李师治疗痰浊水饮病常施以苓桂剂,其中苓桂术甘汤、五苓散、猪苓汤、真武汤等各具所长。笔者在临证时,遇到较难区分痰、饮、湿之情况,常施以宋氏神效五苓散,临床多可获效,而且在处方中素喜茯苓皮易茯苓,以加强利水之功。⑥土茯苓和穞豆衣是李师治疗血肌酐升高的核心药对。笔者考虑血肌酐与尿酸皆为血肾功能项目中的指标,尿酸的生成过多亦与肾脏功能受损相关,从中医的角度而言,尿酸形成与脾肾虚、湿浊实密切相关。因此,笔者常把这组药对运用于高尿酸血症者中,临床取得一定的疗效。

笔者在临证中循李师以中医理论指导、以中药现代药理研究为辅、以有是证用是药、不拘毒药的遣方用药原则。①生白术治疗老年性便秘,笔者常遣大剂量以图效,盖老年人脾肾俱虚,气虚液亏,肠道蠕运不行所致,故以生白术补气健脾、滋液润燥;现代研究亦显示生白术对胃肠蠕动有抑制与增强的双向调节作用,且能通过增加腹腔压力助通便。②黄连降血糖的作用已经被现代药理研究证实,然黄连苦寒直折,因此笔者多用于夹湿夹热型的糖尿病,并且初以小剂量投之,逐渐加量。对于体质偏寒者,则必不用黄连,此亦中药当遵循中医理论为指导以辨证应用,而非以现代药理依病而用。③泽泻在五苓散中是剂量最大的一味药,然现代药理显示泽泻对肾功能有损害作用。因此笔者在使用该方时,必以辨证论治为前提,有是病用是药,并且严格遵循"中病即止"的原则,特别是针对老年患者与慢性肾病者,以免产生药物的副作用。

李师临证认同经方是方证与药证的统一,而且观李师的诸多经验方在临床中的应用,亦是在方证统一的基础上随症治之。作为李师的学术继承人,笔者在临床上发现较多患者舌诊中可见细长黏腻的唾沫线或竖条状浅痕分布于舌面的单侧或双侧,且有该舌象特征的患者大多具有肝郁之征象,因此把此特异性舌象称为"肝郁线",并以此临床舌象描述作为定义。此宗李师之旨,是为舌诊与辨证的统一、舌诊与方药的统一。其间亦查阅相关文献资料,亦有把此舌象称为液线、干姜线、半夏线者,顾名思义,见此舌象则处方非干姜、半夏者不可。然笔者在临证实践中发现,有"肝郁线"者必然出现忧思多虑、愁绪善感、紧张易躁、压力缠身,且为阶段性表现,一旦精神得到舒缓,则该舌象亦消失。观历代医家如王肯堂、沈月半、涂蔚生、陈修园皆有关于"舌面两侧属肝"的观点,最为关键的是,《黄帝内经》中就有关于厥阴肝经络于舌本的记载。所谓气机之疏泄功能为肝所主之,若因各种原因导致肝之疏泄功能失常,因舌面与肝的相关性因素,自然可见"肝郁线"的舌象表现。

根据临证实践经验,笔者在临床中凡见"肝郁线",必以肝郁为其辨证,或为主症,或为兼症,把有"肝郁线"表现的患者分为肝郁气滞型、肝郁脾虚型及双心疾病三型进行证治。舟山海岛地区的特殊性缘故,易致湿邪为患,伴或不伴湿碍脾土之征,故肝郁脾虚型患者最为多见,见此型者多以疏肝与健脾运脾相兼施治。肝郁气滞型为"肝郁线"的基础证型,盖因海岛地区食性偏咸,兼之渔民岛民居多,缺少生活调剂,多有郁久化热之征,故治疗上或以柴胡疏肝散疏肝理气,或以丹栀逍遥散清热疏肝。双心疾病是现代医学中心身疾病的概念,指的是异常的心理状态和心血管疾病并存的状态,此时在治疗心系疾病的基础上辅以疏肝解郁之品,常可获得良效。通过临床观察发现,诸多慢性病,如心脑血管疾病、慢性肾病、慢性肝病、肿瘤患者,大多可见"肝郁线",此时在遣方用药中施以疏解肝郁之品,亦不失为良策。在治疗用药的选择上,柴胡当为首选之品,但是在剂量使用上一般取 5~6 g,取其轻清升发之意。此外,诸多的花类药也是不错的选择,如代代花、郁金、玫瑰花、绿萼梅等皆具有芳香清解之意。另外,佛手、香橼皮、青皮、白芍亦可随症选择施治。

名老中医的传承工作,不仅要在学术方面做好继承和创新,同时对于名老中医医道内容,也要做好全面的继承,跟诊李师多年,在学习方法方面也获益匪浅,在对医术传承指导方面,现举隅一二。

首先,就是要珍惜时间、夯实基础。李师指出中医文化博大精深,历史悠久,历代先贤编著了海量典籍,对于中医药工作者来说,要想学习更多的知识,只能惜时如金,努力多读书。古代中医传承多为学徒制,初学者需反复诵读中医典籍,跟师数年,能独立施诊方可出师。数十年来,中医教育转为学院制,中医教育以课程加实践的模式为主导,较过去来看,学习时间缩短了、学习强度下降了。这些客观情况要求青年中医必须重视阅读古籍,不能局限在课堂上、工作中,要珍惜时间,争取博览群书,努力打好基础。李师常要求学生们"每日多学 1 小时",这样每个月就多了 30 小时,1 年积累下来,非常可观。

其次,要积极乐观、抓住机遇。李师大学毕业时,从基层中医做起,起步时面临不少困难。例如,刚坐诊时前来患者很少,大多数患者倾向于选择年纪大的、头发花白的"老中医",当时老先生们对后学者非常关照,主动介绍不少患者给青年医生,可很多患者一看李师还是个小伙子,转头就走,这些情况让李师内心深受触动,暗下决心改变现状。除了日常门诊外,李师选择在老先生们休息的周末和节假日增加门诊。一分付出、一分收获,经过一段时间连续出诊,李师把那些原本抱着"试试看"心态的患者吸引了过来,渐渐聚拢了较高人气。在后来的工作中,李师一度面临工作调整,需要由中医心内科转为中医肾病科,当时思想上曾存在包袱,后来个人服从集体的思想和积极乐观的心态让李师在中医肾病科岗位上也取得了优秀的工作业绩。李师的自身经历对学生就是很好的启迪,顺境时不骄傲,逆境时不气馁,抓住机遇、克服困难,让通往未来的道路越走越宽。

再次,要开拓思路,活学活用。李师青年时阅读广泛,且跟随不少名师大家抄方学习,对其后来学术经验的形成与发展起到了积极作用。李师常教导学生们一定要多看、多想、多问:看中医经典、看历代大家医案;想医家如何辨证、想医家如何遣方;看不懂就问、想不透就问。要看得广泛、想得深入、问得及时。例如,经方桂枝汤,原本治疗外感风寒表虚证,在现代临床运用中,又怎么可能局限于该证。

最后,要善于总结,反复实践。李师指出中医学是一门经验性强、实践性强的医学,在学习过程中要善于总结。一方面是阅读古籍、学习医案要总结,总结他人经验;另一方面是在医疗实践中要总结,总结自己的心得体会。要从实践中汲取营养,再将所感、所得反复实践,不断提高。

张国梁

张国梁,男,1962 年 12 月生,医学硕士,主任中医师,浙江省名中医,舟山市首届名中医,冯昌汉全国名老中医药专家传承工作室负责人,浙江省名老中医专家传承工作室指导专家,舟山医院中医、中西医结合科学科带头人。兼任中华中医药学会综合医院中医药工作委员会委员,浙江省中医药学会第六届理事会理事,浙江省中西医结合学会第六、七届理事会理事,浙江省中西医结合学会糖尿病专业委员会委员,浙江省中医药学会脾胃病专业委员会委员,舟山市中医药学会副会长、中医内科分会主任委员;浙江中医药大学兼职教授;浙江省第四届"优秀医师奖"获得者,先后主持厅市级课题 5 项,获浙江省中医药科技创新奖二等奖、三等奖各 1 项,发表论文 20 余篇,获授权专利 1 项,主编专著1 本,参与编写专著 4 部。

从医近 40 年,先后师从国内伤寒名家广州熊曼琪教授、舟山孙义荣主任中医师,长期跟随第三批全国老中医药专家学术经验继承工作指导老师、浙江省名中医冯昌汉主任中医师查房、抄方。擅长糖尿病及其并发症、急慢性咳嗽、慢性胃炎及结肠炎、睡眠障碍、月经病、肺及乳腺恶性肿瘤等疾病的治疗,对溃疡性结肠炎、重症胰腺炎、顽固性蛋白尿、不明原因发热、多脏器功能不全等疑难危重疾病的诊治具有比较丰富的经验,对冬病夏治和膏方养生具有较深造诣,中西医结合抢救急危重症的能力也达到较高水平。2020 年初开始作为舟山市新冠病毒感染防治医疗专家组成员,全程参与本市新冠病毒感染患者的会诊和中医救治工作。

▶ 传承人(或执笔者)介绍

刘芳洁,女,医学硕士,副主任中医师,2020 年浙江省中医药"新苗"计划项目培养对象,冯昌汉全国名老中医药专家传承工作室秘书,张国梁浙江省名老中医药专家传承工作室负责人,中国康复医学会肿瘤康复分会第二届委员会委员。主持局级课题1项,参与厅级课题1项,发表论文5篇,担任副主编出版专著1本。长期跟诊第三批全国老中医药专家学术经验继承工作指导老师、浙江省名中医冯昌汉主任中医师以及浙江省名中医张国梁主任中医师,擅长中西医结合内科常见疾病的诊治,尤其在肺结节、肺癌、消化道肿瘤等方面,积累了比较丰富的中医诊疗经验。

一、成才历程

张国梁,1962年12月生,祖籍浙江宁波。在高考填志愿的时候,老师认为他性格稳重,博闻强识,适合读中医,于是他听从老师的建议,填报了浙江中医学院(现浙江省中医药大学)中医专业,从此开启了和中医的缘分。

进入大学后,他深知"业精于勤荒于嬉,行成于思毁于随"的道理,尤其目睹老师用针灸瞬间提升近视眼的视力,更加加深了他探索中医的兴趣,使他徜徉在中医药知识的海洋里乐不思疲,拼命汲取养分。大学期间品学兼优,各门功课均衡发展。

1984年7月大学毕业,他被分配到舟山市定海县临城中心卫生院中医科工作。当时科室仅1人,年轻的他上岗后,既要看中医,又兼顾针灸、推拿,还负责中药房调剂撮药。虽然忙碌,但他始终抱着一颗朴素的医者初心为患者们服务。不积跬步,无以至千里,也正是在基层医院的工作经历,为他在内、妇、儿、骨伤等常见病和多发病的诊治方面积累了一些临床经验,对中药药性和辨识也有了初步的感性认识,为今后长期从事中医临床工作打下了基础。

边工作,边学习,3年后,怀揣梦想的他又考上了广州中医学院伤寒论专业研究生,师从国内伤寒名家熊曼琪教授及其专业团队,以"经方临床应用"为研究方向,经过系统、规范的学习,临床、科研、教学能力突飞猛进,特别是在糖尿病的中医诊治方面有了较为深刻的认识,1990年7月以良好的成绩毕业,并获医学硕士学位。

1990年8月,作为舟山市第一位中医研究生,他被分配到舟山市人民医院(现舟山医院)工作,先后担任门诊部副主任、中医科副主任、中医/中西医结合科主任。他率先在市内开设首个中医专科——中医糖尿病专科,采用以中医中药为主的治疗手段,对糖尿病及其并发症进行规范而有效的治疗,根据新的指南和临床实践经验不断修订诊治规范,并纳入临床路径,还建立了面向社会的"糖尿病健康教育课堂",对糖尿病患者和家属进行规范的健康教育管理,多次被媒体报道,取得了良好的社会影响力。

在临床工作中,张师认真钻研业务,不断提高业务能力,还主持开展了肾复康治疗糖尿病肾病、耳穴贴敷防治糖耐量异常、肠道水疗治疗慢性结肠炎、中药灌肠治疗吗啡相关性便秘、膏方治未病等新技术、新项目10余项,制订理气消胀合剂等中医协定方5首,帮助医院肺癌研究中心等兄弟科室拟定中药雾化吸入等协定方10余首。在临床工作的同时,不忘科研工作的加强。他先后主持厅市级课题5项,获省级中医药科技创新二等奖、三等奖各1项,在国家和省级专业杂志发表论文20余篇,主编出版专著《冯昌汉临证医集》1册,作为编委参编《现代中医治疗学(第二版)》《伤寒卒病论汤证论治》《高血压中医保健》《中西医结合内分泌代谢病研究进展》专著4部。

张师人如其名,以自己独有的韧性和踏实肯干的热情,成为行业中的翘楚!2007年被评为舟山市"首届名中医";2007年中西医结合科获批浙江省"示范中医科"建设项目,成为学科带头人;2012年舟山市卫生局党委批准成立"张国梁中医工作室";2013年被评为舟山卫生系统"优秀明星党员工作室";2019年4月获批国家中医药管理局"冯昌汉全国名老中医药专家传承工作室"建设项目,任项目负责人;2020年12月被授予"浙江省名中医";2021年2月被确定为"浙江省名老中医专家传承工作室"指导老师。现任中华中医药学会综合医院中医药工作委员会委员,浙江省中西医结合学会糖尿病专业委员会委员,浙江省中医药学会脾胃病专业委员会委员,舟山市中医药学会副会长、内科分会主任委员。曾获浙江省第四届"优秀医师奖"、中共舟山市委"四干型"优秀党员等荣誉。

作为舟山市新冠病毒感染防疫专家组成员,张师于2020年初就参与了新冠病毒感染患者的诊治工作,此后独立、全程承担了本市所有新冠病毒感染患者和无症状感染者的中医会诊,中西医携手,共同战"疫",密切配合,取得全省较早清零,全部治愈出院的好成绩,事迹被浙江省中医药学会新闻报道。2022年3月,香港地区第5波新冠疫情来势汹汹、确诊数字持续在高位徘徊、部分在港乡亲情绪焦虑,在香港舟山同乡会和市委统战部的牵线搭桥、医院指派下,张师欣然受命,利用空余时间耐心解答患者咨询,线上问诊看舌苔,及时给予辨证施治,指导后期康复。其中有一位女患者持续发热2日,服用张师所开中药(银翘散合升降散加减治疗),2日后体温恢复正常,焦虑的心情得到缓解。医院还收到了香港舟山同乡会发来的感谢状,感谢张师"仁心仁术"帮助在港乡亲远程抗击新冠疫情。

几十年如一日,坐门诊、带学生、看医书、做临床、搞研究。年近花甲的他,仍坚持用仁心仁术,帮助患者、安慰患者、治愈患者。沉稳严谨的性格和精准细致的诊断,常让患者对他赞不绝口——"医术高超,医德高尚""把患者当自己的亲人看待"。在日复一日的平凡工作中践行着医者的诺言。

二、师传部分

张师通过不断学习、摸索和感悟,逐步形成了自己"西医辨病,中医辨证,病证结合;辨证为纲,求机为目,纲举目张;先抓主症,再审舌脉,四诊合参;凭证选方,方证相对,损益有度"等临证特色和"糖尿病以脾气虚为本,勿忘行气活血;结肠炎不乏寒热错杂,亦需重视肝郁;外感病仅现六经见证,首选方证对应;肺结节习用分证论治,不囿抗癌解毒;新型冠状病毒感染以湿毒为患,可法先证而治"等学术观点。现介绍如下。

1. 病证结合,辨证求机

西医注重机体内一定部位器官的形态学或器质性变化,侧重于病因和病理形态的诊断。而中医注重疾病变化和演变过程中某一阶段机体整体的变化。在同一个疾病,疾病的不同阶段有不同的证型,而证型变了,治法方药随之亦发生变化,同病异治与异病同治均是中医辨证施治、个体化治疗的体现。譬如肿瘤,在西医可以通过穿刺、活检明确病理及分期;在中医属于"积病""癥瘕"的范畴,认为脏腑经络气血功能失调,不能抵御外邪的侵袭或产生气滞、血瘀、痰湿等病理产物,最终导致痰、湿、瘀、毒聚,从而形成肿物。显然,中医辨病缺乏对微观病理的认识,而肿瘤诊断的金标准恰恰就是微观病理;中医常以症状作为病名,很难全过程反映疾病的发生发展,而西医辨病更易于和患者沟通及对病情预后的判定;但西医疾病缺乏中医的病因病机、理法方药。因此,张师提倡以西医辨病与中医辨证结合作为病证结合论治的基本模式,把二者有机结合起来。辨病足以明病之类,辨证乃可求病之因。先辨西医的病,再辨中医的证。亦以治疗肿瘤为例,辨证施治,或选经方,或择时方,配伍对应的专药,如解癌毒,或软坚散结,或破血消癥等。如此,辨证论治结合专病专方专药,病证结合,方可万全。

张师还主张辨证为纲,求机为目。证即证候,为一组相互关联的症状结合;机即病机,通过辨明病位、病证、病势,遂可探究病机,如此法随证立,方由法出,辨病、辨证相结合,则纲举目张。

2. 症脉合参,方证相应

张师认为辨证首先要抓主症,只有抓住疾病的本质和核心的病机方能把复杂的问题简单化,只有抓住病机,才能找准"病根",所谓方随法出,法以方成。

辨证论治是中医的精髓。望、闻、问、切四诊是中医完成辨证论治的重要手段和依据,四诊的每一诊都有着不可替代的作用。《辨舌指南》曰:"辨舌质可决五脏之虚实,视舌苔可察六淫之浅深。"《景岳全书》曰:"脉者,血气之神,邪正之鉴也。有诸中必形诸外,故血气盛者脉必盛,血气衰者脉必衰,无病者脉必正,有病者脉必乖。"而舌诊和脉诊与脏腑具有紧密联系性及相互之间的关联性,更具辨证的价值,因此,张师认为医者应先抓主症,再审舌脉,临证四诊合参,方能审证求因,精准辨证,法随证立,方随证出,凭证选方;方证相对,随症加减,即结合病机和兼夹症状增减方药,如临证见少寐,痰浊内阻者加远志,而阴虚火旺者则加酸枣仁,如此方能损益有度。

3. 糖尿病以脾气虚为本,勿忘行气活血

张师在研究生阶段师从广州中医学院熊曼琪教授,秉承导师在糖尿病及其并发症诊治方面的学术思想——脾虚是糖尿病的重要病机。工作后进一步探索,他认为,脾胃乃后天之本,气血生化之源。脾主运化,是津液生化输布之枢机。脾气虚弱,无以将水谷精微上输于肺,肺津干涸,化燥生热则口渴欲饮;脾虚不能输津润胃。胃阴不足,形体失养则体倦乏力,气短消瘦;脾虚其气不升反降,津液趋于下则小便频数,混浊味甜而量多。脾气虚弱乃糖尿病发病中的重要环节,而糖尿病的中医治疗应注重对脾的治疗。

因此,张师遵循治病求本的原则,在临床诊疗中,重用黄芪以健脾益气。他认为,黄芪是补脾气之圣药,脾气健则气血生化源源不断,血行通畅,气虚得补,

清阳得升,元气内充,正气盛则邪不可干。且黄芪兼健脾以利水消肿,脾健则精液上承以养脏腑,浊液趋下以排浊解毒。通过重用黄芪(30~120 g),并配伍他药治疗糖尿病,可达正复邪祛之效。如配伍党参,共奏补脾气、生津养血之功,脾气得复,则气血生化有源,正气得复;配伍山药,一阴一阳,气阴兼顾,补脾功用益彰;配伍白术,以调节中焦气机,恢复脾之转输功能,使水谷精微得以正常利用。亦用苍术配玄参,一润一燥,健脾滋阴同用。

张师重用黄芪(30~120 g)治疗具有脾虚或气阴两虚见证的糖尿病患者,取得了较好的降糖和改善症状效果,认为 2 型糖尿病脾气虚证患者存在着不同程度的 $CD16^+CD56$、CD25 水平紊乱,且两者有一定的内在联系,黄芪不但能显著改善脾气虚症状,而且对 $CD16^+CD56$、CD25 水平紊乱有一定的调节作用,初步揭示了黄芪治疗糖尿病的作用机制,为临床诊治糖尿病提供了科学依据。

张师还认为,消渴起于脾气虚,气为血之帅,气虚则血行乏力,加上阴虚内热灼伤津液,日久必生瘀,而血瘀成了津液输布的障碍,进一步加重病情。因此他同时还开展了行气活血法治疗糖尿病的临床和实验研究,发现气滞血瘀在 2 型糖尿病的发生发展过程中占有重要的地位,尤其在诊治诸多糖尿病慢性并发症时,行气活血法和活血化瘀法均有抑制血小板活化、降低血小板黏附和聚集、改善内皮细胞分泌的功能,但前者强于后者,加味桃红四物汤能更好地改善患者的血瘀症状,初步证实了祖国医学"气行则血行"的理论有一定的物质基础。由于糖尿病患者血管病变部位广泛,多脏器同时发病,张师认为,此时一般的活血药常难以到达病变之处,而虫类药可搜风剔络止痛,作用广泛,药效更强。因此在常规应用桃红四物汤、丹参、赤芍等植物类活血药物的同时,常加用虫类活血化瘀药物如全蝎、蜈蚣、地龙等以增加疗效,还自制药酒,用于擦拭糖尿病周围神经病变的患肢,临床疗效显著。

4. 结肠炎不乏寒热错杂,亦需重视肝郁

慢性非特异性溃疡性结肠炎(ulcerative colitis, UC)是一种原因不明的以结肠炎症为特征的疑难疾病,属于中医学"久泄"和"休息痢"的范畴,既往的治疗,多侧重于脾虚、肾虚、湿热、寒湿的病机来立法选方,有时效果不尽如人意。张师通过多年的摸索、思考,认为本病多呈慢性经过,久病之后,一方面邪气因郁滞日久损伤正气;另一方面正气不足易为外感、饮食、情志所伤,故临床上常

呈现本虚标实的证候,如脾胃气虚并见湿热内蕴,或兼夹气滞血瘀,或为肝郁脾虚,或阳虚兼寒湿等。此外,久泻不愈,脾阳受损,脾病及肾,可导致脾肾阳虚,如再为外感、饮食、情志所伤,可湿郁化火,或辛燥助热,或肝郁化火,两者相合,寒热错杂诸症纷起,因此临床最多见虚实互见,寒热错杂之候,所以常用半夏泻心汤加减辛开苦降、寒热并调、泻实补虚之品而取效。

通过对162例住院溃疡性结肠炎患者进行辨证分型回顾分析发现:虽然寒热错杂型是最常见的证型,但肝气郁结在其发病中也占有重要的地位。针对这种情况,基本方在半夏泻心汤的基础上增加了八月札,命名为"加味半夏泻心汤",其组成为党参、黄芩、制半夏各9 g,干姜6 g,制大黄9 g,黄连、炙甘草各6 g,八月札12 g。方中,甘温之党参、炙甘草、大枣可补脾益气,复中土之功;辛温为阳,主升主动,干姜、制半夏助脾气升提布散;"六腑以通为用",故黄芩、黄连之苦寒既可清热燥湿,消除肠中湿热,又可顺腑气;八月札疏肝理气,兼有治痢之功;且制半夏味辛性降,可辛散助开、降逆助合、开上泻下,为开上下枢机之要药。诸药相伍,补中益气,复脾升肠降肝气疏,中焦上下枢机得通,病症自除。此研究项目,曾在省厅立项。

亦曾治一溃疡性结肠炎患者,每日解黏液脓血便10余次,在上海等地多家医院辗转诊治近2个月,花去医药费数千元,痛苦不堪,慕名求治,服用"加味半夏泻心汤"5剂后,症状基本消失,患者和家属送锦旗表示感谢。

5. 外感病仅现六经见证,首选方证对应

伤寒名家熊曼琪教授对《伤寒论》条文熟悉达到了张口能吟的程度,用经方治疗外感病和糖尿病具有丰富的经验,主张"抓主症""扣病机"运用经方,侍诊期间留下了深刻印象;在跟随名老中医冯昌汉先生查房、抄方、经验继承研究的过程中,进一步感受到经方使用得当,确能起到效如桴鼓的作用;后来读到胡希恕老先生的《经方传真》,对"方证对应"思想有了更深的理解,认识到方证对应是张仲景等古代医家在长期临床实践过程中创立起来的,是对六经辨证理论的补充和发展,更能正确指导临床辨方证、求实效。方证对应不是简单的方和证的"对号入座",而是涵盖了方与证、药与病的严格对应,即寒、热、虚、实、表、里、气、血之间的对应。中医所有的辨证方法和理论,最终都要落实到方证对应;方证对应是中医所有辨证方法的"尖端"。张师受先贤影响,近10余年来临床无论外感、内伤,如见六经病表现,首选经方治疗,习用方证有桂枝汤及类方、小柴

胡汤及类方、诸泻心汤、白虎汤、承气汤及类方、真武汤、乌梅丸等。曾治一例松果体恶性肿瘤手术伴放疗后尿崩症患者,用西药去氨加压素等效不显来就诊,症见口渴、多饮、多尿,日夜饮水 6 000 mL 以上,饮一溲一,舌淡胖,苔薄白,脉沉细。先后用五苓散加味、金匮肾气丸、济生肾气丸等不效,后追问病史,患者还有比较明显的心烦、腹中冷、大便不成形,考虑为上热下寒,乃用乌梅丸取效。

6. 肺结节习用分证论治,不囿抗癌解毒

近十几年来,肺癌在恶性肿瘤中的发病率一直高居榜首,导致人们谈“肺结节”色变。中医学并无“肺结节”之名,现代多认为本病应属于“咳嗽”“积证”“痰核”“瘰疬”等范畴,《杂病源流犀烛》曰:“邪积胸中,阻塞气道,气不得通,为痰,为食,为血,皆邪正相搏,邪既胜,正不得而制之,遂结成形而有块。”张师率团队在医院肺癌研究中心的协助下,发挥中医所长。对部分肺小结节患者进行临床观察,根据患者舌苔、脉象和症状,认为本病病位主要在肺,病机为痰浊、热毒、血瘀等邪毒蕴肺,积于成块。结合西医对肺磨玻璃结节分型,把肺结节分为痰热蕴肺型、痰瘀互结型、痰热郁毒型进行分证辨治,采用清热化痰、宣肺肃肺、化瘀解毒、软坚散结等方法,收到了较好的效果。

张师认为中医治疗肺结节,不能一味使用清热解毒和抗肿瘤药物,还须“观其脉证,知犯何逆,随证治之”,方能取得良好效果。并拟定清热宣肺化痰散结法为基本治疗,以麻杏石甘汤加味,方药:麻黄 3 g、杏仁 9 g、石膏 30 g、黄芩 9 g、鱼腥草 30 g、连翘 15 g、制半夏 12 g、全瓜蒌 20 g、羊乳 30 g、炙甘草 6 g。方中麻黄宣肺开表,具“火郁发之”之意,石膏清泄肺,杏仁降气,三药共为君药,开肺透表使肺热得以宣泄,清泄肺热而无凉遏之虑,复肺气宣降而相得益彰;黄芩、鱼腥草、连翘为臣,清热解毒、散结消肿;全瓜蒌、半夏、羊乳共为佐药,功擅化痰散结;炙甘草为使药,调和诸药。全方药简效专,共奏清热宣肺、化痰散结之功。

【验案】患者,男,55 岁,2018 年 2 月 28 日初诊。主诉:体检发现肺部结节近 1 个月。曾行阿奇霉素分散片抗感染 2 周,复查肺部三维 CT 重建:左下肺实性结节,直径 11 mm。由舟山医院肺结节专家联合门诊介绍来就诊。刻下:偶有咳嗽,少痰色白、能咯出,无发热,无胸闷气急,舌偏红苔薄白腻,脉弦滑。有吸烟史 20 余年。证属痰热蕴肺,肺失宣肃。治拟清热化痰,宣肺肃肺。方选麻杏石甘汤加味。方药:麻黄 6 g、杏仁 9 g、石膏 30 g、甘草 6 g、桔梗 6 g、浙贝

母 9 g、连翘 12 g、鱼腥草 30 g、羊乳 30 g。每个月服用 14 剂,3 个疗程后复查肺部 CT,结节缩小至直径 0.9 mm。继续按上述方法服用 3 个疗程,复查肺部 CT 结节基本吸收。

7. 新型冠状病毒感染以湿毒为患,可法先证而治

张师认为,新型冠状病毒感染属于中医学"疫病"范畴,病因为感受疫疬之气,主要病位在肺和脾,并体会到新冠病毒感染多数预后良好,但少部分可发展为重症或危重症,如何使轻症不转为重症、重症不转为危重症,是医务人员当时面对的主要难题。通过实践,他认识到患者都是"染易为病",初期表现为发热,或不发热,咳剧或少咳,痰少而黏,苔厚腻,说明具有湿浊疫毒犯肺的共性,但由于感邪轻重、年龄、体质、起居、饮食习惯以及西医干预方法的影响,可有热化、燥化,以及伤气、伤阴、夹瘀之变,视情况采用先证而治、扭转截断,宣肺透邪、通阳化浊,泻肺透热、辟秽化浊等方法,可防止疫毒弥漫三焦,或耗血动血,甚则内闭外脱。

张师参照《新型冠状病毒感染诊疗方案(试行第十版)》中医药部分和《浙江省新型冠状病毒感染的肺炎诊疗方案(试行第五版)》推荐方案,结合舟山气候特点和一线救治经验,立即拟定了 5 个防疫用方,并制订成医院协定方。

(1) 防疫一号方:金银花 10 g、连翘 10 g、黄芪 15 g、苍术 6 g、防风 6 g、藿香 10 g、桔梗 6 g、茯苓 15 g、生甘草 3 g。功效:益气固表,清热祛湿。适用人群:普通成人和有与新冠感染患者接触风险者。

(2) 防疫二号方:金银花 10 g、连翘 10 g、黄芪 15 g、苍术 9 g、防风 6 g、藿香 10 g、桔梗 6 g、芦根 25 g、草果 6 g、合欢皮 15 g、厚朴花 6 g、生甘草 6 g。功效:益气固表,祛湿解郁。适用人群:密接者和次密接者等重点人群和隔离点用方。

(3) 防疫三号方(新冠扶正透邪方加减):黄芪 15 g、苍术 9 g、连翘 9 g、蝉蜕 6 g、厚朴 9 g、姜半夏 9 g、桔梗 9 g、青蒿 9 g、升麻 9 g、贯众 9 g、芦根 25 g、草果 6 g、甘草 9 g。功效:扶正透邪,通阳解毒。适用人群:核酸检测阳性,无症状感染者和轻型患者。

(4) 防疫四号方(新冠普通型):生麻黄 6 g、杏仁 9 g、生石膏(先煎)30 g、生薏苡仁 20 g、苍术 9 g、半夏 12 g、鱼腥草 30 g、芦根 25 g、化橘红 12 g、马鞭草 30 g、桔梗 9 g、枇杷叶 10 g、柴胡 12 g、黄芩 9 g、生甘草 9 g。功效:透表宣肺,

化湿败毒。适用人群:新冠普通型患者。

(5) 防疫五号方(新冠重型):石膏(先煎)30 g、杏仁 9 g、瓜蒌皮 15 g、生大黄 3 g、葶苈子 20 g、地龙 12 g、苏子 9 g、厚朴 9 g、红景天 12 g。功效:宣肺平喘,清热导滞。适用人群:新冠重型患者。

上述防疫方,经过医院抗疫过程中的实践验证,充分发挥了中医药在新冠疫情防控中的独特优势。

三、徒承部分

随着低剂量薄层螺旋 CT 的广泛应用,近年来肺磨玻璃结节的检出率明显提高,而肺磨玻璃结节高检出率的背后,随之带来的是患者焦虑、过度医疗等困扰。而中医将肺结节归为"窠囊、肺积、肺痹"范畴。张师认为,本病病位主要在肺,病机为痰浊、热毒、血瘀等邪毒蕴肺,日久积于成块。

西医对于初次发现肺磨玻璃结节,常于抗感染治疗后复查 CT,决定下一步是随访抑或是手术治疗。笔者受此治疗思路的影响,在跟师前,对于初次发现的肺磨玻璃结节,尤其是察舌发现舌苔偏黄腻者,喜用清肺化痰法,兼合抗癌毒的药物,如白花蛇舌草、半边莲、半枝莲、龙葵等。然复诊时发现部分患者舌苔更腻,甚者有胃胀等不适,且患者常叹中药之苦而难以坚持,困惑不已。

在侍诊期间,得张师点拨:中医治疗肺结节,不能一味使用清热解毒和抗肿瘤药物,还须"观其脉证,知犯何逆,随证治之"。张师结合西医对肺磨玻璃结节分型,把肺结节分为痰热蕴肺型、痰瘀互结型、痰热郁毒型进行分证辨治,采用清热化痰、宣肺肃肺、化瘀解毒、软坚散结等方法,收到了较好的效果。张师常以清热宣肺化痰散结为基本治疗方法,方选麻杏石甘汤加味(麻黄 3 g,杏仁 9 g,石膏 30 g,黄芩 9 g,鱼腥草 30 g,连翘 15 g,制半夏 12 g,全瓜蒌 20 g,羊乳 30 g,炙甘草 6 g)。有高血压病史者,去麻黄加苏子;咳嗽剧烈者,加蜜紫菀、枇杷叶、仙鹤草等;痰多者,加杏仁、前胡;气喘者,加款冬花、地龙等;气滞者,加枳壳、桔梗等。张师指导笔者以此为研究方向,完成局级课题 1 项,结果显示此法治疗肺磨玻璃结节疗效显著,一方面可以改善患者症状,促进低危肺结节吸收;另一方面可以延缓肺结节进展,降低高危肺结节的恶变风险,稳定病灶。

基于张师的临证经验,结合肺磨玻璃结节的密度,病证结合,如为纯磨玻璃结节,宜化痰散结为主,可合用二陈汤、三子养亲汤;如为混杂磨玻璃结节,宜化痰散结,兼以化瘀,常合用刘绍武老先生的攻坚汤(由王不留行、夏枯草、苏子、牡蛎组成)加强化痰消瘀、软坚散结之功;如考虑炎性结节者,清热宣肺、化痰散结效果更佳,常合用千金苇茎汤、清金化痰汤,如病变部位在下肺者,亦可合小陷胸汤。因虫类药效专力宏而涤络,故可酌加以水蛭、蜈蚣、地龙、蜂房等以搜剔肺络。谨记张师之教导,顾护脾胃、培土生金需贯穿治疗之始终,切勿使寒凉药物损伤脾阳。经临床观察,灵活运用张师清热宣肺化痰散结为基本治疗方法,随症加减,可更好地促进肺部结节吸收、抑制结节进展,达到延缓向癌转化的目的。

李氏内科

▶ **名医介绍**

李氏内科创始人李永年（1913～1986 年），原籍鄞县（现宁波市鄞州区）。1932 年师从宁波名医范文虎先生，1936 年为避战乱来定海行医。时逢霍乱盛行，先生临危不惧，精心施救，治愈濒亡者多人，信誉日盛。先生尤擅内科，亦精妇儿诸科，遇疑难杂症，能博采众长，每出妙思，屡获奇效，慕名拜师求学者众多。1965 年传医于侄李思民，1981 年又传医于孙女李虹。1979 年 12 月被浙江省卫生厅评为浙江省名老中医。1982 年被评为浙江省首批"高级中医师"。

李思民（1947～），李氏内科第二代传人，舟山市名中医，舟山市中医院终身名誉教授。1965 年 4 月进入定海县城关镇联合卫生院（舟山市中医院前身），随叔父李永年先生学医。1988 年 3 月至 1999 年 6 月期间任副院长、院长职务。2007 年 10 月退休，受医院返聘后坐诊中医内科门诊。2017 年被聘为舟山市中医院终身名誉教授。擅长治疗胃脘痛、胁痛、肝郁证、慢性泄泻、眩晕、湿证、消渴、湿疹及呼吸系统各种感染等疑难杂症，尤其对于各类肾病、尿路感染的诊治造诣深厚。

李虹（1964～），李氏内科第三代传人，舟山市名中医，副主任中医师，浙江省中医药学会营养与食疗分会常务委员、浙江省中医药学会中医诊断与方剂学分会常务委员。1981 年 6 月进入定海县中医院（现舟山市中医院）工作，随爷爷李永年先生学医。2005 年 6 月函授毕业于浙江中医学院（现浙江中医药大学）。1999 年 5 月至 2019 年 1 月期间任医院副院长。擅长运用中医的理法方药诊治眩晕、郁证、慢性泄泻、胁痛等多种内科疾病，在中医养生领域亦具有丰富的经验。

▶ **传承人(或执笔者)介绍**

宋文茜，李氏内科学术经验传承人，硕士研究生，主治中医师，毕业于南京中医药大学中医内科学专业。先后师从国医大师周仲瑛先生、江苏省名中医郦永平教授、舟山市名老中医李思民、舟山市名中医李虹。参与国家级课题1项，参与并完成省级课题2项及市级课题1项。参编著作2部，发表数篇核心期刊论文。2019年前往浙江省人民医院风湿免疫科进修，熟练掌握风湿免疫科常见病、多发病诊疗，可独立完成唇腺活检、关节超声等风湿科特色技能操作。擅长中西医结合治疗各类风湿骨痛疾病，以及咳嗽、中风、眩晕、胸痹心痛等心肺脑并发症。

一、成才历程

李永年先生少时体弱多病，家中常延请宁波名医范文虎先生诊治，因略带远亲关系，常出入范老先生家中。后旁听范老先生师徒授课，种下从医夙愿，中学毕业即拜师学习。后因范文虎先生忙于诊务，又年老体弱、精力不济，遂与李南华、洪金莲三人由门人张世杰先生带教。

张世杰先生系范文虎先生得意门生，按范文虎先生所嘱严格带教，悉心传授。学徒期间授读《黄帝内经》《难经》《伤寒论》《金匮要略》《神农本草经》《温热经纬》《汤头歌诀》等中医药经典，又重点学习《温病论》《医林改错》《医学心悟》《长沙方歌括》等。随师临证中研读《外台秘要》《脾胃论》《景岳全书》《黄氏医书八种》《千金方》《济生方》等先贤医著及大量医案。这些均奠定了李永年先生扎实的中医理论基础。

在跟师学医中，李永年先生谨记范文虎先生教诲"医道虽小道，人命关焉，习于此，当于是处求之。愿汝细心研求，常存不足之心，自有日进可观，……若稍有自满，非吾所染于尔焉""诊脉须静心体验，立方要先求和平，不可胆小，尤不可大意，勿以病小而玩忽，毋因病重而退缩，务求吾心所安，于理不错，自然于人有济"。这些亦成为其50余年临证之座右铭。学术思想上，李永年先生参照恩师学宗经典，旁参诸家，临证四诊合参，善用活用古方。5年满出师后李永年先生即能从容应诊，并取得"省级中医师"执照。

1938年为避战乱，李永年先生随父迁居定海，在定海城关镇设诊所行医。当时尚年轻，诊方清淡。但仍谨记范文虎先生教诲，白天看病详记病案；晚上查阅医书加以印证,摘记临证心得,反复思索病症之演变及最佳疗法。

时舟山为日寇所占,民不聊生,疫疠流行,若遇重症患者多束手无策。先生秉持"病家既求诊于我,尚有一分生机希望,余当尽一切努力挽救"之信念,不顾毁誉,毅然接诊。有一殷氏患者霍乱吐泻甚重,西药及中药治疗无效。家人边准备后事,边抱着最后希望延请李永年先生诊治。李永年先生见患者人事已昏,气息低微,汗出肢冷,吐泻大作,脉细沉伏,一派真阳欲脱之征,认为此非回阳不能挽救,当即用大剂急救回阳汤回阳救逆。患者服后病即有起色,再服并善后调理而愈。此后请治霍乱吐泻者渐多,轻者施以解毒活血汤加减,重症用急救回阳汤加减,治愈患者良多。

于病家,先生精心诊治;于同道,李永年先生亦竭力维护。曾有一伤寒患者,伤寒失治出现高热神昏,唇干苔黄舌红,脉洪数。前医诊为阳明经证热甚,予白虎汤,热不退,病家转来求诊。李永年先生见前医药证相符,细察触其四肢不温。热甚而四肢不温当按"热深厥深"考虑,热极而阳郁,肢冷系假象,治宜引邪外达,表里双解,随即在原方"白虎汤"上加桂枝一钱,嘱病家再服,患者家属将信将疑。李永年先生便告知其前医诊治方药对证,尚需再服。果然患者药后一剂热势减退,二剂热即退净,后再予养阴生津、鼓舞胃气,调养而愈。由此李永年先生声誉日增,亦得到同道信任。1947年(民国三十六年),定海县中医师公会成立,其被推举为理事长。

1951年7月李永年先生响应政府号召,腾出自己住宅,组织妇科宋光辉、儿科闻仲华两位中医师成立了定海城关第一中医联合诊所。1956年3月定海城关第一中医联合诊所、城关第二联合诊所和城关牙科联合诊所合并,组成定海县城关联合医院。1956年11月任院长。后随着中医事业不断发展,医院亦不断扩大升级。至1984年发展成为拥有50张床位、110余名职工的定海县中医院。其间李永年先生基本上一直担任院长之职。

1958年3月李永年先生被选派赴浙江省中医进修学校(浙江中医药大学前身)学习1年(时为师资进修班,以备拟成立的浙江中医学院所需)。尽管年龄较大,但先生刻苦学习,钻研医术,成绩优秀。其间奉命奔赴海宁参加"麻疹"抢救工作。巡诊时发现数例患儿证见发热,但面色苍白,四肢厥冷,疹子隐淡而未透。认为患儿虽有发热,但以阳气虚弱症状为主,需考虑隐性麻疹,不宜用常规辛凉解毒法,应立即益气回阳,否则易成逆证。遂用急救回阳汤回阳救逆、托毒外透,患儿迅速痊愈。消息传至学校,马莲湘老师(省名老中医、浙江中医学院教授)特地赶赴海宁看望患儿,对其诊治予以肯定和赞赏。返校后李永年先生即被省卫生厅拟定为留校生。后因舟山地区行署和陆、海两军党委多次向上级要求,最终省厅同意其返回舟山。

1979年先生被浙江省卫生厅评为浙江省名中医。1980年起任定海县政协副主席。1982年经省人民政府批准,成为浙江省首批43名高级中医师之一。同年,加入中国共产党。

李永年先生一生致力于祖国医学的传承,著有《治疗虚寒性泄泻探讨》《肝气病的病理机制和辨证论治》等论文,获省优秀论文三等奖和县优秀论文一等奖。其厚德仁心,医术精湛,对患者一视同仁,慕名跟师学医者甚多。1965年传医于侄李思民,1981年又传医于孙女李虹。1984年8月退休,1986年病逝。

二、师传部分

李氏内科对眩晕、不寐、郁证、湿证、肾病、肺病、脾胃病等病证的诊治均造诣颇深。主诊肾病,强调培补脾肾、合以祛邪、消除诱因、辨证与辨病相结合,疗效独特。

1. 强调学用结合

李氏内科认为,熟读经典为中医基本功,要下苦功夫"背书"。《医宗金鉴》云:"医者书不熟则理不明,理不明则识不清,临证游移,漫无定见,药证不合,难以奏效。"熟读之外,还需多用、多实践,学用结合,临床验证,方能吃透药理。强调中医理论须和临床实践有机结合,才能理解得更深、更透,才可能有新突破、新提高。

2. 强调师古而不泥古

李氏内科认为不能把"经典"看成一成不变的,要"师古而不泥古""勤求古训、博采众方"。随社会发展,人们生活方式的改变,中医理论需不断发掘丰富,不断深入认识疾病,要以发展的观点来看待中医。

范文虎老先生生前善用四逆散,且随症加减后创"桂枝四逆散""丹红四逆散""薤白四逆散""藿朴四逆散"等。李氏内科亦喜用四逆散,临证加减后创治咳嗽"半贝四逆散"、治肠痈"丹红四逆散"、治食滞"槟楂四逆散"、治胃脘痛"金铃四逆散"、治胁痛"桃仁四逆散"等。例如，小青龙汤解表化饮、止咳平喘，李氏内科多去五味子，加杏仁、桂枝，易干姜为生姜，以增加宣肺止咳的作用。李氏内科认为小青龙汤证见多属风寒表证，如用五味子酸涩收敛，不利散寒、解表、宣肺，宜缓用。又如炙甘草汤益气养血、阴阳两补，主症为心动悸，脉结代，现多用于心肌炎、冠心病等患者。临证常见患者多伴胸闷胸痛症状，遂加全瓜蒌、薤白、降香等宽胸通阳之品，或香附、延胡索、丹参、郁金、川芎等行气活血、化瘀通络之品，疗效更著。

3. 强调郁证以疏肝为要

李氏内科认为，郁证系"肝气"异常致病，临床多有情志异常和肝脾不和症状。气有余便化火或肝郁日久化火，病情进展呈现肝火征象，如头涨头痛、口苦咽干、舌边质红等。不同之处可分肝气横逆和肝气郁结两种证候：肝气横逆，多为肝气受疏泄太过，证多见亢奋；肝气郁结，系肝气抑郁不疏，疏泄无能，证见消沉。以上均可导致人体气机逆乱失调，中医治则当以"疏达"为要，通过理气调气使气机舒畅。如肝气横逆，木旺克土，中医治法抑木扶土；肝气郁结，木不疏土，中医治法疏肝健脾。临床多用香附、延胡索、佛手、川楝子等。

4. 强调湿证以健脾为要

李氏内科认为，湿邪致病具有季节性、区域性、隐匿性、弥漫性、重着性、缠绵性，还具有亲和性，每多见与风、寒、暑、热合而伤人。脾为中焦水湿运行之中枢，上承肺之宣肃，下合肾之开合，肺肾均赖脾气水湿运化；湿邪致病亦可致脾运功能失常。故保持脾气旺盛，加强脾之运化功能，是治疗湿证之要。脾喜燥恶湿，湿邪重着弥漫，须得阳气而化，故治疗务必使脾阳振奋。元代李东垣《脾胃论》提出"内伤脾胃、百病由生"，主张"升阳、泻火"以培补脾胃元气。因此，李氏内科尤重升阳除湿汤，故多使用小剂量风药，如柴胡、升麻、防风、羌活、独活等，每剂 3～5 g 以振奋阳气，温化湿邪；且小剂量风药不伤脾胃，尤对脾虚湿困、脾阳难伸者，更见奇效。

5. 强调眩晕以补虚为要

前人论述眩晕病因病机有主虚、主风、主火、主痰诸说。李氏内科认为眩晕多见于中老年人，饮食不节、情志内伤、过劳等导致脾肾虚羸，精气精血亏虚。病机以虚证多见，病位本在脾肾。如张景岳所言，眩晕属上虚证，然不能不涉于下，治虚为先而兼治实为佐。认为眩晕常因脾胃之气损伤，中气不足，清阳升发之气渐少,气血不能上养头目;或肝肾不足,或脾肾两虚,髓海空虚;或肾虚不能涵养肝木,脾虚肝木失衡,肝气疏泄太过,虚风内动,多夹脾肾不足之痰湿上逆犯窍,正所谓"无虚不作眩""无痰不作眩"。临床审证求因,遣方用药以补虚为主,或补气血之虚,或补肝肾之阴,或补脾肾之阳。治宜健脾消浊,补肾益精,敛肝息风,可兼活血化瘀之法。自拟经验方眩晕六味汤(生晒参、山药、山茱萸、川芎、葛根、茯苓),主治肝肾不足,气虚脾弱,或夹风、夹痰所致之眩晕,均可获满意疗效。

三、徒承部分

眩指目眩,以眼花、视物不清和昏暗发黑为主。晕指头晕,以视物旋转、不能站立为主。两者往往同时并见,故名眩晕。本病易反复发作,迁延不愈,病情可逐渐加重,甚至发展为中风或厥证、脱证,进而危及生命。本病可归属于现代医学的椎基底动脉供血不足、脑动脉硬化病、高血压、颈椎病、内耳前庭功能紊乱、贫血、颅内肿瘤等疾病范畴。眩晕易反复发作,经久不愈。李氏内科博采众长,认为本病总属本虚标实,强调补虚为主,临证加减应用验方"眩晕六味汤"健脾补肾、敛肝息风、活血化瘀,取得显著疗效。

1. 病因病机

本病记载最早见于《黄帝内经》,《灵枢·口问》曰:"上气不足,脑为之不满,耳为之苦鸣,头为之苦倾,目为之眩。"眩晕属肝所主,与髓海不足、血虚、邪中等多种因素有关。张仲景认为痰饮是眩晕的重要致病因素之一。《金匮要略·痰饮咳嗽病脉证并治》曰:"心下有支饮,其人苦冒眩,泽泻汤主之。"朱丹溪强调"无痰则不作眩",提出痰水致眩学说并主张"治痰为先"。刘完素主张"因风致眩",从风火立论。张景岳主张因虚致眩,指出"眩晕一证,虚者居其八九,而兼火兼痰者,不过十中一二耳"。虞抟《医学正传》首创"血瘀致眩"理论,认为瘀血停聚胸中,迷闭心窍,火郁成邪,发为眩晕。明清时期陈修园概括眩晕病因病机为风、火、痰、虚。蒲辅周先生按西医病因治疗眩晕病,如高血压性眩晕治以温阳镇水、健脾化痰,梅尼埃病眩晕治以清利肝胆、和胃化痰,"小中风"眩晕治以育阴息风、潜阳固本,神经症眩晕治以滋阴潜阳、养心和胃。周仲瑛先生提出疲阻血脉、疲可生风、疲而作眩的理论。也有临证谨守本病"变动在肝、根治在肾、关键在脾、旁及心肺"的病机特点,治以平肝潜阳、补肾填精、宁心安神、益气化痰等法。

李氏内科认为本病发病期间很难有绝对分界,其病因往往是互相影响、互为转化的,但总以体虚为本。如《灵枢·海论》曰:"髓海不足,则脑转耳鸣,胫酸眩冒……"此认为髓海不足,不能上荣于脑,脑失所养,而导致头晕、耳鸣。如肝阳上亢作眩,常与肝肾不足互为因果;痰浊上蒙作晕,则与脾虚运迟不无关系。由此可见,虚证在眩晕一证中发挥着举足轻重的作用。临证时审证求因,着重辨其虚实;立法用药,则当补虚为主。

2. 辨证施治

临床治疗眩晕常以补法,或补气血之虚,或补肝肾之阴,或补脾肾之阳。手法多变,不一而足,但总以扶脾为主。早年李氏内科常以四君子汤加减治疗,并惯用黄芪补气生血,葛根鼓舞脾胃之阳,助脾升清,对气血虚弱或脾弱肾虚眩晕均有良好的疗效。中老年人常见脾弱肾虚型眩晕,主因年老体衰、久病重病、饮食不节等致脾弱肾虚,精气血亏。治疗以建立中阳为要,脾阳得振,则脾能升清,化生气血阴阳,滋养五脏六腑,邪气自不能扰;脾气得升,则胃气得降,糟粕下则气机畅通,邪气不能自留。常用炙甘草、大枣、生姜等温补脾胃药物,同时重视调补先天之肾,常用杜仲、菟丝子、山药、山茱萸、黄精等共补肾阴肾阳。

近年来李氏内科根据本病以虚为多、又虚实夹杂的特点,针对肝脾肾之虚与风火痰之实相兼为患的病机,治以健脾消浊、补肾益精、敛肝息风,并兼活血化瘀,自拟经验方眩晕六味汤(方剂组成:生晒参、山药、山茱萸、川芎、葛根、茯苓)。方中生晒参为主药,补益脾胃而益肺气,适用于脾胃虚弱、气血两亏之眩晕及虚实夹杂之证。山茱萸、怀山药为辅药,补养肝脾、益肾固精,以复气血不足之源,且山茱萸善补益肝肾、滋水涵木以平息内风。川芎活血化瘀、祛风止痛,其性善于走窜,可上通脑海之经,中输气血精液以养脑元。又佐茯苓淡渗健脾,其性善降,配以葛根生津升阳,其性升清可润窍。六药相伍,补中有泻,寓泄于补,升降有序,动静结合,成通补开合之剂。主治肝肾不足、气虚脾弱,或夹风、夹痰所致之眩晕,可取得满意疗效。

临床辨证加减:如动则头晕加剧,遇劳尤甚,神疲懒言,面色苍白,唇甲无华,心悸失眠,舌淡脉细之气血虚弱者,合以归脾汤补益气血;如目眩晕,视物昏花,腰酸腿软,五心烦热,舌瘦苔少之肝肾不足者,合以杞菊地黄汤滋水涵木;如头晕目眩,甚则昏痛,伴烦躁恼怒,舌红苔薄黄,脉细弦之肝阳上亢者,合以六味地黄汤,并适量加入菊花、钩藤、天麻、石决明等平肝潜阳之品,标本兼顾;如伴倦怠无力、不思饮食、记忆力差、腰酸肢软、便溏尿数、四末不温、舌淡脉弱之脾胃阳虚、浊阴上泛者,合近效术附汤以温阳益气。

3. 验案举隅

【验案 1】李某,女,32 岁。1978 年 9 月 2 日初诊。主诉:头晕 1 月余。面淡少泽,纳少,时有胃脘痛,舌淡苔白,脉弦细。中医诊断:眩晕(气血虚弱)。治法:补养气血,健脾疏肝。方用四君子汤加减。方药:党参 20 g,炒白术、白芍、葛根、麦芽、黄精各 15 g,茯苓、佛手各 12 g,柴胡、枳壳、当归各 10 g,炙甘草 3 g,7 剂,日 1 剂,水煎服,分早晚餐后温服。1978 年 9 月 9 日二诊:患者药后头晕缓解,纳食增加,时有晨起双眼睑稍浮肿,余症状同前。予上方加黄芪 15 g、山药 10 g。再服 7 剂后症状缓解,未再发作。

按语:本案为气血两虚,清窍失养,故见头晕;脾虚气血生化之源,面部失荣,故面淡少泽,时有胃脘痛;脉弦细,为肝血亏耗、肝气不疏之象。治以补养气血,健脾疏肝。方中四君子、白芍、当归补养气血;柴胡、枳壳疏肝理气;麦芽、佛手健脾兼以疏肝;黄精补精气,益精髓;葛根升阳。二诊症状基本缓解且纳食增加,唯有晨起眼睑稍浮肿,多为肾气虚衰,故加山药、黄芪益气补肾消肿,固本以消临症。继服 7 剂后痊愈。

【验案 2】王某,男,65 岁,2017 年 9 月 11 日初诊。主诉:头晕 2 周。近日头晕明显,腰背乏力,面有烘热感,睁眼不能,视物旋转明显,大便数日未解,腹胀明显,口苦目赤,小便量少色黄,夜寐不安,舌质红绛苔薄黄,脉弦而硬。平素性情较急躁,遇事易烦躁,嗜好烟酒。既往有高血压病史 10 余年,血压波动较大。中医诊断:眩晕(肾虚肝亢)。治法:健脾补肾,清肝泻火。方用眩晕六味汤合调胃承气汤加减。方药:玄参 10 g、山药 15 g、山茱萸 6 g、茯神 15 g、葛根 20 g、川芎 10 g、生大黄(后下)10 g、芒硝(冲服)10 g、炙龟甲(先煎)15 g,5 剂,日 1 剂,水煎服,分早晚餐后温服。2017 年 9 月 16 日二诊:诉二便已通,仍有烘热感,口苦,双眼干涩,夜寐一般,舌红苔薄干,脉细弦。辨证属余火未尽,肝肾阴虚。予原方去生大黄、芒硝、炙龟甲,山茱萸加量至 10 g,山药加量至 30 g,加生地黄 10 g、党参 10 g、菊花 10 g、枸杞子 15 g、柏子仁 10 g。再服 7 剂后诉症状基本缓解。

按语：头为诸阳之会，耳目为清空之窍，患者烟酒不忌，性情急躁，易被恼怒所伤，肝胆火盛，上扰头面，致眩晕，伴见口苦目赤、急躁易怒。火热之邪易耗伤肝肾之阴，致津亏便秘之症。因肝肾同源，本病为本虚（肝肾亏虚）标实（肝火上炎），治宜标本兼顾。故以眩晕六味汤为底方，加以调胃承气汤泻肝通腑。二诊见烘热感、口苦、眼目干涩，考虑药后患者肝胆火热虽泻，但余火尚未净，故易方以平肝滋肾为主。方以杞菊地黄汤化裁，滋补肝肾之阴、清肝明目治疗。

【验案3】李某，女，48岁。2014年5月6日初诊。主诉：头晕目眩3个月。头晕目眩劳累后加剧。平素气喘，语声低，3年前开始出现久站或久蹲用力屏气则子宫脱垂，伴神疲乏力，面色苍白，大便时稀，形体消瘦，经断三载，平时带下量多，色白如水样，舌淡红苔白，脉细弱弦。中医诊断：眩晕（脾肺亏虚）。此为上气不足、中气下陷之象，多兼肝木乘机夹浊气上犯，治宜补脾益肺，升清降浊，兼柔肝抑风。自拟升清泻浊汤加减。方药：党参、黄芪各30 g，当归20 g，葛根15 g，炒白术、升麻、柴胡、佛手各10 g，荷叶、枳壳各6 g，甘草3 g，7剂，日1剂，水煎服，分早晚餐后温服。药后眩晕渐减，且未见子宫脱垂。予原方调理近1个月，眩恙痊愈。

按语：患者年近七七，劳作太盛，脾胃亏虚，中气不足，清阳不升，浊阴不降，气血不能濡养脑窍，故出现眩晕时作。遇劳加剧，且与子宫脱垂并见，病已日久。符合中气亏虚之证，遂遵李东垣补中益气汤之意，加大党参、黄芪剂量以健运中气，升麻、柴胡升阳；增用葛根助清气斡升。中气失斡旋，肝失疏泄多易乘脾，柴胡配当归疏肝；泽泻下泻浊气。其中荷叶升降并用，配葛根则升清养脑，配泽泻渗泻浊阴，是以多年之疾得以康复。李氏内科认为浊气即为火气、痰浊及瘀血。临床偏火气者加栀子、牡丹皮；偏痰浊者加半夏、石菖蒲及陈皮；偏瘀血者加桃仁、红花，或蒲黄、五灵脂。

【验案4】张某，男，46岁。2014年3月16日初诊。主诉：头晕目眩2月余。每于恼怒和劳累后发作，甚则昏痛，头重脚轻，伴心烦易怒，舌红苔薄黄，脉弦细。查血压、心电图和CT均正常。中医诊断：眩晕（肝肾亏损）。治法：平肝潜阳，标本兼顾。方用六味地黄汤加减。方药：熟地黄、石决明各20 g，山药、山茱萸、钩藤、泽泻各15 g，牡丹皮、茯苓、白菊花、天麻各12 g，14剂，日1剂，水煎服，分早晚餐后温服。2014年4月23日二诊：药后头昏痛减轻，时有头晕，视物昏花，腰腿酸软，舌淡红苔少，证属肝肾阴虚，虚风内动，治以滋补肝肾，清肝明目,予杞菊地黄汤加减。方药:熟地黄20g、山药、山茱萸、泽泻、怀菊花各15g、牡丹皮、茯苓、枸杞子各12g,7剂,日1剂,水煎服,分早晚餐后温服。药后头昏目眩明显减轻,劳累后感腰腿酸软,舌瘦苔少,续服7剂,诸症悉除。

按语:本证多因恼怒所伤,气郁化火,火热耗伤肝肾之阴,或因房劳所伤,年老肾阴亏虚,水不涵木,肝木失荣,致使肝阳偏亢。陈修园云:"肾主藏精,精虚者脑海空而头重……乙癸同源,治肾之所以治肝,治肝及所以息风……"明确指出眩晕症治以肝肾为本。本证为本虚(肝肾亏损)标实(肝阳上亢)之候,治疗重在平肝息风,标本兼顾,以六味地黄汤为基础方,补肾养肝明目,使滋补而不留邪,降泄而不伤正,患者有头昏痛、头重脚轻等肝阳上亢症状,故加一些钩藤、天麻、石决明等清滋柔镇之品以平肝潜阳。复诊患者尚有视物昏花,腰腿酸软,故继服杞菊地黄丸善后。

【验案5】朱某,女,70岁,2016年12月6日初诊。主诉:头晕间作1年余,加重1周。患者平素体弱,易倦怠乏力,活动后明显,晨起时有头晕感。近日因家中琐事劳累后症状加重,视物旋转如坐车船,甚则恶心欲吐,下肢痿软,乏力欲跌扑。症见面色萎黄,形体稍胖,乏力懒言,语声低弱,动辄气短胸闷,胃纳不香,少食即感腹胀,小便尚可,大便稀溏,夜寐不安,舌淡苔薄白,脉沉细弱。中医诊断:眩晕(脾肾不足)。治法:健脾消浊,补肾益精,息风止眩。方用眩晕六味汤加减。方药:生晒参9g、山药30g、山茱萸15g、茯苓15g、葛根30g、川芎10g,7剂,日1剂,水煎服,分早晚餐后温服。2016年12月13日二诊:诉眩晕、乏力减轻,恶心欲吐未作,食欲改善不显,食后易腹胀,大便仍稀,寐差。予前方中加姜半夏10g,砂仁(后下)6g,炒白扁豆15g,木香6g,神曲10g,远志6g。再服7剂后患者自诉诸症明显缓解。

按语:眩晕病机多以风、火、痰、瘀、虚立论。本案患者年已七旬,先天之肾气已衰,肾精亏虚,不能涵养肝木,加平素饮食不节,后天脾胃之气渐耗,脾虚肝木失衡,肝气疏泄失常,虚风内动。风为百病之长,易携脾胃不足之湿上扰清窍,正所谓"无虚不作眩",故治以健脾消浊、补肾益精、息风止眩。眩晕六味汤方中君药生晒参;辅以山药滋补先后天之脾肾,山茱萸补益肝肾、收敛固涩;佐以川芎活血化瘀、祛风行气,上行脑窍;茯苓健脾宁心,性可沉降;葛根升阳、生津润燥,为使药。全方升降有序,补泻兼施。二诊考虑患者久病,脾胃亏虚明显,气血津液运化不利,易痰湿久聚,蒙蔽清窍,发为晕眩;中阻脾胃见纳差、腹胀、大便稀溏；痰湿阻于脏腑经络，致阴阳失交，见寐差。以加强健脾祛湿、化痰安神之功，巩固疗效。

【验案6】李某，女，45岁，2014年11月9日初诊。主诉：眩晕3日。遇寒眩重，视物则感天旋地转，伴倦怠无力，不思饮食，记忆力差，腰酸肢软，便溏尿数，四末不温，舌淡，脉弱。中医诊断：眩晕（脾肾阳虚）。治法：温阳益气止眩。方用近效术附汤加减。方药：附子（先煎）20 g，炙甘草5 g，白术、炮生姜、泽泻、赭石（先煎）各15 g，大枣10枚，旋覆花（包煎）10 g，7剂，日1剂，水煎服，分早晚餐后温服。药后头晕好转，诸症均减，续以香砂六君子汤加减善后。

按语：《金匮要略》曰："《近效方》术附汤。治风虚头重眩，苦极，不知食味，暖肌补中，益精气。"方中用炮生姜散寒；附子温肾，白术、大枣、炙甘草补中。脾肾一暖，阳气立复，风寒乃去，眩晕自愈。喻嘉言云："此方全不用风药，但以附子暖其水脏，术、草暖其土脏，水土一暖，则浊阴之气尽趋于下，而头重苦眩及食不知味之证除矣。"笔者认为"阳虚则阴盛"，若素体脾胃阳虚，水饮不布，湿浊不化；升降失常，清阳不升，不能温煦头目，浊阴上升，加上外有风寒之邪，以致清窍不利，故头重眩，痛苦难忍；湿浊之邪犯胃，运化失职，故不能饮食，治宜温补脾肾之阳，化湿浊兼调营卫。在前人术附汤基础上加旋覆花、赭石降气，消痰，行水以平冲。

4. 总结

眩晕西医病因很多，大致可分为周围性眩晕（由前庭病变引发）和中枢性眩晕（由前庭神经颅内段及其纤维联系、大脑、小脑等病变引发），以及躯体疾病如心血管病、眼疾、头部外伤、神经症等。李氏内科认为眩晕发病于脑，与肝脾肾密切相关。病机虽然复杂，但总不过虚实两端，以本虚标实为常见。发病证型既可单独出现，也可相互并见。临证应用如兼见风阳上扰者，需加用平肝潜阳药；兼见痰浊上蒙者，需加用燥湿祛痰、健脾和胃药；兼见气血亏虚者，需加用补养气血药；兼见肝肾阴虚者，需加用滋补肝肾药。本病多兼血瘀，临证需灵活使用活血化痰之法。值得注意的是，本病可突然起病，并逐渐加重，少数可因阴阳失调、肝阳暴涨、夹痰夹火、气血逆乱而发生中风、厥证等危急证候。临床问诊需注意分明轻重，判断预后，警惕发生中风。此外，眩晕亦可由情志不畅等心理因素引起，临床应配合心理疏导，嘱患者劳逸结合，保持心情愉悦，以减少眩晕再发。

倪康裕

▶ **名医介绍**

倪康裕,男,1951年4月生,浙江省定海区人,第五批全国老中医药专家学术经验继承工作指导老师,全国名老中医药专家传承工作室指导老师,传承博士生导师,舟山市名中医,主任中医师,国家中医药管理局重点专科骨伤科学术带头人,中华中医药学会骨伤科分会委员,浙江省中医药学会骨伤科分会常务委员,舟山市中医药学会骨伤科分会主任委员,舟山群岛新区高层次人才(金卡)。主持研究开发院内中药制剂10余种,开展新技术、新项目30余项,撰写论文20余篇,承担省市级科研项目5项。

▶ **传承人(或执笔者)介绍**

王庆丰,男,2006年毕业于浙江中医药大学骨伤专业,副主任中医师,全国中医临床特色技术传承人才,中国中医药研究促进会骨伤科分会临床与评价专委委员。2014年于北京积水潭医院进修关节、创伤骨科,2017年师从倪康裕老师,2022年于中国中医科学院望京医院特色诊疗部进修。

一、成才历程

倪师从医缘于其祖父倪春富先生。在清末民初时代,祖父系定海西厢地片一方名医,求医者络绎不绝,若有大户人家患病,则使轿来请,沉疴痼疾屡屡奏效,深受乡民尊重。现还保存着祖父部分医书、医用器皿及诊疗毛笔处方。至今倪师尚自责儿时无知,不懂收藏,竟以撕叠祖父手稿为戏,致珍贵医案散佚不全,痛心惋惜啊!

年青时期常目睹母亲为乡民疗伤上骱,采草药疗疮疡,治胃胀,药到病除,究其所得医道之源,乃受祖父指教。不知是为承祖业,或是受家母熏陶,倪帅对医学之神奇产生浓厚兴趣,立志学医,取道中医。成年后,事竟成。于20世纪70年代中期步入浙江中医学院,系统学习岐黄理论,践行仲景临证思辨。其间受国医大师何任教授及江南全国名老中医徐荣斋、吴颂康、陆芷青、冯鹤鸣、朱古亭、蒋文照、马莲湘、詹起荪、宋光济、朱承汉及冯兴泗等一代名师面授,勤求古训,博采众方,又几经深造,再学习,深谙中医之精髓,掌握前辈之真谛,内外妇幼诸科均有建树。倪师擅长中西医结合对骨伤疾病的诊疗与研究,至今各类手术已达到上万例,尤对髋、膝骨关节病,股骨头坏死,颈肩腰腿痛,脊髓炎,骨髓炎,风湿病,骨质疏松症及骨不连等疾病诊疗每多药中肯綮,如鼓应桴;手法整复、夹板固定结合中医药内服外用治疗四肢骨折独树一帜。行医40余载,声名鹊起,患者遍及全国各地。

二、师传部分

1. 重视整体和局部的联系

重视整体观体现了中医学的辨证论治,倪师经常说人体是一个有机整体,由脏腑、经络、皮毛、肌肉、筋骨、精髓、气血、津液等组成,且各具不同的生理功能,但它们之间并不孤立,而是以五脏为中心,配以六腑,通过经络的联系,把六腑、五体、五官、九窍、四肢百骸紧密地联系在了一起,构成了一个表里相连、上下沟通、密切联系、互相制约、协调共济、井然有序的统一整体。因此,无论是在生理活动,还是病理变化上,它们之间都有着不可分割的关系。他认为局部皮肉、筋骨组织的损伤,每能导致脏腑、经络、气血功能失和。反之脏腑不和,由里及表,引起经络、气血、津液病变,导致皮肉、筋骨病损。例如,骨折是外来暴力作用于人体局部,造成局部骨断筋伤,但常导致脏腑功能失和,气血运行紊乱,引起机体一系列内在变化;同样因脏腑亏损,气血津液亏乏,阴阳失和,则皮肉、筋骨失养而萎弱,稍遇外力,极易致局部骨断筋伤。临床实践中,如老年人髋部或脊柱骨折,卧床后常出现不思饮食,口干舌燥,大便干结,夜寐差,汗出,舌质红,少苔,脉细弱等,《孟子·告事章句下》云"有诸内,必形诸外",《灵枢·本藏》亦云"视其外应,以知其内脏,则知所病矣"。四诊合参,通过辨证,系骨折后失血,脏腑气血亏虚,耗伤阴液;又久卧致脾胃功能减弱,生化无源,津液不能布达四肢,筋骨失养;又因虚火熏蒸,故口干舌燥,阴不敛阳,阳不内守,迫汗外出,汗为心液,心失所养,则心烦失眠,阴虚则肠道津液匮乏,失其濡润,无水载舟,则便干不通,舌质红、无苔及脉细均为气阴两虚之象,可通过益气养阴、调和脾胃,使气血渐生,阴阳协调,津液充润,水谷精微则得以补充,则骨断筋伤快速愈合,正如《正体类要》云:"肢体损于外,则气血伤于内,营卫有所不贯,脏腑由之不和,岂可纯任手法,而不求之其脉理,审其虚实,以施补泻哉。"推崇这一观点,认为这一观点正是从整体观念出发,治病求本,阐述了局部与整体之间的关系。因此他在临证时,强调一定要有整体观,极力反对"只见局部忽视整体,只见外损,忽视内伤"的认识和做法。中医整体观念来源于古代哲学思想,是从哲学的高度来研究人和人体的生理病理及疾病的发展规律,而辨证论治在中医学中强调治疗要从整体出发,注意整体的阴阳气血失调情况,并从协调整体阴阳、气血及脏腑的平衡出发,扶正祛邪,消除病变对全身的影响,切断病变在脏腑间相互传变所造成的连锁反应,从而通过整体的治疗效应,达到消除病邪治愈疾病的目的,这也体现了中医所讲的治病求本的精髓。

2. 治骨伤重在复原,用药勿忘顾护胃气

骨折复位是关键,是骨折愈合的前提。倪师常以《医宗金鉴·正骨心法要旨》中的名言告知我们,只有"知其体相,识其部位,一旦临证,机触于外,巧生于内,手随心转,法从手出,手法轻、巧、稳、准,达到法之所施";其经历几十年的骨伤科临床,对骨折的手法整复技巧及小夹板固定、骨折复位后的功能锻炼,形成独特的一套经验,他常讲手法整复力度应轻而不浮、重而不滞、刚柔相济、相互佐使、相得益彰。临证时对每一骨折患者损伤机制和骨折的类型等进行全面评估,选择合适的治疗方案,整复时做到手摸心会,强调手法如书法,需手到、心到、气到,才能心手合一,运用自如,切忌伤而再伤。其理筋手法推崇以痛为腧,配合循经取穴,结合关节被动活动,强调动静结合,以取得相应疗效。倪师临证时,聚精会神,每对患者进行手法复位前,总先详细询问患者受伤经过,以便了解骨折及脱位的受伤机制,影像学上观察骨折的移位方向,根据骨折部位及移位特点,进行压垫制作,小夹板放置,捆绑松紧度,完成后详细告知患者应注意的事项,达到医患合作,从每一个细节一一着落。同时强调手法虚实轻重应根据患者体质、年龄、性别、受伤部位和病症随机应变,不可拘泥。

治疗伤病,强调内外兼治,其不仅重视手法,辨证施治独具匠心,药有所选,方有所变,遣方用药,灵活变通,如治疗骨折或筋伤期间,合并出现脾虚胃弱,食欲不振时,用药不能单纯以伤治伤,予行气活血、破瘀通络等峻烈之品,则更加影响脾胃功能,致胃气败绝,水谷不入,生化无泉,化源断绝,则预后不良,故应特别注意胃气的保护,而且常把胃气当作治疗危重疾病预后的指标,如老年患者,髋部骨折后须卧床,若胃气不伤,胃纳正常或经过调理后饮食如常,气血生化有源,则病情恢复较快;如胃气虚损,谷馨不香,纳呆食减,精血生成不足,预后较差;倪师常用清代叶天士在《临证指南医案·不食》所述的"有胃气则生,无胃气则死,此百病之大纲也。故诸病若能食者,势虽重而尚可挽救;不能食者,势虽轻而必致延剧"告诫我辈在治疗骨伤疾病时保护胃气的重要性。《灵枢·五味》云:"水谷皆入于胃,五脏六腑皆禀气于胃,故谷不入,半日则气衰,一日则气少矣。"如骨伤早期,患肢局部青紫瘀肿,疼痛难忍,常伴精神紧张及食欲减弱,倪师常在活血化瘀、消肿止痛方中加入炒谷麦芽、白术、茯苓、陈皮、木香以醒脾开胃,取得明显疗效;在治疗老年人便秘时,药力宜轻不宜重,即使出现阳明腑实证时也采用增液汤加减,以急下存阴之方法,而且中病即止,以保护老年患者元气和脾胃功能。正如《正体类要》指出"伤损等症,肿不消,色不变,此气血虚而不能愈,当助脾胃以壮气血为主"。

倪师在专研中医经典理论及骨伤科理念独具匠心,其运用经方对骨伤病内治法研究深入,形成了鲜明的诊治特色和学术思想。

3. 善用经方,多方组合

倪师认为:经方是中医的精髓所在,是前人数千年的经验,组方严密,配伍经千锤百炼,已炉火纯青,疗效确切。经方不但用于内科疾病效佳,对于骨伤疾病的辨证治疗,更可收到奇效。使用经方的关键在于抓主证,《金匮要略·血痹虚劳病》云"血痹……外证身体不仁,如风痹状,黄芪桂枝五物汤主之",抓住条文中"身体不仁,如风痹状"的主证,可用黄芪桂枝五物汤治疗颈腰综合征所致的肢体麻痹。还有《伤寒论》中"太阳病,项背强几几,无汗恶风,葛根汤主之",抓住条文中"项背强几几"的主症,可用葛根汤治疗颈椎病见有颈项强急不舒者。

倪师认为:经方虽有组方法度严谨、药少而精、针对性强等特点,但随着疾病的不断变异,经方亦存在着适应面不广的局限性。况且临床单一病证少见,往往是病情错综复杂,或合病、并病,或数症同见,因此单一的某个经方很难适应复杂病情的需要,所以将两首或数首经方合用以适应临床。如汗证,不能简单以自汗为阳虚、盗汗为阴虚之辨证,临床上往往存在虚实夹杂,或气阴两虚并症,可运用玉屏风散合用黄芪建中汤合方治疗;又如膝痹病,症见膝关节肿胀、疼痛,舌苔黄腻,脉滑数时,为湿热内蕴之证,可运四妙丸、四苓散、黄连解毒汤三方合用,获得奇效。

4. 伤病多瘀,瘀证多变,重视调和气血

倪师认为:五脏六腑,四肢百骸,皆赖气血滋养。人若气血调和,百脉通畅,病从何来? 但有伤病,血脉受损,气机逆乱,瘀阻不通,郁久化热,热灼津为痰,痰瘀互阻,气血不达,诸生百病。如骨伤后之肿胀,初期以气滞血瘀为多见,但瘀阻化热之变证亦不少见,治则以活血化瘀兼以清化瘀热,予倪氏活血治伤汤:落得打15 g、桃仁12 g、当归15 g、川芎6 g、赤芍12 g、生地黄15 g、三七3 g、延胡索12 g、制香附12 g、茯苓皮30 g、牡丹皮10 g、焦栀子10 g、生甘草5 g。中期多以气血受损,瘀血未尽,新血未生,营血不和,筋骨失养,治则以调和气血,去瘀生新,予倪氏和血续骨汤:当归15 g、川芎6 g、赤芍12 g、白芍12 g、生地黄15 g、熟地黄15 g、地鳖虫5 g、骨碎补10 g、白术10 g、茯苓15 g、川断12 g、甘草5 g。后期病情复杂,久伤多虚,筋骨尚未坚韧,筋肉萎弱,临床上以肝肾亏虚、气血不足为多见,治则以补益气血、强筋壮骨,予倪氏壮骨八珍汤:当归15 g、川芎6 g、白芍12 g、熟地黄15 g、党参15 g、白术10 g、茯苓15 g、杜仲15 g、龟甲20 g、山茱萸12 g、鸡血藤30 g、炙甘草5 g。骨伤后期若见肢体疼痛麻木,肿胀较甚,皮肤光亮,按之凹陷不起,此乃瘀血遏阳,阳气不能布达四肢,阳不化水,水气内停,水湿内盛,阴寒湿邪凝滞经络,不能通达血脉,溢于肌肤之间,治则以温阳通经,健脾利水,予倪氏附桂温经汤:生黄芪30 g、桂枝10 g、制附子6 g、炒白术10 g、茯苓皮30 g、防己10 g、五加皮10 g、陈皮5 g、大腹皮12 g、炒白芍10 g、炙甘草5 g、大枣10 g。再如外伤后,因失治和误治,瘀阻肌肤,瘀血内阻,气血壅遏化热,热盛则肉腐,肉腐则为脓,症见伤处红肿热痛,甚则脓出。若损筋蚀骨,则可并发化脓性骨髓炎,予倪氏猫人参解毒汤:猫人参30 g、金银花20 g、连翘12 g、蒲公英30 g、地丁草30 g、皂角刺12 g、七叶一枝花10 g、冬葵子12 g、浙贝母12 g、生甘草5 g。若创口不敛,脓出清稀,肌肤暗滞,面色少华,神疲乏力,舌质淡红,脉沉细,系瘀久正虚,传变为内陷之证。治宜补益气血,托毒外出,予倪氏黄芪透脓汤:生黄芪30 g、党参15 g、炒白术12 g、茯苓15 g、薏苡

仁 30 g、皂角刺 12 g、白芷 6 g、当归 15 g、川芎 6 g、陈皮 6 g、炙甘草 5 g 等。

三、徒承部分

笔者于 2006～2017 年从事骨伤科临床诊疗工作,认真学习中医理论及骨伤科知识,熟练掌握骨伤科疾病诊疗规范,精细管理患者,完成临床工作。2017 年进入倪康裕全国名老中医专家传承工作室工作,跟随第五批全国老中医药专家学术经验继承工作指导老师倪康裕主任学习,继承其学术思想,开展诊疗工作,与倪康裕老师在中医经典理论及骨伤科学术理论的学习与探讨,弘扬发挥其理归醇正,方求和缓,用药轻灵,精当简约,悉心钻研骨伤疾病内外治法,运用经方对骨伤内治法深入研究,疗伤接骨遵循倪师"筋骨合一、内外兼治、动静有序、不偏不倚"之理,手法整复、夹板固定结合中医药内服外用治疗四肢骨折,形成了鲜明的诊治特色和学术思想。

2020 年跟师福建南少林骨伤流派全国名老中医药专家王和鸣、蔡树河老师,南少林骨伤流派整脊手法强调医武贯通、动作贯通、气息贯通,要求动作贯通,躯干与肢体协调连贯,腰为全身枢纽。2021 年跟师四川何氏骨科流派传承工作室,何氏骨科在临床实践中,重视有形之血,更重视无形之气。"从气论治"是何氏骨科在自己的配方中重视气药的使用。2022 年跟师北京清宫正骨流派传承工作室全国名老中医药专家孙树椿老师,主张"七分手法三分药",手法讲究轻巧柔和、刚柔相济。

经过这几年的跟师学习,老师的悉心教学及自己的潜心研究,不断总结、完善自己的学术体系,目前大致从三方面总结。

1. 中医药治疗

人是一个有机的整体,组成人体的皮肉、筋骨、经络、气血及各组织器官,在结构上互为一体不可分割,在功能上相互依存、相互为用、相互制约。在诊治伤科疾病过程中,一般的外伤性骨伤疾病多以气血为主,通常以三期治法为主,有些病情重时,因筋骨损伤,必伤及脏腑气血,故应全面观察和掌握病情,内损之伤与外形之伤两者兼顾。在痹证治疗时,应明确标本轻重缓急,把握标与本的辨证关系,才能在诊治过程中标本兼顾,从而达到良好的疗效。所以在临证处方时,以本取经方,然后加时效药物而组方。

2. 手法治疗

骨伤科常见疾病就是四肢骨折,通常需要手法整复处理,认真分析骨折类型,结合拔伸、捺正、折顶、旋转、屈伸、摇晃、挤捏分骨、合骨等手法,使之复位,可靠的夹板或者石膏固定也十分重要,功能锻炼为后期的恢复提供了很大的帮助。在一系列的诊疗过程中缺一不可,即复位、固定、功能锻炼。骨伤科疾病不仅有骨折也有关节错缝,脊柱类的疾病在门诊中多见,所以在各流派工作室的学习中,总结了符合自己的手法。目前常用的脊柱手法有三:颈椎病不定点旋转扳法、胸椎提法、腰椎卧位侧扳法。

3. 刃针、针刀治疗

在早期的工作经历中,以手术治疗为主,对人体的解剖相对熟悉,所以在思考问题、诊疗疾病时,通常以软组织损伤学为主,以痛点为枢,判断软组织损伤程度,在解剖上找原因,也有良好的效果。刃针与针刀是骨伤科有效的治疗手段。操作时以体表标志、体表投影为依据,确定治疗点,并标记出进针点和针刃操作方法,疗效明确而快速。随着超声技术的进步,通过高频超声技术医疗人员能够清晰地观察到患者的肌肉、皮肤、筋膜、腱鞘、肌腱、韧带及滑囊等组织结构,当这些组织结构发生病变,可以明确其发病部位。超声引导下针刀技术也快速应用起来,随着医学技术的快速发展,中西医结合治疗效果更佳。目前刃针、针刀、超声引导下针刀治疗在临床中广泛应用。

祖国医学博大精深,在老一辈的专家那里可以学到很多知识,就是因为有了前人的经验,才能帮助我们更快更好地取得成功,从而在成功的基础上继续向更高更深的层面研究,中医药有着独特的理论体系,有自身的特点和规律,合理应用道与术,道:学术思想、医学理论。术:有效方剂、医疗经验、中医适宜技术、诊疗方法和技术。特别是我们骨伤科医生,在原有运用中医药的基础上,结合西医的治疗手段,融会贯通,更上一层楼。

陈道生

▶ **名医介绍**

陈道生,男,1944 年 7 月生,浙江省宁波市人,中共党员,主任中医师,2016 年获批全国基层名老中医药专家传承指导老师。1986 年毕业于浙江中医学院。曾任嵊泗县中医院单位负责人、副院长,舟山市中医药学会常务理事,第二届嵊泗县科学技术协会常务理事,浙江省中医药学会联络员等职。从事中医内科工作 50 余年,先后通过师带徒、实习带教等方式培养 40 余名学生,形成疗效明显的经验方、独特的用药经验和治疗方法。擅长运用中医治疗脾胃病及消化功能不良等疾病,如慢性胃肠炎、胆囊疾病;运用中医预防各系统肿瘤及各类肝病恢复期、康复期的复发;中西医结合的方式治疗急慢性支气管炎、慢性咳嗽、气喘疾病等。在省级期刊发表论文 9 篇。

▶ **传承人(或执笔者)介绍**

张伟,男,2015 年 7 月毕业于江西中医药大学科技学院,中共党员,中医师,师从陈道生主任中医师。曾在江西省中医院实习,2018 年 9 月起在嵊泗县中医院从事中医科门诊工作并跟师学习,擅长治疗脾胃及呼吸系统疾病,如胃脘痛、腹痛、咳嗽、气喘等。在各系统肿瘤的中医诊治方面也有一定建树。

一、成才历程

陈师,1968 年 7 月毕业后分配到嵊泗县人民医院中医门诊部,一直从事临床工作。1971 年任单位负责人,1979～1996 年任嵊泗县中医院副院长,1984～1996 任舟山市中医药学会常务理事,2001 年 12 月晋升为主任中医师,2017 年 5 月通过了国家中医药管理局全国基层名老中医药专家传承工作室的申报,成立陈道生基层名老中医工作室,开展师带徒的中医传承之路。在 50 余年工作中,曾正式师带徒 3 名,带教进修医师、见习医生多批。他崇尚李东垣脾胃论,擅长脾胃病治疗,对慢性胃炎、慢性结肠炎的治疗效果尤为明显,对中医药防治肿瘤抗复发等有明显疗效,每日工作量为 25~30 人次(嵊泗本岛常住加流动人口 4 万),治疗妇女月经不调、痛经、女性更年期综合征疗效卓著。在长期的工作中积累了丰富的临床经验。2002 年,在他提议下,在本县开展膏方冬令进补工作,受到当地群众的关注和认可,前来开膏人数逐年递增。

陈师的外祖父是位中医师,与当时的名中医范文虎是同龄人,二舅刘桐音从师于范文虎,在抗战期间避难于宁波大公山,二舅的师兄陈益甫一直在宁波,后来到宁波市第一医院(现宁波大学附属第一医院)中医科工作,成了宁波的名中医,有了这个因素加上家庭的原因,所以选择了浙江中医学院,1963 年跨进学校大门,当时大学的条件是很艰苦的,建筑面积大约 4 000 m²,学校宿舍破旧,国民经济正处于调整时期,教育经费严重不足,这是历史的必然。虽然环境简陋条件艰苦,但没有影响陈师和他的同学为振兴中华民族的中医事业奋发努力地工作学习,认真地跟着冯鹤鸣、吴颂康、罗鸣歧、潘国贤等老师学习,老师们也把自身的宝贵经验,毫无保留地传授给陈师及同学们,陈师把这些一一详细记录在本子里,用于指导他的工作。学校也经常开展强有力的政治思想教育,如学大庆精神、开展学雷锋活动等,让其懂得了如何做一个有益于人民的人。1968 年 12 月陈师毕业后被分配到了嵊泗,从此开始了新的生活。

嵊泗位于杭州湾以东、长江口东南,有人居住的岛屿有 16 个,最大的岛屿泗礁山,面积 21.2 km²。在这 50 多年中,陈师不断总结经验,努力提高自己的业务水平,谦虚谨慎不骄不躁,为了方便外岛人就医,尤其是岛上老年人能够得到中医药的治疗,克服晕船的困难,几乎走遍了全部小岛,平时还经常与患者回访,做好与他们的沟通,以提高治疗效果,为此嵊泗党建栏目专题作了报道。舟山日报 2006 年 6 月 2 日第 2 版有一篇《他最牵挂的是患者》的报道,扼要地介绍了他对患者认真负责的工作作风,且得到许多患者赞赏的事例。在门诊工作的同时,做好传帮带,把母校老师的教导加上自己的体会,传授给学生们。为在嵊泗全面开展好中医药工作尽自己一份力量。

陈师主要致力于中医内科相关的临床及教学工作,积累了丰富的经验。他在青少年时期即坚定了学医志向,熟读中医经典著作及历代医学名著,"用药应谨慎"是陈师常告知学生的话,他认为临床上的经验和案例更要细读,才能真正掌握所用药物的精髓。陈师对中医脾胃学深入精读及研究,提出独特见解,并结合临床总结应用。他的治疗经历为我们指明了方向,是我们学习的典范。通过老师口传心授,精心指导,耳濡目染,在自己门诊上更悟出中医学之博大精深。

二、师传部分

1. 四诊八纲,学无止境

陈师认为第一步要熟练掌握四诊八纲,四诊中问诊较为重要,根据患者的主诉,运用中医十问,从而得出比较正确的诊断。较重要的有问汗、便、胃、妇女月经,这些与用药有很大关系,同时结合病情问,如咳嗽问痰、发热、症状在昼夜的差异等。八纲的内容一定要熟记,在分条的基础上,要掌握它们之间的互相交叉情况,中医辨证以四诊八纲为主,体现中医"简、便、廉、验"的传统特点,临床上很少有八纲中单一出现,总是错综复杂的情况。八纲所概括的每一纲领性证候虽均有其独特的内容,但并不是孤立、不变的,它们之间是相互联系的。如表里、寒热及虚实之间可相兼出现,表现为表实证、里寒证、虚热证等;表与里、寒与热、虚与实之间可出现交织在一起的情况,表现为表里同病、虚实夹杂、寒热错杂等;在一定条件下,疾病可出现转化,表现为表邪入里、里邪出表、寒证转热、热证转寒、实证转虚、因虚致实等;疾病发展到一定阶段,还可出现与疾病性质相反的假象,表现为真热假寒、真寒假热、真实假虚、真虚假实等。因此,运用八纲进行辨证时,不仅要熟练掌握八纲基本证候的特点,还要注意它们之间的相兼、夹杂及转化等关系。学习上,要有孜孜不倦的学习精神,带着问题去学习。做好读书笔记,内容上要有自己的心得体会,记录杂志摘要,作为以后参考的依据。诊疗上,陈师认为现代医家应擅汲取西医之长应用于中医临床,张锡纯的《医学衷中参西录》开中西医结合诊治疾病之先河,"衷中参西"的学术思想和思维方式值得我们学习和借鉴。陈师常说,西医在疾病的诊断上有独特的优势,参考西医诊断,辨证辨病相结合,这样也能最大限度地提高中医药疗效,不致延误病情。辨证论治是中医认识疾病和治疗疾病的基本原则,是中医学对疾病的一种特殊的研究和处理方法。某些暂时无临床症状的疾病,诸如糖尿病早期、早期肿瘤、隐性冠心病、高脂血症等，必须依靠现代科学检测手段诊断疾病，并参照现代医学对疾病转归的认识来辨病治疗，以防止或延缓病症出现。充分运用现有医疗设备，以提高诊断符合率，达到更准确的治疗。

2. 君臣佐使，用药精练

古医家在方书中对方剂剂量有许多陈述，一曰"大小缓急奇偶复"匕方，二谓"一君二臣称小方，二君四臣九佐为大方，小方治小疾，大方治顽疾，对用量大小也各有说法"。一般都主张一般疾病药味不宜多，以达到主攻明确，无使用药杂乱，多按徐灵胎"用药如用兵"之说，并遵循孙思邈之说"医者厌用药太热，即以凉药和之，又厌用药太凉再以温药调之，因辨证不明而主攻不清，而犯虚虚实实之虞"。"是以病邪的轻重，病位的上下，病势的缓急，病体的强弱作为制分依据，所治大方指药味多或用量大，以治邪气方盛所需的重剂；小方指药味少或用量小，以治疗浅表之邪；复方是两方或多方组合的方剂"。医者在每一个处方上都应该知道它的主治证，都应该知道里面药物的主治、性味、归经和数个药物组成方剂时的寒或热、升降浮沉、补泻开合的总趋势，特别是药物的特殊影响，剂型的改变对整个治疗的影响也应加以考虑。要做到这点就须熟读药物学，在读药物学时切忌死背，要多在比较中下功夫，找出众多的相同点和相异点。多读方书，把众医家主治相同、组成相同、主治相同而用药不同，以及药物相同而剂型不同的方剂进行纵横比较，找出它们的共性和特性，如此这般地努力数年就可达到心中有数。

3. 整体观念，随证变通

理法方药，贵在灵活应用，临证用药提倡"方从法立，以法统方"。处方用药必先明辨事理，辨证准确是前提，正确运用四诊、八纲辨证或脏腑辨证。准确定位，分清主次、轻重、缓急，准确运用方剂的治则治法选方立法，加减选药，既要从整体考虑也要明确主攻方向，细辨主次症关系。中药煎煮是一个熬制过程，大量溶液对溶质加温，逐渐浓缩，而煎药机煎煮中药是静止的，多不易煎透彻，且煎药机溶液是固定不变的，所以煎的药汁多比较淡，为了达到一定药效，不得不适当加大药量，从而可以增加一些药物浓度。观明清医案，用量多为一钱到三钱，乃至几分，究其缘由，一则当时强调道地药材，如黄连以川连为好，贝母有浙贝母、川贝母之分，枸杞子以宁夏枸杞子为佳等；二则当时人们经济条件所限，如遇一般疾病多自行采摘服之，中药在治疗市场中应用大不如现在，所以即使小剂量也能治疾,加之现代人体质等因素与几百年前情况大不相同,所以现在剂量与那时是大不相同的。处方剂量一般以几剂为宜,这也是初学者所关心的问题,陈师以为一般来说急病以 3～5 剂,甚至 1～2 剂即可,如常见病咳嗽除了个别长期咳嗽反复发作者以外一般以 3～5 剂为好,咳喘专辑所述初诊患者多以 3 剂观察疗效,即使有近半个月至 1 个月咳嗽经用药治疗无效者,也予 3 剂而定。复杂病情,难以辨清的,也以 5 剂为好,以便及时调整。但对于慢性疾病,医者认为辨证基本准确的以 7 剂为好,更方频繁,反而利于诊疗。

4. 效若桴鼓,治汗有方

医圣张仲景在《金匮要略》一书中,形象地用"盗汗"来命名人们在睡梦中出汗这种病症。自此以后,历代医家均沿用此名,中医认为盗汗多为肾阴虚所致。可从几方面进行分析问诊:从性别及年龄上判断。患者是否处于更年期前后,此为营卫气血失调,腠理不固所致。望其面色、诊其形态是否为久病气虚之体。此为气虚肺气不固,卫外失司为病;或症见患者面色少华,劳累耗神过度,夜不得寐,此为心脾气虚,血不养神,汗精外泄。患者近来是否感染热病。此乃伏邪潜藏,蕴蓄血分所为,或近日感受虚邪贼风,汗孔失合。追问患者汗出规律。安静时汗出,为内有蕴热,蒸液外泄;活动后汗出,为气虚不能敛津;汗出无明显规律,时发时止多以气血阴阳失调为病。尚有患者以半身或半侧面部汗出者,此为阴阳之气不相顺接,经脉中风之征。治疗上当详辨病因给予对症施治。陈师在多年的海岛临床实践中,总结出了治疗盗汗的方法,自拟的止汗方具有较好的疗效,可加减化裁,适用于各型病例。

5. 灵活加减,一方止咳

一般的咳嗽,陈师多用止嗽散化裁,止嗽散由桔梗、百部、白前、前胡、紫菀、荆芥、陈皮、甘草组成,经灵活加减可以治疗一般咳嗽,效果较好,如见咳嗽以夜间为重加葶苈子,咳痰不爽加北沙参,有时再加白芥子,咽痒或痛加白花蛇舌草、玉蝴蝶,50 岁左右妇人常常有咳则遗尿,此乃肾虚加山茱萸滋肾固摄。关于喘,表现为张口抬肩,甚则不能平卧,予小清龙汤或者射干麻黄汤加减甚效。

6. 辨证明晰,立方微妙

随着人们生活水平的提高,在饮食上多趋于高蛋白、高糖、高脂肪,因此糖尿病的发病率也在逐渐上升,在治疗上大多以降糖西药为主,陈师参考宁波市中医院国家名中医钟一堂先生以中药调治糖尿病经验,应用于实践取得良好效果,其中很多患者以中医药加饮食控制得到很好的疗效。陈师述中医药是可以治疗糖尿病的,主要在于辨证正确、患者积极配合,对中医药治疗有信心。患者在治疗过程中严格控制碳水化合物的摄入,禁食红薯、南瓜及其他所有甜食。

三、徒承部分

在跟师的过程中,陈师总会举一些真实的病例或者在诊疗过程中比较特殊的病例来帮助笔者提高对理、法、方、药的认识,从而使笔者在后续的门诊治疗中能更好地诊治,一方面要了解病邪之虚实寒热,而另一方面又必须要知道患者的正气强弱和感邪轻重,以便能从容地遣方用药,这样才能药到病除。古代医家曾说"望而知之谓之神,闻而知之谓之圣,问而知之谓之工,切而知之谓之巧",在看病时应注重患者出现在面前时的第一印象,包括衣服的厚薄,面色的荣枯,唇甲是否发绀,咳声的高低及连续性,最重要的是关心患者最难受的症状,尤其是在海岛上,医院科室上没有细分,都是各式各样的患者,某些患者对自己病情并不完全知情,问诊过程中又要考虑这一点,同时要真正怀着关切的心情去体会他们的不适。以十问歌为基础再结合疾病临床发病相关特点来收集相关病史特征,从而得到疾病的病机和证型。

在海岛比较多见的是咳嗽、疲劳、脾胃疾病等,所以在这些方面实践比较多。辨证论治是中医认识疾病和治疗疾病的基本原则,是中医学对疾病的一种特殊的研究和处理方法。四诊合参中在临床上难得的一点就是要体会脉象的不同,古人云"心中了了,指下难明"。临床上患者的脉象对辨证十分重要,很多疾病虽然在早期没有表现出明显的症状,但脉象的细微变化都能反映疾病的进退与发展,如在《伤寒论》中第 177 条"伤寒,脉结代,心动悸,炙甘草汤主之",其病因病机为伤寒外感,诱导心阴阳素虚(体质弱及有素疾)者,发为本证,治疗当以固本为主(常见于西医中无器质性损害之心律失常、病毒性心肌炎等各种心血管疾病),但很多心脏疾病患者在早期仅仅表现为心中偶尔悸动不安,此时根据脉象就能很好地对症下药,阻止病情进一步发展,达到未病先防。所以在平时诊疗过程中,应细细揣摩每个患者的脉象,去体会其中的差别,然后结合其他内容来辨证用药。

四君子汤是我们学方剂时很重要的一个方,出自宋代《太平惠民和剂局方》，由人参、白术、茯苓、甘草组成，具有益气健脾之功，主治脾胃气虚证，表现为面色萎黄，语声低微，气短乏力，食少便溏，舌淡苔白，脉虚弱。它是个基础方，后世许多补脾益气方剂都是从这个方衍化而来。四君子汤中人参为君药，甘温益气，健脾养胃。白术苦温，健脾燥湿，加强益气助运之力，为臣药。茯苓甘淡，健脾渗湿，为佐药。茯苓、白术合用则健脾祛湿之功更为显著。炙甘草甘温，益气和中，调和诸药，用为佐使。笔者在疾病诊疗过程中，四君子的使用率比较高，很多慢性疾病或病程久的患者往往都表现出脾胃虚弱的一面，形体消瘦，面色萎黄，食欲减退，腹胀，恶心，乏力等，四君子汤就是健脾理气方中的基础方，只要辨证准确，加减运用合理，就可以见到明显的效果。现代药理研究也表明四君子汤具有调节胃肠运动的作用，能抑制胃肠推进运动，减轻腹泻，能减少胃液分泌，有利于胃肠溃疡的愈合，能改善消化吸收功能，此外还能增强免疫功能，促进代谢、护肝、增强抗肿瘤与抗突变、改善微循环、延缓衰老等。中医的方剂有千千万万，患者的病情也复杂多变，在我们刚步入临床、缺乏临床经验的时候，只要学好基础方，正确辨证论治，用基础方加减就能看到神奇的疗效。

一切真知从实践出发是中医学历经千年而始终保持旺盛生命力的原因。所谓辨证，就是根据四诊所收集的资料，运用中医学理论进行分析、综合，辨清疾病的病因、性质、部位及发展趋向，概括、判断为某种性质证候的过程。患者前来就诊，开始最重要的就是信任，有些患者就是希望在没有问的时候能说出一些准确的症状，所以中医上的望、闻、切就能起到一定的作用，有了信任，在后面的诊治中就能使患者进行更好的配合。

所谓"万变不离其宗"，临床中应当把握疾病的实质，活学活用，才能最大限度地发挥和运用祖国医学，更好地为人民群众健康服务。通过 3 年的师承学习，认识到祖国医学博大精深，源远流长，理论体系独特，疗效可靠，简单易行，患者易于接受，无论是在疾病防治还是保健养生等方面都有着很好的效果。特别是在长期慢性病治疗上有着独特的疗效。

赵永萍

▶ **名医介绍**

　　赵永萍，女，1961 年 7 月生，浙江省定海区人，浙江省首届基层名中医，舟山市首届名中医，副主任中医师，曾任舟山市妇女儿童医院中医科主任及浙江省中医药学会内科分会第五届委员会委员。从事中医内、儿科临床工作 40 余年，擅长治疗脾胃病、肝胆病、呼吸道疾病，尤其是小儿支气管哮喘、咳嗽、小儿多发性抽动症、腺样体肥大、小儿厌食、外感发热、慢性胃炎、慢性肾炎、慢性结肠炎等，以及各种疑难杂症，临证疗效显著，深得患者信赖，是舟山中医界知名专家。

▶ **传承人(或执笔者)介绍**

　　张苗，女，副主任中医师，毕业于浙江中医学院，先后师从舟山市名中医赵永萍主任、浙江省名中医盛丽先教授、浙江省中医院龙惠珍教授、国家级名中医陈意教授。现任浙江省中医药学会中医文化研究分会委员，浙江省中西医结合学会免疫学专业委员会青年委员，舟山市中西医结合学会儿科分会副主任委员，舟山市中医药学会络病分会常务委员。擅长中医治疗内科杂病(失眠、咳嗽、脾胃病、慢性病体质调理等)及儿童呼吸、消化、生长发育、皮肤疾病等。

一、成才历程

1. 专业成长

　　赵师于 1978 年参加高考进入大学学习中医。5 年中，她系统学习了中医基础理论，其间依中医培养传统，以师徒相授方式，跟师实践，师从名老中医冯兴泗先生。冯兴泗先生毕业于南京中医学院(现南京中医药大学)，理论功底扎实，临床经验丰富。在冯兴泗先生的悉心带教及临证指导下，她理论联系实际，勤奋好学,举一反三,打下了扎实的中医理论基础,深受冯兴泗先生赞赏。

1983 年,赵师毕业分配至定海人民医院中医科。在临床实践中,她勤于思考钻研,善于总结临床经验,将中医外治与内治相结合,采用药、针、灸、敷贴等多元化治疗,充分体现了中医药简、便、验、廉的特色疗法。她开展耳针配合中药治疗胆石症,中药配合点刺放血治疗外感发热、急性咽炎、小儿厌食、艾灸、药物敷贴治疗口疮、腹泻、遗尿等法,外治内服相辅相成,相较于单一治疗,疗效更胜一筹。临床中,她注重不断总结积累经验,对疑难病症,更是悉心专研,专业技能日趋成熟,临证获得了较好的疗效,广受患者好评,逐渐在业界崭露头角。

2. 厚积薄发

1996 年定海人民医院转制为舟山市妇幼保健院,为适应医院诊疗特色与重点的转变,她在开展中医内科的同时亦开设中医儿科,小儿患者日渐增多。

为进一步提高专业素养,赵师曾多次参加各类学术会议及培训,如出席浙江省中医内科学会年会,参加中国中医研究院(现中国中医科学院)、上海中医药大学及浙江中医药大学研修提高班等,曾得蒲辅周高徒薛伯寿亲授。2003~2005 年参加浙江省卫生厅组织的浙江省首届基层名中医培训。在长期的临床实践中,赵师注重向实践学习,善于积累临床经验,针对诊疗中的问题及时分析查找原因,汲取经验。在实践中,她坚持不断创新,研究了多种行之有效的治疗方法,解除患者疾苦,赢得广大患者交口称赞。许多患者慕名而来,尤以儿科患者为多,最高时日门诊量达百余人。赵师则更是每日提早上班,延迟下班,热情为患者服务。其为舟山市妇女儿童医院中医科的发展做出了突出的贡献。

舟山地区为海洋性气候,小儿支气管哮喘多发。赵师针对哮喘发病规律及反复发作、病程缠绵、不易根治的特点,本着"急者治标,缓者治本"的原则,在哮喘发作期以祛邪为主,缓解期则以扶正固本为主,自拟蛤蚧散治疗 3 个疗程,减少、减轻哮喘的发作,达到根治效果,形成了独具特色的治疗方法。

对过敏性鼻炎患者,为改善和提高疗效,她研创了儿童过敏性鼻炎中药枕,再配以内服中药,获得了良好疗效。

多年来,赵师不断探索中医理论,总结丰富的临床经验,在国内专业期刊上发表学术论文 10 余篇。

赵师遵从行业规范,对患者负责,一视同仁,不开大处方,拒收红包,技艺精湛。从医 40 年来,从未发生重大医患纠纷,在广大患者中享有很高的声誉,受到患者广泛的赞誉,患者对她表示感谢的锦旗不计其数。

二、师传部分

1. 小儿腹泻治疗经验

小儿泄泻,实证无不因湿盛,虚证多因于脾虚。小儿脾常不足,易为湿邪所伤,致使脾胃运化失司。《医宗必读》认为:"脾土强者,自能胜湿,无湿则不泻。故曰湿多成五泻……"泄泻的病机为"脾虚湿盛",治疗理应健脾祛湿。

健脾则是指恢复脾胃健运的治法,包括运脾法、健脾补气法等。祛湿可分为祛寒化湿法、淡渗利湿法、清热燥湿法。祛寒化湿法是指以芳香温燥化湿运脾功效的药物,治疗湿邪困阻中焦、脾运失常的泄泻。湿邪属阴,脾喜暖,故芳香温燥能助脾运、除湿邪,此为治疗本病的主要治法。淡渗利湿法是指以淡渗利水药物治疗脾胃湿盛之法,即所谓"利小便以实大便"。清热燥湿法是指用寒凉清热燥湿药治疗湿热内蕴或湿邪化热证的治法,其中湿热泄泻,湿重于热,症见泻下稀薄夹有黏液,口干而不欲饮,舌苔白腻,以藿香、苍术、砂仁芳香化湿,辅以清热药物。若便下秽臭,口干烦热,舌红苔黄,热重于湿,自当以清热为主,辅以除湿。由于此类药物性多寒凉,易伤脾胃,幼儿稚阴稚阳,脏气清灵,用药量宜轻、薄、灵。药性过偏,易伤正气,反有助湿之弊,赵师喜用仙鹤草、葛根之类配合芳香化湿之品,寒温并用得宜,湿热分离而去,每获良效。此外,纳呆多因湿阻,健脾化湿胃纳随即自开,若过用消食理气反损胃气。

当小儿泄泻频作,滑脱不禁,面色苍白,形寒肢冷,精神倦怠,需用补涩法,可用太子参、黄芪、肉桂、补骨脂等健脾温肾、升阳举陷,配以涩肠止泻,不必顾及有碍祛邪,及时涩肠以存气阴,而使正气易于来复。涩肠之品,赵师喜用乌梅、五味子加之甘草以酸甘化阴,共奏温阳暖脾、涩肠止泻作用。

【验案】李某,男,11 个月,2018 年 10 月 9 日初诊。主诉:腹泻 1 周。患儿 1 周前食生冷之物后开始出现腹泻,门诊输液 1 日,大便次数增多随即住院。中医会诊,症见面色苍白,四肢欠温,哭声低微,大便日行七八次,清稀水样便,完谷不化,无臭味,甚至自遗,舌质淡苔润,指纹淡紫。赵师辨为脾肾阳虚,施以补脾温肾,固涩止泻,急予艾灸神阙穴,1 日 1 次,配以中药太子参 5 g、肉桂(后下)2 g、乌梅 2 g、茯苓 5 g、炒白扁豆 8 g、怀山药 6 g、炒薏苡仁 8 g、炒白术 5 g、

3剂,上药以水250 mL,煎至80 mL,餐后分3次温服。2018年10月12日二诊:患儿精神好转,大便次数明显减少,日2次,质稠,胃纳见增,原方去乌梅、肉桂,加炮姜、神曲、芡实,调理5日后告愈。

按语:患儿泄泻频作,初则伤脾胃,继则伤肾气,由气及阳,脾胃不得温煦,故出现大便清稀无臭味,完谷不化,肾阳不足,故形寒肢冷,面色苍白,精神萎靡,舌淡苔白,均为脾肾阳虚之象。泄泻不止,病及脾肾,此时病情较重,虚多实少,故治疗应温补脾肾。脾肾亏虚摄纳无权,开合失司,关门不固,泻下不止。故本案治疗兼用固涩之法,以酸涩之品,取涩肠敛阴之功。

2. 小儿哮喘治疗经验

小儿哮喘,以发作性痰鸣气喘为主要症状,其病因病理可概括为三点:①哮主于痰;②风为诱因,还包括花粉、尘螨、气味;③病本在肺,涉及脾肾。急性发作时,多由风邪引动伏痰,痰随气升,气因痰阻,壅塞气道,气道狭窄,畅通不利,而致哮喘发作。《素问·痹论》有"淫气喘息,痹聚在肺"的记载。哮发作时喉中痰鸣,其为痰滞于气道,故丹溪有"哮专主于痰"之说。痰的形成,是由于肺气不足,脾失健运,聚湿成痰,伏蕴于肺,酿成病根。因此小儿哮喘,以正气不足为病之本,宿痰内伏为病之根,外邪为诱发之因,气闭喘鸣为病之标。因其病机复杂,临证常见虚实兼见,寒热错杂,或痰热互结,互相夹杂,互相转化,临床表现为本虚标实的证候。所以治法应灵活掌握,寒热并用,攻补兼施,收散并行,标本兼治。本病病程较长、反复发作、不易速愈,哮喘发作期应以祛邪为先,缓解期应以扶正为主。

(1) 发作期

1) 寒喘:多属阳虚,好发于冬季,尤以夜间为重。治宜辛温散寒,宣肺平喘。自拟辛温定喘汤:炙麻黄、苏子、象贝母、杏仁、干姜、细辛。随症加减。方中炙麻黄、苏子为首选药物,二药合同,辛开宣肺,降逆治实喘。干姜、细辛合用,干姜入脾、胃经,温中散寒以化寒饮,细辛入肺经,开宣肺气以散寒,二药合用,具有温脾宣肺平喘之功。若阳虚喘重加补骨脂,以加强温肾纳气平喘的功效。赵师喜用炙麻黄,辛温入肺,宣肺平喘,为定喘要药。因其有发汗作用,且哮喘发作时儿往往喘而多汗,用药时须掌握好剂量,以免汗出不已,耗伤肺气。

2) 热喘:治宜辛凉清热平喘法,自拟辛凉定喘汤:杏仁、地龙、炙麻黄、生石膏、桑白皮。方中地龙为清热镇惊平喘之要药,与麻黄相配,增强平喘之功,与石膏相配,清润肺胃,共奏平喘之功。若热重加黄芩,若咳重加象贝母、紫菀、款冬花,若痰多质稠加瓜蒌皮、毛冬青,若大便干结加瓜蒌仁、麦冬。清肺之品赵师喜用毛冬青,其对痰热内蕴、气血瘀阻者甚为适合,清肺功能不亚于黄芩,且无苦寒之弊。

(2) 缓解期:经过治疗,哮喘虽然缓解,但此时正虚尚未恢复,因此扶正补虚为治本之法。方用太子参、生黄芪、茯苓、炒白术、怀山药,以滋养肺肾,健脾益气。肺虚卫表不固、盗汗、易感外邪者,加五味子、芡实、浮小麦。肺阴虚者,加麦冬、南沙参、天冬。再配合自拟的蛤蚧散,培元固本,纳气平喘。蛤蚧散用法,蛤蚧 1 对、川贝母 15 g、沉香 10 g,将上述三种药物全部打粉,装入空心胶囊,早晚空腹各服 1 粒,全部服完为 1 个疗程。根据病情,坚持服 3 个疗程,必要时第 2 年加服 1 个疗程,临床使用屡屡获效。综合治疗,不但能较快控制哮喘的发作,且缓解期的调治,能令其减少发作,症状减轻,乃至断根痊愈。

【验案】陈某,男,6 岁,2019 年 3 月 5 日初诊。主诉:反复哮喘 2 年余,再发 1 周。患儿反复哮喘 2 年余,1 周前受凉后复作哮喘,夜间为甚,伴咳嗽,痰多难咳,盗汗,胃纳欠佳,大便干燥,形体消瘦,口唇略红,舌红苔白花剥,咽稍红,脉细略数。二肺可闻及哮鸣音。赵师辨为气阴两虚,治以宣肺平喘、补益气阴。方药:炙麻黄 6 g、五味子 4 g、麦冬 7 g、毛冬青 12 g、象贝母 7 g、射干 6 g、苏子 7 g、地龙 6 g,3 剂,日 1 剂,水煎服,分早晚餐后温服。2019 年 3 月 8 日二诊:服药后,哮喘症状逐日减轻,咳少,出汗减,大便转软,舌尖红,苔略剥,脉细。双肺听诊无哮鸣音,成效初见,减麻黄,加南沙参 6 g,继服 3 剂,并嘱缓解期服自拟蛤蚧散,一日 2 次,早晚空服,坚持调治,乃至断根获愈。

按语:患儿喘作时间较长,气虚及阴虚之象兼见,若单治标,恐更伤气阴,以标本兼顾,方能取效。方中麦冬、南沙参益气养阴。在哮喘缓解后,予以口服蛤蚧散,培元固本,纳气平喘。

3. 儿童腺样体肥大治疗经验

腺样体肥大好发于学龄前期和学龄期儿童,近年来患病率有上升的趋势。由于肥大的腺样体不同程度地阻塞后鼻孔,压迫咽鼓管,以及下流分泌物刺激咽喉部和下呼吸道,引起耳鼻咽喉和下呼吸道的多种症状。腺样体肥大患儿临床表现为鼻塞流涕、张口呼吸、闭塞性鼻音和睡眠打鼾、注意力不集中,长期气道阻塞可影响睡眠,导致易激惹、生长发育减慢、反应迟钝等,可造成颌面骨发育不良,出现腺样体面容。西医多采用手术治疗,但仍有复发的可能。古代医籍对腺样体肥大没有记载,根据临床表现,可属于中医学"慢乳蛾""鼻窒"范畴。赵师认为腺样体肥大与上呼吸道反复感染密切相关。由于外感风热之邪,肺经蕴热,肺气失宣,清肃失司,痰、瘀、毒三者结于咽喉,可见咽红、鼻塞或伴有发热咳嗽、张口呼吸、夜间打鼾、口干、扁桃体红肿、舌苔白舌质红等症。赵师临床治疗腺样体肥大常采用疏风清热,祛痰化瘀,解毒散结,疗效满意。

【验案】陈某,男,5岁,2020年8月7日初诊。主诉:鼻塞2日。患儿2日前着凉感冒,夜间打鼾加重,伴低热,咳嗽痰少,鼻塞张口呼吸,咽充血,双侧扁桃体Ⅱ～Ⅲ度肿大,胃口不佳,口干,舌苔薄白,脉浮数。之前在耳鼻喉科就诊,鼻咽部CT提示腺样体肥大。赵师辨为风热束表,肺失宣肃,治以疏风清热,宣肺化痰。方药:大青叶7g、金银花12g、连翘7g、三叶青5g、牛蒡子6g、金果榄4g、玄参6g、菊花5g、杏仁6g、重楼6g、金荞麦根12g、茯苓8g、生甘草3g,3剂,日1剂,水煎服,分早晚餐后温服。配合耳尖、少商、商阳穴点刺放血,加强清热解毒,消肿止痛功效。2020年8月10日二诊:治疗后患儿热退,咽充血减轻,鼻鼾明显好转,咳嗽趋缓,胃口不佳,口干,舌苔薄舌质红。赵师辨为风热伤阴,热瘀互结。治以清热养阴,凉血散结。方药:桑叶8g、三叶青5g、玄参8g、牡丹皮7g、象贝母6g、牛蒡子7g、重楼5g、菊花5g、神曲7g、赤芍7g、炙甘草3g,5剂,煎服法同前。

按语:患儿外感风热之邪,肺经蕴热,肺气失宣,上扰咽喉,且痰、瘀、热互结于鼻咽,故可见发热、咽喉不利、咳嗽、夜间打鼾、张口呼吸、鼻塞等症。以金银花、三叶青、金荞麦根、连翘清热解毒,玄参、牡丹皮、赤芍活血散结,配以浙贝母、牛蒡子化痰散结。同时此类患儿抵抗力低下,容易反复发生呼吸道感染,致腺样体肥大反复难愈,因而在缓解期,通过补益肺脾,益气养阴,以增强体质,减少呼吸道感染,此为治疗腺样体肥大及防止复发的有效方法。

4. 小儿多发性抽动症治疗经验

随着社会生活节奏的快速变化,儿童心理压力加重,抽动障碍的患病率呈增加趋势。小儿多发性抽动症已成为儿童的一种常见病,严重影响儿童的生活学习及心理发展。长期以来西医对小儿多发性抽动症的治疗多采用氟哌啶醇、盐酸硫必利等药物,虽有一定的疗效,但复发率偏高,长期用药副作用明显,中医药治疗本病显示出独特优势,具有一定的疗效。小儿多发性抽动症在中医古籍中未见专门记载,与中医风证、痰证有相关之处,属"惊风""抽搐""筋惕肉瞤"等范畴。中医有"怪病多由痰作祟"和"风胜则动"的理论,因此本病按风证、痰证论治有一定的疗效。

中医认为本病主要由风痰鼓动所致,病变在脾和肝。脾为生痰之源,脾气虚弱,运化失健,水湿潴留,聚湿为痰;肝失疏泄,气机不利,气郁结,痰气交阻为产生本病的基础。肝主风,肝风鼓动痰气而为病。风痰上扰,则出现头部抽动,喉内异常声响;风痰流窜经络则见肢体抽动;风善行而数变,故患儿抽动部位多变。因此,本病治法应以平肝息风、化痰通窍为主。缓解期则当健脾养心以治其本。

(1) 发作期:中药处方为天麻、决明子、半夏、白芷、钩藤、茯苓、全蝎。随症加减。夜寐不宁者加首乌藤、淮小麦;痰多者加陈胆星、石菖蒲;性情暴躁者加珍珠母、石决明;脾虚肝旺,面色不华,纳呆便溏者加陈皮、炒白术、炒白芍、炒薏苡仁;扰风动甚者加蜈蚣、地龙。

(2) 缓解期:病情明显好转,身体各部抽动减少、减轻,面色少华,胃纳不佳,舌苔白舌质淡,脉细。治以健脾益气养心,佐以化痰息风。方用六君子汤加减:党参、白术、茯苓、陈皮、半夏、五味子、炒白芍、钩藤、远志、甘草。

在治疗过程中,还要注意患儿生活调理,少食寒凉或厚味食品,同时要注意患儿心理卫生,减少精神刺激。

【验案】王某,男,8岁,2019年4月20日初诊。主诉:眨眼、努嘴、耸肩近2个月,加剧半个月。近2个月来,患儿无明显诱因出现眨眼,努嘴,耸肩,近半个月来加剧,伴夜间磨牙,情绪易于激惹。患儿平素喜食肥甘厚味及辛辣炙煿,小便短赤,大便偏干,舌苔薄舌质红少津。24小时脑电图检查正常,家长担心西药副作用,前来看中医。赵师辨证为心肝火旺,治以平肝清心,豁痰安神。方药:炒白芍7g、麦冬7g、钩藤(后下)5g、全蝎3g、龙骨(先煎)15g、牡蛎(先煎)15g、僵蚕7g、石菖蒲6g、黄连3g、蒺藜5g、淡竹叶6g、生甘草3g,10剂,日1剂,水煎服,分早晚餐后温服。2019年4月30日二诊:患儿努嘴、皱眉、眨眼明显好转,仍见耸肩,舌质淡红,苔薄,脉细。上方去淡竹叶、麦冬,加天麻6g,10剂,煎服法同前。2019年5月9日三诊:其母诉眨眼、耸肩明显减轻,余症消失,一般情况可。方用六君子汤加减,治以健脾养心,佐以化痰息风。方药:茯苓8g、炒白术8g、五味子3g、远志5g、半夏6g、钩藤(后下)5g、陈皮

4 g、生甘草 3 g,10 剂,煎服法同前。病愈。后因食煎炸爆炒食物,又有复发迹象,继续服药 1 个月,诸症消除。

按语:患儿眨眼,努嘴,耸肩多,情绪易怒,大便干,小便短赤,均为心肝火旺之象,故以钩藤、炒白芍、蒺藜、黄连、淡竹叶等平肝清心,平息内风,酌加虫类药全蝎、僵蚕以加强平肝息风的效果,用石菖蒲化痰浊。从风、痰论治,取得良效。复诊时眨眼、耸肩减轻,余症消失,以健脾养心为主以治其本。此类患儿日常过食甜腻容易复发,所以要控制饮食。

5. 高脂血症治疗经验

高脂血症是以血脂异常增高为主要临床表现的。血脂是一种精微物质,为人体所必需,但是精微物质是在不断地生化运行的,如果生化运行失司,就将滞留于脉中,久而转化成痰浊,所以目前中医把高脂血症的病因也归为痰浊致病,或者称为"脂浊"。由于脾胃功能失调,再兼嗜食肥甘厚味,外源性脂质摄入过多,两者互为影响,导致运化失司,影响水谷精微正常代谢,多余的脂质滞留,沉积于脉中而成脂浊,同时进一步影响血脉的运行,出现血瘀。所以,水湿阻滞,痰瘀交阻是高脂血症的主要病因病机,可用虚实概括,虚乃脾弱气虚,实即痰瘀阻滞。故治疗本病应从健脾化湿、祛浊化瘀着手。自拟降脂方:生黄芪、生山楂、泽泻、绞股蓝、决明子、丹参、荷叶、炒白术、佛手、半夏。赵师采用降脂方治疗本病,确能取得良好疗效。方中生黄芪、炒白术培补脾气,以治生痰之源;泽泻、茯苓、荷叶、半夏燥湿化痰,渗利水湿,使邪有出路;"一味丹参,功同四物",活血通脉;佛手调畅气机,气畅痰自消,血自行风自灭。诸药相合,攻补兼施,标本同治,攻不伤正,补不滞邪。临证时随症加减,脾虚湿重,舌苔厚腻者加苍术、石菖蒲;肢体麻木者加地龙、川芎;头晕,头痛,耳鸣者加天麻、钩藤。

【验案】顾某,女,47 岁,2012 年 12 月 4 日初诊。主诉:体检发现血脂高 3 个月。3 个月前患者体检发现脂肪肝、高脂血症,今前来就诊。诊见形体丰腴,乏力,脘腹胀闷,口淡乏味,大便稀薄,舌苔白腻质淡,舌边齿印,脉细。血脂检查:胆固醇 7.1 mmol/L,甘油三酯 2.9 mmol/L,低密度脂蛋白 4.2 mmol/L。赵师辨为脾失健运,湿浊内阻,治以健脾化湿祛浊。方药:茯苓 12 g、炒薏苡仁 30 g、泽泻 10 g、荷叶 12 g、绞股蓝 14 g、丹参 12 g、生山楂 12 g、苍术 10 g、厚朴 10 g、佩兰 12 g、牡丹皮 12 g,10 剂,日 1 剂,水煎服,分早晚餐后温服。2012 年 12 月 14 日二诊:药后乏力好转,脘腹胀闷减轻,食欲见增,舌苔薄白,原方去佩兰、厚朴,加炒白术 12 g、泽兰 10 g,继服 7 剂。2012 年 12 月 24 日三诊:诸症好转,复查血脂:胆固醇 5.2 mmol/L,低密度脂蛋白 3.6 mmol/L。并嘱其饮食清淡,低盐,低油。

按语:患者体胖,乏力,脘腹胀闷,口淡乏味,大便稀薄等为脾虚湿滞之象,故从健脾化湿入手。脾胃功能失调,会影响水谷精微正常代谢,多余的脂质滞留,沉积于脉中而成脂浊,同时进一步影响血脉的运行,出现血瘀。故用茯苓、炒薏苡仁、荷叶、苍术、佩兰等化湿浊,用丹参化瘀,取得良效。

三、徒承部分

赵师临证经验丰富,积累了许多行之有效的经验方,她的辨证思路又十分灵活,学古而不拘泥于古,笔者学习并运用赵师的方法,在临床上收效显著,现将心得体会简述如下。

1. 经验方的使用

小儿哮喘多因受凉引发,但因体质的不同和就诊时间的不同,来中医科求诊时,患儿往往表现出寒热夹杂的症状,因此,笔者常将赵师的经验方辛温定喘汤和辛凉定喘汤配合使用,药用炙麻黄、苏子、象贝母、杏仁、地龙、桑白皮等。哮喘发作,治痰是关键,对于痰多患儿,笔者常加用葶苈子、莱菔子、瓜蒌子等,味道不苦,适合小儿。清肺化痰同时要顾护小儿脾胃,不可过于苦寒,使清肺而伤脾。如果患儿舌苔腻,可加陈皮、茯苓等健脾祛湿化痰。降脂方也是笔者使用较多的一张方,药物组成为生黄芪、生山楂、泽泻、绞股蓝、决明子、丹参、荷叶、炒白术、佛手、半夏等。赵师认为水湿阻滞,痰瘀交阻是高脂血症的主要病因病机,笔者在临床使用该方时,如果患者乏力明显,则加大黄芪剂量,如果舌苔黏腻,则加苍术、藿香、佩兰等加强化湿效果。丹参是药食同源的药材,为化瘀必用药,现代研究表明本品有抗凝血、抗血栓形成、改善微循环、改善血液流变性、抗氧化、抗肿瘤、抗炎、抗纤维化、降胆固醇等多种药理作用,鉴于此,笔者临证用丹参也会加大剂量,常用 20 g 左右以取得较好效果。

2. 点刺与汤药有效结合

将中医内外治相结合是赵师临床一大特色,笔者在临床中也常用此法。例如,小儿厌食的治疗,如果属于饮食积滞,点刺四缝穴,挤出黄色黏液;如果患者急性咽炎或伴有发热,点刺少商、商阳穴,进行少许放血治疗;如遇睑腺炎患者,点刺耳尖穴,少许放血,这些点刺外治法配合汤药,往往收到立竿见影的效果。中医原本针药不分家,如何将简便易行的点刺与汤药在门诊工作中有效结合,也是笔者今后思考和学习的一方面。

3. 验案举隅

【验案1】李某,女,2岁,2021年12月25日初诊。主诉:发热3日。患儿3日前受凉后发热,体温38.8℃左右,咳嗽少许,在外院儿科检查血常规正常,服布洛芬混悬液、阿莫西林克拉维酸钾颗粒、肺力咳等未见好转,热未退。诊见轻咳,大便干,眼睛红,咽红,双肺呼吸音清。舌红苔薄腻,指纹淡紫。诊断:小儿发热(风热郁表)。治以解肌清热。方药:柴胡6 g、葛根8 g、黄芩4 g、白芷4 g、金银花5 g、连翘4 g、桔梗3 g、炙麻黄3 g、杏仁6 g、石膏10 g、蝉蜕4 g、甘草5 g,2剂,日1剂,水煎服,分早晚餐后温服。同时予耳尖、少商、商阳穴点刺放血治疗1次。2021年12月27日二诊:患儿服药1剂后热退,大便解。轻咳有痰,纳欠香,苔腻。方药:桑叶5 g、竹茹5 g、姜半夏5 g、陈皮4 g、茯苓4 g、炒莱菔子5 g、瓜蒌皮5 g、焦山楂5 g、神曲5 g、甘草5 g,3剂,日1剂,水煎服,分早晚餐后温服。药后咳痰除,舌苔净。

按语:患儿发热3日,服西药未退。想起赵师在门诊工作中善于将外治法与内服法灵活结合,尤其是发热患者,点刺放血是一大特色。本案患儿经中医常规辨证后,选用柴葛解肌汤加减以解肌清热,同时予耳尖、少商、商阳穴点刺放血。少商属手太阴肺经,其疏泄作用较强,善清肺泻热,祛邪外出,可治疗热邪内郁,气机阻滞的发热、呕吐等。商阳是大肠经的穴位,放血可以清热利咽。耳尖放血可以起到消肿、止痛以及泻火等效果。内外合治,退热效果立竿见影。二诊时,患儿咳嗽有痰,出现夹痰夹滞,故用桑叶、竹茹、瓜蒌皮等清肺化痰,炒莱菔子、焦山楂、神曲等化滞助运。

【验案2】韩某,男,5个月,2022年12月10日初诊。主诉:腹泻1个月。患儿1个月前感染轮状病毒,出现腹泻,经儿科治疗后大便化验轮状病毒已除,但腹泻一直未已,1日4~5次,水样便。近日乳食少,夜间哭闹。肛门无红赤。舌淡红苔腻,指纹淡紫。诊断:小儿腹泻(脾虚湿滞)。治以祛湿健脾。方药:苍术4 g,厚朴2 g,陈皮2 g,半夏3 g,茯苓5 g,炒白扁豆10 g,广木香3 g,砂仁(后下)3 g,太子参6 g,5剂,日1剂,水煎服,分早晚餐后温服。2022年12月

15日二诊:家长说患儿服药3剂后大便转稠,次数减少。5剂服完大便次数日行2次,恢复到以前。纳食略增。方药:太子参5 g、炒白术4 g、茯苓5 g、广木香3 g、陈皮3 g、砂仁3 g、炒白扁豆10 g、神曲4 g、炒麦芽5 g,5剂,日1剂,水煎服,分早晚餐后温服。回访,患儿大便正常,纳增,夜寐安。

按语:本案患儿已腹泻1个月之久,口服补液盐、布拉氏酵母菌散、蒙脱石散后大便仍稀溏,家长不得已转而求助中药治疗。从现症状看,患儿水样便,不臭,乳食少,苔腻,湿邪未祛,脾失健运。想起赵师治小儿泄泻病抓住"脾虚湿盛"的关键病机。小儿脾常不足,易为湿邪所伤,致使脾胃运化失司。脾胃一虚,湿邪更易滋生,此时只用祛湿,仅为清流未能澄源,必须标本同治,方能见效。故以平胃散、二陈汤为主燥湿,炒白扁豆健脾和中化湿,太子参健脾益气,诸药合用,收效明显。二诊时,患儿大便渐成形,次数正常,胃纳渐增,舌苔薄净,故减燥湿药,以香砂六君子汤加味,以健运脾胃为主,再以5剂而收功。

【验案3】安某,女,67岁,2020年4月7日初诊。主诉:反复头晕1年。患者1年前因胃恶性肿瘤行全胃切除,术后渐出现餐后头晕,必须躺床上才能缓解,餐后无胃脘胀满等不适。患者一直在新加坡居住,本次想中药调理而回国。诊见患者形瘦,面色苍白,睡眠差,纳少,大便每日1次。舌淡红苔薄腻,脉细弦。诊断:头晕(中气下陷)。治以补中益气,升阳止眩。方药:黄芪30 g、炒白术10 g、陈皮6 g、升麻6 g、柴胡6 g、当归10 g、党参12 g、茯苓15 g、川芎6 g、炒白芍10 g、藿香12 g、佩兰12 g、佛手10 g,7剂,日1剂,水煎服,分早晚餐后温服。2020年4月14日二诊:药后头晕缓解。原方加减调理1月余,头晕基本不再犯,纳增,患者满意。后因患者饮食不慎致肠梗阻再次手术,术后大便稀溏,纳差,头晕又开始加重。予参苓白术散7剂乏效,又改为上方,诸症缓解,接连调理月余后病情稳定,停药。

按语:本案患者在新加坡时服用多种保健品,头晕未有缓解,求助于中药调理。从现证看,患者餐后即感头晕,需平躺缓解,形瘦,纳差,一派气虚之象。笔者想起赵师说,内伤头晕一证首先要分清虚实,实则泻,虚则补。经过辨证,本案患者属中气不足,脾失健运,致清阳不能上升头面,头目失养而见眩晕。故选用补中益气汤加味,7剂后便有缓解。肠梗阻手术后,再次出现头晕加重,同时伴有大便稀溏,开始用了参苓白术散乏效,再次改用补中益气汤才取效。参苓白术散和补中益气汤均有补脾气的作用,但是补中益气汤升阳举陷的作用比较好。头晕、便溏均是脾气不升的表现。所以临证需要仔细鉴别,方证对应才有良效。

【验案4】黄某,女,81岁,2020年9月16日初诊。主诉:咳嗽20余日。20余日前患者受凉咳嗽,夜间明显,服消炎药乏效。诊见气急胸闷,痰白黏,口苦口干,纳差,动辄汗出,头晕,夜寐不安,无鼻塞,无发热,大便通畅。咽不红,听诊双肺闻及少许哮鸣音。舌淡红苔薄白,脉细弦。诊断:老年支气管炎(肺肾两虚)。治以补肺益肾,纳气平喘。方药:麦冬10g、五味子6g、生地黄10g、山药10g、山茱萸10g、牡丹皮8g、茯苓10g、泽泻8g、黄芪16g、炒白术10g、防风5g、苏子15g、杏仁10g、浙贝母10g、姜半夏10g、陈皮10g、补骨脂10g,3剂,日1剂,水煎服,分早晚餐后温服。2020年9月19日二诊:患者药后咳喘有所缓解,胸闷好转。原方再进7剂。2020年9月26日三诊:药后基本不咳,胸闷已除,纳食好转,双肺哮鸣音消失。予四君子汤合玉屏风散调理善后。

按语:患者年迈,咳嗽气喘,无鼻塞流涕恶寒等表证,而有纳差,动辄汗出、头晕等虚象。赵师认为治咳不止于肺不离于肺,五脏六腑皆令人咳。老年性咳喘之证多为虚证或本虚标实之证,其病位在肺肾而每旁及于脾。肺为气之主,肾为气之根。不从根本入手,就难以奏效。故先选用麦味地黄汤合玉屏风散肺肾双补,加二陈汤等化痰。3剂后症减,方药对证,再进7剂咳止喘平。再以四君子汤和玉屏风散健脾补肺调理善后而愈。

夏云鹤

▶ **名医介绍**

　　夏云鹤,男,1957 年 5 月生,浙江省舟山市人,毕业于浙江中医学院,副主任中医师,舟山市首届市级名中医,曾任普陀县中医院(现普陀医院)儿科主任、浙江省中医药学会理事及儿科分会委员、舟山市中西医结合学会儿科分会主任委员、舟山市普陀区中医药学会副会长兼秘书长,是舟山市内闻名的中西医结合儿科专家。

▶ **传承人(或执笔者)介绍**

　　江明辉,男,1986 年 1 月生,浙江中医药大学硕士研究生,中西医副主任医师,现任舟山市普陀区白沙岛卫生院院长。一直在基层从事中医及中西医结合工作,曾先后跟随浙江省名中医李飞泽、冯昌汉抄方学习,跟随杭州西溪医院肝病专家包剑锋学习中西医结合诊治肝病,熟悉中医经典,理论基础扎实,对基层常见病如外感咳嗽、高血压、慢性肠胃疾病、失眠、郁证、慢性肝病等的中西医结合诊治有丰富的经验。

一、成才历程

　　夏师在 1957 年被招录进普陀县沈家门镇医院(现普陀医院)工作,先后在吴滋方、吴亚珠、陈光华等老中医指导下开展中医临床学习,1976 年进入浙江省舟山卫生学校中医专业学习。毕业后回到普陀县中医院(现普陀医院),受当时院领导委派,赴嘉兴市中医院进修中医儿科。进修期间,先后跟随当时嘉兴市名中医陆文彬及嘉兴张氏儿科学习,掌握了中医儿科常见病的诊治及中医儿科的一些特色疗法,尤其对陆文彬老中医的学术思想和行医经验领悟甚深。从嘉兴市中医院进修回到舟山后,夏师深感要做好中医儿科,必须掌握儿科常见病的现代医学诊断和治疗方法,以及儿科急危重症的抢救方法,又到普陀县人民医院(现普陀区人民医院)学习西医儿科1年,熟练掌握了在现代医学中儿科常见病、多发病的诊疗和儿科急诊的抢救,遂回到普陀县中医院中医儿科工作。

1985年,夏师为进一步系统学习中医,参加全国成人高考,顺利考入浙江中医学院学习,经过4年的中医理论学习,提升了中医理论素养,并与自身临床实践结合,形成了自己独特的行医特色,应用中西医互补的方法治疗儿童各系疾病,疗效显著,对儿科一些疑难病及急危重抢救亦有独特经验,医名鹊起,受到广大患者的认可,求医者常在夜间排队以求一号,其主持的普陀县中医院儿科亦成为市内知名、独具特色的儿科。

1990年,为加深中医造诣,再次赴上海中医药大学附属曙光医院进修学习,有幸得到上海市名老中医朱瑞群教授的亲自带教,学习领会了其治疗小儿过敏性疾病及消化道疾病的丰富经验;又跟随程家正老中医学习小儿肾病的中医治疗,跟随上海市中医院原院长虞坚尔教授学习儿童呼吸道疾病的中医治疗,同时广泛学习上海市中医院在中医儿科方面的经验和学术思想,在中医儿科的临床和医理方面均有进一步提高。

夏师在诊务繁忙之际,从未忽略中医理论的学习,曾反复诵读《黄帝内经》《伤寒论》《温病条辨》《医宗金鉴》等中医经典,喜好阅读近现代中医儿科名家如董廷瑶、刘弼臣、王伯岳、江育仁等的学术著作,兴趣广泛,于文、史、哲类诸经典亦熟稔,对现代医学成果亦积极学习研究,融会贯通,中西互补,形成了自己独特的学术理念。夏师勤于思索,善于研究,曾主持中医课题《冬病夏治治疗小儿反复呼吸道感染》,获普陀区科技进步奖二等奖。

夏师热心公益,积极利用自己的中医专长投身社会服务,几十年来坚持定期到偏远海岛开展中医义诊,积极开展中医健康宣传,社会影响较大,得到了海岛群众的普遍赞誉,曾连任3届舟山市政协委员,坚持不懈地为中医发展建言献策。

二、师传部分

夏师悬壶近50年,熟读经典和各家学说,谦逊好学,勤于临床,勇于探索,学验俱丰。先生善于用中医和中西医互补,以及内治与外治结合的方法,诊治儿科各系疾病,对儿童过敏性紫癜、紫癜性肾炎、手足口病、小儿抽动症等疾病的治疗有丰富的经验,在中医的传承发展创新、急重症的中医诊治、儿科疾病的诊治规律等方面有独到的学术理念。

1. 中医之道

夏师结合自己漫长的中医生涯,认为中医应以医德为先,疗效为本,热爱中医,相信中医,不自满,不自矜,不持门户之见,不厚古薄今,多读书,多临床,多跟师,要善于吸取古今名家行医经验而为己用,唯有如此,才能成为一个好中医、名中医。

首先是要热爱中医、信仰中医。学中医不是一朝一夕可以成功的,兴趣是最好的老师,搞中医的首先必须热爱中医这一行,如果仅仅把中医当成谋生的饭碗甚至敛财的手段,那是绝对不可能成为一名好中医的。只有持续地热爱,才能在中医路上耐得住寂寞,下得了苦功,受得了委屈,才能不断地持续进步,不断地提高医疗水平。有热爱还不够,还要有信仰,中医是华夏民族在长期生活实践、认知生命及治疗疾病的过程中,千百年来反复淬炼而逐步形成的独特医学理论体系,我们中医人最好的信仰就是中医,要相信中医的理论,相信中医的疗效,相信中医的智慧。

其次是要广采博收,融会贯通。搞中医一定要多读书,中医四大经典是基础,要多读,重要条文要能熟练背诵,除此之外,还要广泛阅读中医各家学说和近现代名医大家的学术经验,甚至对于与中医相关的文、史、哲之书也要多涉猎,因为中医是根植于传统哲学体系的医学体系,这对提高中医的悟性有很大帮助。读书之后,要善于总结,勤于思考,融会贯通,善于把书本上的知识内化为自己的心悟,形成自己的知识体系,在此基础上,有所创新。

再次是要与时俱进,善于钻研。随着时代的变化,以及人民群众生活方式的改变,人群的疾病谱和疾病的表现形式都在变化,在这些变化面前,中医人也要与时俱进,不能墨守成规,要根据患者的需要,积极适应疾病的变化,善于钻研,勇于探索适应变化的治法和有效方药,正如现代名家施今墨所言:"医生不应以个人的好恶而形成某一学术成见,有是证,用是药;更不可拘于成规,一切全看患者需要与否。"夏师回顾自己的中医生涯,当区内最早爆发儿童手足口病时,他翻阅经典,查阅最新资料,反复思索,很快就探索出了治疗手足口病的有效方药,近些年来,注意缺陷多动障碍(儿童多动症)逐渐增多,他又很快地领悟了这个"新疾病"的发病机制,形成了自己的诊治思路和方药,并取得了很好的疗效。

最后特别需要强调的是医德为先,患者至上。夏师强调,中医人应大力继承和发扬古代中医先贤的医德思想,树立"患者至上"的理念,坚持把患者的利益放在优先的位置,要坚持对症下药,反对开大方开贵方。在现代社会,我们中医要树立正确的金钱观,应当劳有所得,取之有道,要凭借自己高尚的医德,精湛的医技,良好的疗效,取得自己的合法财富。

2. 学术思想

夏师在其漫长的中医生涯中,勤于思考,不断总结提炼,形成了自己独特的学术思想,兹举如下。

儿童"脾常不足,肝常有余"。在儿科各系疾病的诊治和儿童健康管理中,夏师秉承"脾常不足,肝常有余"的学术理念。"脾常不足"是指小儿的脾胃发育尚未完全,生理功能不足,脾胃之气不是特别充盛,又由于儿童自律能力较差,加之现代家长溺爱,多饮多食、偏食、过食生冷现象多见,脾胃容易损伤;"肝常不足",儿童生长发育迅速,如草木萌芽,生机勃勃,全赖肝主生发之气的旺盛,在病理上,儿童生病的时候,特别容易化热化火,引动肝风,表现为抽搐的特点,在情志上,现代儿童多为独生子女,学习压力大,受挫能力差,常见情志不畅、郁而化火的情况。夏师在治疗儿童疾病特别是慢性疾病、久治不愈的疾病时,常常根据儿童的这个特点,从调肝疏肝、补益脾胃入手,遣方用药,往往取得很好的疗效。

中西医互补,应各取所长。夏师认为中医、西医是两种不同的医学体系,一个是东方医学,以古代文化、哲学为基础;一个是西方医学,以现代科学和实证主义为基础。中医和西医很难结合,但是也存在各自的优势和局限性,可以互补。夏师总结自己的临床经验认为:相对于单纯中医或西医的治疗,中西医互补的方式对疾病治疗和健康管理体现出更大的益处,如在儿童紫癜性肾炎的治疗中,初期急性发作时,主要用西医明确诊断,西药控制病情,辅以中药改善症状,中后期可以中药为主,减少西药用量,以减轻药物副作用,改善疾病预后,减少复发,中西医互补可以取得满意的疗效。

辨证论治还需辨病论治。夏师认为中医主流是辨证论治,但是也不能忽略辨病论治,辨病论治就是针对"病"所固有的某些共同属性及其演变过程,选方用药以调节人体机能作为主要手段,消除致病因素,扭转病变不良的发展趋势而达到治疗目的。辨病与辨证结合自古有之,《黄帝内经》中有"热论""咳论""痹论""痞论""厥论"等专篇,初步建立起"病"的概念,并初步提出相关治法治则;张仲景《金匮要略》也含有丰富的辨病论治思想,如"黄疸病""百合病""痉湿暍病"等的相关论述。辨病论治有利于把握疾病发生发展、传变及预后的总体规律,对辨证论治有提纲挈领的作用。需要补充的是,现代辨病论治不单是要辨中医病名,还要在中医辨病的基础上,适当利用现代检测手段,辨西医之病名与辨证相结合,一方面摆脱中医有时无症可辨的困境,另一方面西医病名明确有利于防止失治误治,保证医疗安全,如咳嗽久治不愈,也有可能是肺癌或其他重症,若一味地按咳嗽诊治,有可能延误病情。

量效相应,取效要诀在于量。夏师认为药物治病皆赖其偏性,有病则病受之,无病则人受之,中医用药必须在辨证准确的前提下注意量效关系,重病、急病则用大剂量,轻病、慢性病则用小量,治外感急性病剂量宜重,内伤慢性病剂量宜轻,成人、胖壮之人用药剂量宜适当偏大,儿童、瘦弱之人剂量宜偏小,否则就会出现"病重药轻则力不能行,病轻药重则正气伤"的情况。在用药时,还要注意同一药物不同剂量下的作用不同,如柴胡用于退热,用量可达 15~20 g 及以上,用于疏肝,剂量可用 6~10 g,用于升阳举陷,只需 3~5 g;半夏大剂量可以安神助眠,小剂量则用于和胃降逆化痰;黄芪大剂量降血压,小剂量升血压。

内治与外治结合。中医要丰富自己的治疗手段,有利于治病的治疗方法就是好方法,夏师结合自己的临床经验,认为中医内治和外治方法结合,可以提高疗效、加快疾病康复、防止疾病反复发作,如有些皮肤病治疗可以用中药内服加外洗的治法,儿童上呼吸道感染反复发作,急性期可以采用药物治疗,缓解期可以采用穴位贴敷疗法减少复发,急性扁桃体炎、口腔溃疡可以采用中药内服和药粉吹涂患处的方法,减轻患者痛苦,加快疾病康复,夏师用中药内服及自制消蛾散吹涂的方法治疗急性扁桃体炎,疗效良好。

3. 诊法心得

夏师认为四诊不可偏废,但要有所侧重,要简单实用,不能过于烦琐。望而知之为神,有诸内而形诸外,望诊对诊断疾病有重要参考价值。望诊有望体形、望神态、望面色等,但最重要的是望舌,望舌在中医四诊中最客观,一目了然,可以快速判断疾病的寒热虚实及病邪性质,如近代医家曹炳章所言:辨舌质,可察五脏之虚实;视舌苔,可察六淫之浅深。望舌主要望舌之厚薄、色泽、润燥和舌下络脉。舌胖多为气虚、阳虚及水湿停聚,瘦舌多为阴血不足;黄苔主热,白苔属寒,厚腻苔主痰浊、湿阻和食积,薄苔主表证或虚证,无苔主阴虚,燥苔表示津液已伤或不足;舌淡主气虚或阳虚,舌红属热属火或阴虚,舌绛为热入营血,舌紫为寒证或瘀血证;舌下络脉曲张多为瘀血内阻。

对于脉诊,夏师认为既不可轻视,亦不可神化,总体上应宜粗不宜细,抓住浮沉、迟数、滑涩、弦、细、濡即可。浮脉轻触可得,如水漂木,主表证,沉脉重按始得,主里证;迟脉一息不足四至,主寒证,数脉多于一息四至,主热证;滑脉脉来流利,如盘走珠,主痰浊或妊娠,涩脉脉来艰涩,如钝刀刮竹,主瘀血;弦脉脉管紧张,如按弓弦,主肝郁、气滞;细脉如细丝状,主虚证;濡脉脉浮而软,重按不显,主湿证。

4. 治法心得

夏师在多年的临床生涯中,守正创新,勤于钻研,对中医各科疾病的治疗均有丰富的体悟,尤其是对儿科疾病的治疗有独到的治疗经验,兹举几种。

(1) 温中健脾法治疗儿童抗生素性慢性腹泻:随着抗生素在儿科临床的广泛运用,儿童抗生素慢性腹泻发病率持续上升,其主要原因是不合理使用抗生素及长时间使用广谱抗菌药物等。夏师认为抗生素属寒,小儿脾胃不足,滥用抗生素常常导致脾胃虚寒,而致慢性腹泻。夏师紧紧把握核心病机,用温中健脾法治愈多例儿童抗生素慢性腹泻,取得良好效果。

(2) 泻脾解毒法治疗儿童手足口病:夏师认为手足口病多因患儿嗜食甘肥、炙煿之品,脾胃积热内伏,复感夏秋时令湿毒之邪,内外搏结,上蒸口舌,而致口舌瘢疹、溃疡,脾主四肢,脾胃积热湿毒壅盛,则外及四末而为手足心斑丘疹。治疗宜泻脾解毒,选用清泄脾胃积热的泻黄散加疏风化湿解毒之品,效果良好。

(3) 抗敏凉血法治疗儿童过敏性紫癜:过敏性紫癜属中医学"血证""紫癜""肌衄""斑毒"等范畴。夏师认为本病多由"血热、毒蕴"所致,常兼风、湿与虚等,故治以凉血解毒,自拟抗敏凉血汤,效果良好。

(4) 化痰息风法治疗儿童抽动症。近年来本病在 4~8 岁儿童中有多发的趋势。夏师认为本病多由五志过极、风痰内蕴引发,主责痰与风,治当化痰息风,自拟化痰息风汤治疗。夏师认为本病与精神情志关系密切,除了药物治疗外,还应从患者饮食、生活习惯、心理调适方面综合干预,方能取得长期效果。

(5) 解毒活血法治疗儿童过敏性鼻炎:本病多表现为鼻痒、喷嚏、大量水样鼻涕、鼻黏膜肿胀,中医称"鼻鼽"。夏师认为现代医学所谓过敏原,中医来讲是一种浊毒,常由患者先天禀赋异常,浊毒瘀滞于鼻部,导致局部气滞血瘀而致病,主责毒与瘀,治法应以活血解毒法为主施治。

5. 中医急诊治疗经验

夏师认为,中医在急危重症治疗中也大有用武之地,此时用药当量大、味少、力专,直指病所,方能取得良好效果。如用生大黄粉吞服,可以治疗上消化道出血,生大黄泻热凉血祛瘀,对于各型急性上消化道出血均有良效。附子、人参治疗暴泻休克效果良好,儿童暴发性腹泻,容易导致脱水性休克,其病机为津液暴亡,阳气衰微,此时宜急用附子、红参、干姜等温阳固脱之品力挽狂澜。夏师曾治一患儿,因暴发性腹泻,在综合性大医院医治无效而致生命垂危,急用附子红参煎汤内服,1剂而安。

6. 方药心得

夏师认为选方用药须明制方之理,熟悉药性,处方应方证相应,有是证用是方,处方应该精练,反对开大方,开贵方。夏师在多年的临床实践中,积累了丰富的用方用药经验,尤其是在儿童咳喘病、过敏性紫癜、手足口病治疗上,有独到的体悟。

三拗汤善治各类咳喘。夏师认为咳喘主要是肺之宣发肃降功能失调,因此恢复肺的正常宣发肃降乃治咳喘的第一要义。夏师临证常以三拗汤为基本方加减治疗各类咳喘病,此方味少力宏,对感冒后咳嗽、咳嗽变异性哮喘、支气管哮喘等各类咳喘病有良效。咳嗽咽痒常合僵蚕、蝉蜕、芦根,有痰常合浙贝母、前胡、葶苈子或二陈汤,痰少常合沙参、麦冬、紫菀。需要注意的是麻黄发汗力较强,能兴奋中枢神经,凡有多汗、失眠、心悸患者慎用,或减少用量。

小柴胡汤善治不明原因发热。小柴胡汤为仲景少阳病主方,也是解热良方,后世常用之治往来寒热、头痛而发热、日晡所发潮热、呕而发热、瘥后复发热等。夏师认为不明原因持续性发热也属于寒热往来范畴,用小柴胡汤加减治疗常可收奇效。曾治一小儿不明原因发热长达40余日他处治疗无效,后求诊于夏师,用小柴胡汤加减治疗而愈。

泻黄散加减治疗小儿手足口病。泻黄散出自宋代医家钱乙所著《小儿药证直诀》,《医方集解》中指其"治脾胃伏火,口燥唇干,口疮口臭,烦渴易饥,热在肌肉"。夏师常用此方加味治疗小儿手足口病,方用生石膏、防风、炒栀子、决明子、升麻、土茯苓、白鲜皮、玉蝴蝶、蝉蜕、甘草等,生石膏、炒栀子清泄脾胃积热,防风散脾胃之伏火,藿香悦脾理气,振复脾胃之气机,土茯苓、生升麻、白鲜皮疏风解毒化湿,决明子、蝉蜕、玉蝴蝶修复口舌溃疡,诸药合用共收泻脾解毒之功,治疗脾胃积热、复感夏秋湿热之手足口病,疗效显著。

温中健脾汤治疗儿童抗生素相关腹泻。本方由炮附子、炮姜、党参、炒白术、茯苓、诃子、炙甘草组成,实为附子理中汤合四君子汤加诃子组合成方,方中炮附子、炮姜温中,四君子汤健脾,诃子涩肠止泻,共奏温中健脾止泻之功,气滞者加陈皮、砂仁,湿重者加车前子、薏苡仁,食少者加炒鸡内金、炒麦芽,腹痛者加炒白芍、木香。夏师运用本方治疗此类疾病,疗效良好。

平肝止痉汤治疗儿童抽动症。夏师认为儿童抽动症核心病机在于"风"与"痰",治当平肝息风,化痰止痉。夏师经过多年探索,用自拟方"平肝止痉汤"治疗儿童抽动症,取得显著疗效。平肝止痉汤由姜半夏、胆南星、天麻、全蝎、蜈蚣、僵蚕、蝉蜕、炙甘草组成,其中姜半夏、胆南星化痰,天麻、僵蚕、蝉蜕平肝息风,又可透肝之郁热,蜈蚣、全蝎止痉,炙甘草调和诸药。诸药合用,共奏平肝息风止痉之功。

抗敏凉血汤治疗儿童过敏性紫癜。夏师善治儿童过敏性紫癜,抗敏凉血汤为夏师治疗本病的经验方,方由乌梅、水牛角、生地黄、牡丹皮、赤芍、防风、甘草组合而成,其中乌梅、防风祛风抗敏,为夏师治过敏性疾病的常用药对,水牛角、生地黄、牡丹皮、赤芍凉血活血,甘草调中解毒,诸药合用,共奏祛风解毒、凉血活血之功。湿热蕴结,发热缠绵,紫癜反复不退,舌苔黄腻者加藿香、薏苡仁、土茯苓,其中土茯苓可用30～60 g;关节肿痛加牛膝、桑枝、车前子;血尿加白茅根、仙鹤草、益母草、茜草;蛋白尿加地龙、黄芪、玉米须。

三、徒承部分

夏师在行医生涯中乐于提携后进,对有志于中医者常有教无类,毫无保留地传授自己的行医经验,曾先后担任舟山市中医执业医师考试辅导老师、普陀卫生进修学校全科大专班及乡村医师进修班中医及儿科老师。夏师亦积极开展中医师带徒工作,弟子曹敏红副主任中医师现在普陀医院中西医儿科工作,对于中西医结合治疗各种儿科疾病具有丰富的治疗经验。

戒平安

戒平安,男,1964年8月生,浙江省岱山县人,1987年毕业于浙江中医学院。毕业后一直从事中医临床工作。主任中医师,舟山市及岱山县专业技术拔尖人才,舟山市首届名中医,浙江省基层名中医。师承第二批全国老中医药学术经验继承工作指导老师、浙江省名中医沈有庸主任中医师。曾任浙江省中医药学会男科分会第四、五届委员会副主任委员,中华中医药学会男科分会第六、七届委员会委员,浙江省中医药学会内科分会第六、七届委员会常务委员,浙江省中医药学会生殖医学分会第一届委员会委员,舟山市中医学会副会长,岱山县中医院院长等。多年来他不断总结临床经验,在国家一、二级刊物上发表医学专业论文20余篇,其中多篇论文被评为优秀自然科学论文。

▶ 传承人(或执笔者)介绍

朱清,男,主治中医师,2015年7月毕业于江西中医药大学,毕业后一直在岱山县中医院工作。岱山县卫健系统优秀年轻干部。师承舟山市首届名中医、浙江省基层名中医戒平安主任中医师。熟练掌握基层常见病、多发病的中西医诊断和治疗方法,注重身心治疗的全科观念。发表省市级论文3篇。

一、成才历程

戒师1964年出生于岱山县高亭镇的一户农民家庭,家庭并不富裕,戒师个子不高,但聪慧伶俐,善于思考、专研。1982年考入浙江中医学院中医系,在校期间熟读中医经典,毕业后分配到岱山县下辖的一个偏远小岛——衢山岛工作,当地交通、医疗资源匮乏,居民就医受限,很多疾病得不到及时治疗。戒师那时就立志要学好专业技能,帮助海岛的群众解决病苦。

戒师在早期苦读中医文献,研读"浙派中医"各大家的书籍、医案等,并受其学术思想的影响,做到中医理论扎实,内科基础牢固。后来工作调至岱山县中医院,并受当时沈有庸主任中医师器重,衣钵相传。戒师回忆说,中医的成才,需要有名师的指导。传承大师的研究方向,学习大师的思维方式,耳濡目染大师的临床经验,经常获得大师点拨解惑,耳提面命,在继承中发扬,在整理中提高,在创新中成才。戒师擅长中医男科各种疑难病的治疗见长,并对皮肤病治疗有一定的造诣,对慢性荨麻疹、扁平疣的中医治疗有独创的经验。处方用药注重实效,具有"轻、清、灵、巧"的特色,其专业方面造诣得到了省、市内有关专家的肯定。他所主持的中医男性病科作为市内唯一的国家级农村重点专科,通过几年来的建设,已形成了一套比较完善、独特的诊疗体系,为许许多多的患者解除了病痛。在平时的教学中,戒师经常教导我们,中医学是宝库,要注重整体与辨证。学习中医必须有正确的思维方式,用辩证唯物论的思维方式去理解中医理论的朴素唯物论,与自发的辩证法思想结合,才能实现辨证论治。用历史唯物论的观点、方法研究不同时代医学著作,才能正确理解原著的精神实质。有了正确的思维方式,头脑就更清楚,选择就更明智,方向就更明确。此外,平时也常告诫我们:"大医者,非仁爱之士不可托也;非聪明理达不可任也;非廉洁淳良不可信也。"为医当修从医之德,常怀律己之心,常思贪欲之害,常戒非分之想。

二、师传部分

1. 治病以祛邪为主,去病就是补

从医30余年,戒师熟读中医经典,钻研名家医案,博采众学,集名家之长而活用,师古法而不泥于古方,创新又不离宗。在学术上,推崇金元四大家,尤其是张从正学术思想,治病以祛邪为主,不崇滋补,信奉"气血贵流不贵滞""去病就是补"之说。在当今社会背景下,人们饮食丰富,营养过剩,体态偏胖,长此以往,导致气血瘀滞,故在治疗上以活血、祛邪为主。

2. 郁为百病之首

戒师在临床上注重气机升降出入,尤善用疏、清、下三法,认为肝郁可致百

病,从而提出"郁为百病之首"观点。现代医学研究表明,情绪可调节人体交感神经及副交感神经的兴奋与抑制,从而影响下丘脑-垂体-性腺轴的协调,而情志活动如忧、思、悲、恐等均可引发人体气机失常、肝失疏泄,导致肝气郁结。根据肝主宗筋说,认为阳痿、性功能障碍、早泄等疾病多与情志相关,从而提出从肝论治的理念。对于温热病,认为纵有虚象,也可以清解为先。对外感热病,崇尚汗下二法,认为汗可使邪从表而解,下能使毒从便而泄。此外,在下法上,善用承气汤之类治疗各种腑实之证。

3. "肝实肾虚"是男科疾病的病机特点

肝肾同居下焦,水木相生,乙癸同源,两者互为影响;若肝气郁结,则致气机不畅,郁邪滞于下焦,久之伤肾,导致肾虚,从而引起性功能障碍、不育、无法射精等症状。肝主藏血,具有调节血量的作用,肝之生理功能和病理改变均可直接影响男性生理功能。戎师针对临床典型病例进行分析诊断后,予以疏肝理气、活血通络为主,补益肾精为辅等对症治疗。从肝论治男科疾病具有一定的临床效果,可为治疗男科疾病提供临床新思路和新方法。

4. 认为慢性荨麻疹与禀赋不足或素体虚弱有关

慢性荨麻疹属中医学"瘾疹"范畴。戎师认为本病虽因风邪侵袭而致,但迁延难愈,多与禀赋不足或素体虚弱有关,从而无法托邪外出。临床自创"慢荨饮"治疗本病。本方由生黄芪15 g、防风6 g、白鲜皮15 g、五味子6 g组成。方中生黄芪为君,益气固表、托邪外出、利水消肿、防止复发;防风为臣,配合生黄芪祛风散邪,使邪去而外无所扰,有玉屏风之意;白鲜皮为佐,疏风止痒以改善症状,有用皮者,因病在皮,以皮行皮之意;五味子为使,益气生津、收敛固涩、宁心安神,与黄芪配合增强补益之效,与防风配合增强安神止痒之效;如因受热或运动发作,加薄荷2 g。将上述诸药放入密封保温瓶,倒入刚煮沸开水1 000 mL,密封浸泡30分钟以上,然后分3次口服,服用方便。

5. 临床诊疗思想

戎师治病,思想开阔,对疑难杂症,尤显示其独特之处,治疗杂病的用药经验是以阴阳互用为内在条件,注意升降开合的相互协调制约,寻求古训,审证求因,活用经方,首重调和营卫。对于男子精索静脉曲张不育、慢性前列腺炎、少弱精子症、阳痿等施治,自拟验方,疗效显著。

对于慢性前列腺炎,多始于生活失节,外感疫毒或湿热之邪,蕴结下焦,或内伤饮食,湿热下注。若失治误治,以致邪热未尽,留恋不去,结而成痰,阻滞气血,致使痰瘀互结,久则伤肾。故本病初期多以邪热为主要表现。如病迁延时久,中后期多以痰瘀互结为标,肾亏为本,而晚期多以肾亏为主要表现。痰瘀之邪贯穿本病的全过程。基于慢性前列腺炎的病因病机为下焦湿热、痰瘀互结、肾阴不足的认识,故在施治上,主张清热利湿、活血化痰、滋补肾阴为基本治则。

对于精索静脉曲张不育,认为肾虚血瘀为主因,因此主要治以补肾益精和活血化瘀。常以二仙汤为基础而成活血补肾汤施治,颇显疗效。本方由仙茅、淫羊藿、当归、巴戟天、黄柏、知母、桃仁、红花、丹参、川芎、路路通、山茱萸、怀山药、菟丝子、枸杞子、覆盆子组成。

三、徒承部分

中医治疗男科病症多从肾入手进行辨证论治,在"肝肾同源"思想的启发下,依据"肝主筋"和"肝主疏泄"的理论,利用疏肝、补肾、活血、化瘀等法治疗男科病症,临床亦有良好的奇效。男性精室的开阖、精液的藏泄与肝肾的功能密切相关,只有肝之疏泄与肾之闭藏协调平衡,才能使精室开阖适度,精液排泄有节,男子的性与生殖功能发挥如常。笔者通过对心因性勃起功能障碍、功能性不射精症、早泄等病案的研究发现,患者均出现不同程度的情绪、精神障碍,由此可见,肝在男性疾病中的论治占有重要地位。戎师认为,"肝实肾虚"是男科疾病的病机特点,认为肝肾同居下焦,水木相生,乙癸同源,二者互为影响;若肝气郁结,则致气机不畅,郁邪滞于下焦,久之伤肾,导致肾虚,从而引起性功能障碍、不育、无法射精等症状。针对临床典型病例进行分析诊断后,予以疏肝理气、活血通络为主,补益肾精为辅等对症治疗,治疗后患者症状均有所改善,长期坚持治疗后病情均明显好转,可见以肝论治男科疾病具有一定的临床效果,可为治疗男科疾病提供临床新思路和新方法。

中医治疗男科病,不单单从肾入手,更要重视从肝论治。笔者通过学习戎师的临证经验,活学活用,在临床上亦取得良好的效果,举案如下。

【验案 1】梁某,男,32 岁,2018 年 9 月 1 日初诊。主诉:同房不射精 2 年。患者婚后 2 年每次同房时不射精,但同房后当晚即遗精,难以受孕,久治不效,平素时叹息,两肋胀闷,舌红,苔薄黄,脉弦滑。西医诊断:功能性不射精症。中医诊断:不育(肝气郁结)。治以疏肝解郁,予逍遥散为主方加减。方药:柴胡10 g、当归10 g、白术15 g、茯苓15 g、薄荷5 g、丹参30 g、炒白芍15 g、预知子10 g、青皮10 g、路路通10 g、炒枳壳15 g、生地黄15 g。14剂,日1剂,水煎服,分早晚餐后温服。2018年9月15日二诊,自觉病情好转,近2周同房5次,有2次射精正常,稍有精神不振,腰酸,舌红,苔薄白,脉弦细,上方加生黄芪30 g、菟丝子15 g,继续予14剂,煎服法同前。2018年9月29日三诊,自诉上述症状明显改善,舌红,苔薄白,脉弦细,继续予上方14剂,煎服法同前,患者夫妻生活时射精正常,后予上方继续治疗2个月后停药。

按语:从中医临床实践来看,功能性不射精多见于青壮年,占性功能障碍人数的20%~28%,而且近十几年来,略呈上升趋势。造成上述情况的原因众多,中医对其病因病机未见明确记载,也无治疗方面的论述。陈士铎认为:"血藏肝,精出肾内,若肝气不开,则精不能泄。"此外,肝筋络阴器,充分反映了肝对精液的疏泄作用。本案患者正当青壮年,每逢房事,心情紧张,肝气郁滞,疏泄失常,致两肋胀闷,不能射精,故治以疏肝解郁。方中逍遥散可疏肝养血、健脾和中,加预知子活血通脉,青皮疏肝理气,共奏疏肝之效,与肝气郁结,疏泄不顺病机吻合,以上诸药重用为君。丹参除烦安神,路路通活血通络,是以为臣,辅助理气解郁、祛风通络,考虑"精出肾内"。以生地黄养阴生津、菟丝子补益肾精为佐,补肾固精。炒枳壳理气宽中是为使药。诸药合用,具有良好的疗效。

【验案2】胡某,男,32岁,2019年4月13日初诊。主诉:早泄2年余。自诉婚后初次性生活时因心情紧张,出现早泄,以后每次接触,均会产生紧张感而出现早泄,虽在多家医院行中西医治疗,未见好转,并有加重趋势。诊见:性欲正常,但夫妻一接触则早泄,心烦易怒,两肋偶有隐痛,舌质红,苔薄,脉弦。西医诊断:早泄。中医诊断:早泄、滑精(肝气郁滞)。治以疏肝理气、固肾封藏。方药:柴胡10 g、炒白芍15 g、陈皮10 g、制香附10 g、炒枳壳10 g、熟地黄15 g、肉苁蓉15 g、太子参15 g、茯苓15 g、天冬15 g、山茱萸10 g、丹参15 g。14剂,日1剂,水煎服,分早晚餐后温服。并嘱连续运动且每日运动不少于1小时。2019年4月27日二诊,自诉早泄、两肋隐痛较前缓解,舌质红,苔薄,脉弦,上方加枸杞子15 g、川楝子10 g,继续予14剂,煎服法同前。2019年5月11日三诊,性生活明显改善,紧张、心烦易怒缓解,舌质红,苔薄,脉弦,继续予上方1个月,煎服法同前,上症消失。

按语:早泄是指性生活时射精过早,甚或在阴茎尚未进入阴道之前或一经接触立即射精的现象,是男科常见病,尤其常见于年轻缺乏性经验的新婚者,在性功能障碍中高居第二位,且发病率呈递增趋势,与精神、情绪、心理等因素关系极为密切。中医认为,本病的主要病理机制为肾气亏虚、阴虚火旺、心脾两虚、肝经湿热,当以补肾益气、清热利湿、养心健脾为治。早泄属中医学"鸡精""早流"等范畴,《医心方·七损第十一》曰:"溢精者,心意贪爱,阴阳未和而用之,精中道溢。"戎师认为神志因素对精液的疏泄影响颇深,日久情绪不畅,肝气郁结,再加上临房前紧张,影响肝的疏泄功能,扰乱了精室封藏,致精室开阖失度,而引发早泄。王琦教授认为,早泄的发生与肝、肾的关系最为密切,两脏均司精关开阖,如肝、肾功能异常,均可影响肝之疏泄、肾之封藏,以致精关约束无权,精液外泄,而见交则泄。本案患者肝失疏泄症状尤其明显,平素心烦易怒,两肋隐痛,尤其每逢房事,就会产生紧张感而早泄,故治疗上注重疏肝理气、固肾封藏。方中以柴胡、炒白芍、制香附为君药,柴胡可疏肝解郁、升举阳陷,炒白芍疏肝补血,制香附疏肝理气。三药合用,主治肝气郁滞,开阖失度。以熟地黄滋阴补血,治阴虚血少;肉苁蓉补肾阳、益精血;山茱萸补益肝肾;天冬补益肾精,共奏补肾补血滋阴之效。佐以茯苓宁心安神,太子参补中健脾,以巩固后天生化之源。陈皮行气以防壅,以为使药。上述诸药相辅相成,加之以精神疏导,共同达到治疗目的。

【验案3】陈某,男,29岁,2018年9月5日初诊。主诉:阴囊肿胀3年余。婚后3年不育,未采取避孕措施,女方检查正常。患者阴囊肿大坠胀,摸之有蚯蚓团状球形包块,久站后加重,平卧减轻,伴腰酸胁胀,舌底静脉瘀粗,苔薄,脉弦细。精液常规:精液量2 mL,存活率29%,畸形率25%,精子密度和活动率低下。超声提示精索静脉曲张。西医诊断:静脉曲张性不育。中医诊断:无子、筋瘤(肝郁血瘀肾亏)。治以疏肝活血益肾。方药:柴胡10 g、炒白芍15 g、桃仁6 g、红花6 g、丹参30 g、川芎10 g、制香附10 g、仙茅15 g、淫羊藿15 g、路路通10 g、山茱萸10 g、菟丝子15 g、覆盆子15 g、怀山药15 g、枸杞子15 g。14剂,日1剂,水煎服,分早晚餐后温服。连服2个月后,2018年11月5日二诊,患者阴囊肿胀稍减,仍乏力、腰酸,舌底静脉瘀粗,苔薄,脉弦细。上方加川断15 g,继续予14剂,煎服法同前,并嘱注意生活饮食习惯。2018年11月19日三诊,自诉前症基本好转,继续予上方14剂巩固,煎服法同前,半年后,其妻受孕。

按语：精索静脉曲张是导致男性不育的主要因素之一，从中医角度，此乃肝气郁结，致气滞血瘀，筋脉瘀滞，络道阻塞，甚则蕴而化热，血不养睾，热灼精伤，而致不育，相当于中医学"筋瘤""无子"的范畴。各医家治疗观点不同，但总结下来，发现不同之中却有着共识，历代医家对本病的认识多从肾虚及血瘀两方面着手。中医药在治疗轻度、中度精索静脉曲张性不育方面有着不可替代的优势，很多中医男科专家根据自己多年的经验自拟验方治疗本病，取得了较好的疗效，也为以后形成统一的"专病专方"中医诊疗标准打下基础。戎师认为一方面长期肝气郁结，致气血瘀滞，另一方面肝气犯脾，脾失健运，痰湿内生，长久致肝肾两亏，故肝气郁结、痰瘀互结、肝肾失损乃本病主要病因病机，治疗上宜以疏肝益肾、活血化瘀为主。本案患者平素动辄易怒，善太息，伴胁胀，素有肝气郁结之象，久则致气血瘀滞、肾阴不足。故方中以柴胡疏肝解郁；炒白芍疏肝补血；制香附疏肝理气，与肝之疏泄病机相吻合，重用为君。以红花活血通络、桃仁活血祛瘀、丹参活血散瘀、路路通活血化瘀为臣药，主治因肝气郁结导致的气血瘀滞。佐以山茱萸壮阳补肾，菟丝子补肝肾、固精，覆盆子益肝肾，枸杞子滋补肝肾，益精明目，怀山药补肾涩精，仙茅补肾助阳、益精血。淫羊藿补肾阳、强筋骨，加之川芎活血行气，以为使药。上述诸药，相辅相成，共达到治疗目的。

方善光

▶ **名师介绍**

  方善光,男,1965 年 8 月生,浙江省舟山市人,医学学士,舟山市名中医,主任中医师,曾任舟山市中医院肛肠科主任、院级重点学科带头人,浙江省优秀肛肠医师,浙江省医师协会肛肠分会常务委员、浙江省中医药学会肛肠分会委员、浙江省中西医结合学会肛肠分会委员、舟山市中西医结合学会肛肠分会主任委员。获浙江省中青年中医临床骨干、舟山市政府跨世纪科学和技术后备人才等荣誉称号。从事中医外科、肛肠科疾病的教学、科研和临床工作 30 余年,擅长中西医结合治疗痔、肛裂、肛周脓肿、肛瘘、直肠黏膜脱垂、肛门瘙痒症、尖锐湿疣、便秘、慢性结肠炎、肛门肿瘤等常见病及疑难杂症。率先在舟山市开展环状混合痔分段结扎术,每年开展肛肠相关手术 400 余例,开展结肠镜检查及诊疗 900 余例。多次主讲、主持或以嘉宾身份参加国际、国内学术会议,发表学术论文 10 余篇,参编学术专著 1 篇,主持完成省、市级课题各 1 项,2009 年获舟山市科学技术进步奖三等奖。

▶ **传承人(或执笔者)介绍**

  方腾铎,男,医学硕士,中医师,曾获得国家奖学金,荣获"浙江省优秀毕业生"荣誉称号,师从全国老中医药专家学术经验继承工作指导老师、浙江省名中医、浙江省中医药学会男科分会主任委员崔云教授。擅长中医药治疗男性不育症、勃起功能障碍、早泄、前列腺炎、附睾炎、男性更年期综合征等男科常见疾病,致力于中医体质调理和男性养生保健。发表学术论文 20 余篇,参与省、市级科研课题 3 项。

一、成才历程

方师于 1982 年考入浙江中医学院中医学专业,1986 年 9 月参加中国肛肠病学会举办的全国首届肛肠医师提高班系统学习肛肠疾病理论知识,1987 年跟师全国著名肛肠病专家杨关根教授,1987 年 7 月毕业,获医学学士学位。1987 年 8 月分配至定海区中医院(现舟山市中医院),创建肛肠科,为肛肠科奠基人。1988 年 1 月建立肛肠科病房,开展肛肠手术。1992 年 4 月至辽宁省肛肠病医院进修,学习肛肠病手术。同年 10 月回原单位后全面开展肛肠病手术。1994 年入选为浙江省中西医结合学会肛肠分会委员(当时最年轻的委员),当年晋升主治中医师。1996 年 11 月成为科室负责人,全面负责工作至今。2000 年跟师东部战区海军医院吉学军老师,学习结肠镜操作及诊疗技术。2001 年晋升为副主任中医师,同年进入浙江大学临床医学研究生课程班进一步学习,于 2003 年顺利结业。2007 年晋升主任中医师。

工作 36 载,方师积累了扎实的理论基础和临床经验,坚持中西医结合诊疗。累计开展各类手术数千例,率先在我市开展环状混合痔分断结扎术,一次性切除所有痔核;继承并发扬中医外科挂线疗法,采用多处挂线治疗马蹄形肛周脓肿及高位复杂性肛瘘,减少肛周脓肿后遗肛瘘率,提高复杂性肛瘘治愈率。针对肛肠病患者惧怕术后疼痛,方师自行研制了消炎膏、洗痔散、苦柏散等纯中药外用制剂,可明显缓解肛肠病术后疼痛及创面水肿,促进创面修复,得到了患者一致好评,使其他患者亦闻讯前来配用。

方师坚持每日出诊,门诊除需手术的痔、瘘、裂、脓肿等外,还有许多便秘、泄泻、慢性溃疡性结肠炎及肛门湿疹患者。针对便秘,根据中医辨证分别采用清腑、宣肺、疏肝、理气、益气、滋阴、润肠治法解决顽疾。针对泄泻,分别采用清热利湿、扶土抑木、健脾补肾等治法,常用葛根芩连汤、痛泻要方、参苓白术散和四神丸加减等,疗效甚佳。对于慢性溃疡性结肠炎,采用自拟溃结方保留灌肠,疗效显著且不易复发。随着肛门湿疹的发病率日渐升高,方师研制纯中药制剂苦柏散肛垫敷贴于患处,解决患者的难言之隐。

在历届医院领导的关心和支持下,经过全科同志的共同努力,舟山市中医院肛肠科从无到有,从小到大,从弱到强。目前已成立一个单独的病区,

2020年12月牵头成立舟山市中西医结合学会肛肠分会,方师被选举为首任主任委员,同时牵头成立舟山市中西医结合肛肠病联盟。

方师不但发展本院肛肠科,同时心系海岛基层医院的帮扶工作。自2000年起定期至嵊山中心医院、嵊泗县中医院开展肛肠科工作至今。经过23年的帮扶工作,已在当地培养了2名肛肠科医师,为海岛人民就近解决疾苦。目前,嵊泗县中医院肛肠科发展顺利并在当地享有较好声誉。

工作至今,方师以第一作者发表学术论文10余篇;多次主讲、主持或以嘉宾身份参加各项国际、国内学术会议;2006年主持完成浙江省中医药管理局列项课题《洗痔散熏洗治疗肛门疾病及术后创面的临床及实验研究》,并于2009年获舟山市科学技术创新三等奖。2022年主持完成舟山市科技计划项目《苦柏散肛垫治疗肛门湿疹临床观察》。

二、师传部分

1. 从肝论治肠易激综合征

肠道易激综合征属中医学"泄泻""腹痛"等范畴,临床表现为腹痛、腹泻或便秘,或腹泻便秘交替出现,有时粪中存在黏液。本病发生多与情志因素有关,若情志所伤,肝失疏泄,肝气横逆,克犯脾土,则导致肝脾不和,出现腹痛、腹泻、腹鸣等。情志失调是基本病因,肝气郁滞、肝脾不和、久病伤肾是主要病机。

本病临床上大致可分为三型。①肝气乘脾型:多因抑郁恼怒或精神紧张而发病或加重,肠鸣矢气,腹痛即泻,泻下不多,泻后痛缓,伴少腹拘急,胸胁胀满,嗳气少食,便下黏液。舌淡红,苔薄白,脉弦细。治以抑肝扶脾、调和气机。代表方:痛泻要方。常用炒白术、炒白芍、防风、陈皮、柴胡、香附、木香、延胡索、茯苓、厚朴、川楝子、生甘草等。②脾虚肝旺型:大便时溏时泻,或临厕努挣乏力,夹有黏液,便次增多,腹痛隐隐,体倦乏力,纳差,面色无华。舌淡,苔薄白,脉细弱。治以培土泄木。代表方:参苓白术散。常用党参、白术、茯苓、山药、白扁豆、砂仁、陈皮、薏苡仁、炮姜、木香、柴胡、乌梅、焦三仙(焦山楂、焦麦芽、焦神曲)、大枣、甘草等。③肝脾不和型:久泻,便下黏液,或夹泡沫,或腹泻、便秘交作,便前腹痛、腹胀、肠鸣,得便即宽而停久又作,苔白腻,脉细弱。治以泄木安土、寒热同调。代表方：乌梅丸。常用乌梅、细辛、党参、白术、补骨脂、制附子、炮姜、黄连、黄柏、茯苓、甘草等。

2. 经验方药探析

（1）洗痔散制剂：适用于肛门疾病术后熏洗用药及肛门日常保健，其药物组成为鱼腥草30 g，苦参20 g，大黄、枯矾、五倍子、白及各10 g，冰片1.5 g。制备方法：由华润三九医药股份有限公司完成免煎中药配方颗粒，呈土黄色，铝塑包装，每袋15 g。使用方法：将制剂放入熏洗盆内，加沸水2 500 mL溶解，趁热熏蒸患处，待水温降至45℃坐浴20分钟，每日1次，或用毛巾蘸取药液局部湿敷。

在洗痔散制剂中，苦参为君药，用治热毒血痢、肠风下血、痔漏等。研究发现苦参具有广谱抑菌活性，对多种细菌和真菌均能发挥抑菌效能。鱼腥草共为君药，可清热解毒、清痈排脓。研究表明其提取物能抑制多种细菌的生长繁殖，且热稳定性强，并具有抗炎、抗病毒的功效。大黄为臣药，外用烧烫伤、痈肿疮疡。在抑菌试验中大黄抗菌作用强，抗菌谱广。五倍子为佐药，用治便血、痔血、皮肤湿烂等，研究表明其有效成分具有抗病毒、真菌的作用。白及共为佐药，功效收敛止血、消肿生肌，可快速松弛肛门括约肌并有效止痛，对手术皮肤、肌层切口的小血管出血和渗血具有较好的止血效果。冰片为使药，外用清凉散热、宣毒止痛，具有抗菌杀虫、镇痛消炎的作用，且透皮能力强。全方构思精巧，诸药合用，共奏清热解毒、消肿止痛、收敛生肌、燥湿止痒之功。

临床研究表明，洗痔散对肛门水肿、疼痛、出血、脱出的有效率均优于西药，对减轻疼痛、水肿的效果更佳，差异有统计学意义。临床中多数患者反馈经由洗痔散熏洗后皮肤、黏膜无刺激反应，具有舒适轻快感，且熏洗后药物不黏附肛周皮肤，可作为肛门日常保健用品。由此可见，洗痔散具有抑菌、抗病毒、消炎功效，能够明显减轻肛门术后疼痛、水肿，减少创面渗血渗液，缩短创面愈合时间。自课题结题至今，洗痔散制剂已广泛应用于日常的门诊、病房诊疗工作中，患者反馈满意，在舟山市享有良好声誉，并于2009年获得舟山市科学技术创新奖三等奖。

（2）苦柏散肛垫：苦柏散为自拟中药方，适用于肛门湿疹的日常诊疗，由苦参、黄柏、百部各5 g，荆芥3 g，冰片0.5 g组成。制备方法：将所有中药粉碎并过100目筛，灭菌消毒，取2 g平铺于消毒纱条上；肛垫采用9 cm×11 cm无菌无纺布袋；将苦柏散颗粒与消毒纱条置于无纺布袋内封装，并在布袋一侧粘贴两条双面胶。使用方法:清洗后将苦柏散肛垫贴敷于患处,每日 2 次,连续治疗 7 日为 1 个疗程,共治疗 3 个疗程。

苦参清热祛湿、杀虫,可用于会阴部瘙痒、肛门湿疹等多种皮肤疾病,其所含有的苦参碱可抑制炎症性渗出、组织水肿及肉芽增生,抑制细菌生长及变态反应,具有抗炎、抗过敏的作用。黄柏清热泻火、解毒疗疮,动物实验表明黄柏所含有的黄柏碱可改善血管微循环,促进血管重新生成及皮损愈合。百部润肺下气止咳、杀虫,药理研究表明,百部对多种致病菌均有抑制作用。荆芥祛风解表、透疹止血,药理研究认为,荆芥含有多种挥发油,可抗炎、抑制变态反应。冰片散郁火、消肿止痛,其不仅具有广谱抑菌活性,更具有抗炎镇痛的作用。

通过肛垫给药可将苦柏散直接作用于皮损部位的同时,结合病变位置的特殊性,利用肛垫增大接触面积,并使药物留存时间更长,具有操作方便、药物气味淡、患者私密保护性强等优点。

通过临床研究发现,苦柏散肛垫治疗肛门湿疹疗效显著,治疗后患者在瘙痒程度、皮损严重程度、皮损面积评分等方面均明显降低,疗效优于常规西药,并可有效改善临床症状。此外,苦柏散具有组方简易、价格低廉、疗效确切的优势,不仅在诊疗中备受广大患者推崇,更进一步突显了中医药尤其是中医外治法在肛门湿疹等肛周疾病诊疗方面的特色与优势。

(3) 蜜煎导栓:该药为小儿肛裂的外治用药,药物组成有蜂蜜 30 mL。制备方法:将 30 mL 蜂蜜大火煮沸后改用文火煎,不断搅拌至水分蒸发后关火冷却,清洁双手后蘸取少量蜂蜜捻成直径 1 cm、长 2 cm 的纺锤形。使用方法:嘱患儿左侧卧位,将蜜煎导栓塞入肛内 2 cm,卧床休息 30 分钟后自行排便,便后以洗痔散熏洗肛门。

蜂蜜味平,性甘,入肺、胃、脾、大肠经,功能调补脾胃、缓急止痛、润肺止咳、润肠通便、润肤生肌、解毒。主治溃疡不敛、风疹瘙痒、水火烫伤等。药理研究表明,蜂蜜含有过氧化氢及丙酮醛类等成分,具有广谱抗菌活性,可显著减轻炎症和组织水肿,减少渗出及疼痛,减少瘢痕及结痂。蜜煎导栓能够润滑肠道、软化粪便、促进排出,同时避免对肛门的扩张刺激,为创面愈合提供了良好的张力环境。同时,顺畅排便不仅能够缓解疼痛,更减少了肛门局部因过度用力而产生的血液瘀滞或血管破裂。此外,在肛裂创面愈合的同时缓解便秘,有效避免了肛裂的复发,体现了标本同治的思想。

在临床中由于蜜煎导栓润滑肠壁，患儿常无法控制便意，过早排除栓子，故单用栓剂依从性较差，疗效欠佳。因此临床常将蜜煎导栓与洗痔散熏洗联合使用。一方面，温水可舒缓肛门括约肌，清理肛周分泌物，保持肛周黏膜清洁湿润；另一方面，熏洗可扩张肛周局部血管，促进血液、淋巴循环，减轻局部水肿。此外，熏洗药物不经胃肠道吸收，安全性良好、全身不良反应事件少。

通过临床研究发现，蜜煎导栓联合洗痔散熏洗能够显著改善肛裂患儿的临床症状、改善肛门周围组织状况、通畅排便、促进肛裂创面愈合。该治疗方案较易被患儿接受，且操作简单、价格低廉、疗效明确，充分体现出中医学"简、便、廉、验"的优势，值得在临床中进一步推广应用。

（4）中医外治经验：方师认为中医外治法对肛门疾病的术后恢复具有良好疗效，换药药物的合理选择对创面愈合及疾病复发均有一定影响。对术后患者经中药坐浴后采用中药制剂换药，能够明显减轻术后疼痛、肛门坠胀等症状，缩短创面愈合时间，促进肛门功能恢复。

对常规创面换药，若肛外创面无感染、创缘无水肿、无异常肉芽组织生长，消毒后选取尺寸适宜的凡士林纱条，在纱条表面涂抹消炎膏，嵌入创面基底；待创面肉芽生长新鲜时，在消炎膏上外涂生肌散以收敛生肌；当创缘有上皮生长且创面缩小时，改用生皮散直至完全愈合。对肛内缝扎或缝合创面，可用注肛器将适量消炎膏注入肛内。若肛内外均有创面用凡士林纱条加消炎膏填入肛内，并嵌入肛外创面基底部。

对异常创面换药，创缘水肿者用消炎膏外敷以清热解毒、消肿止痛。肛周脓肿及肛瘘术后创面用凡士林纱条蘸满二宝丹，填入脓腔，待脓液消失、创面有新鲜肉芽生长时改用生肌散；当创面平整、创缘有上皮生长时，予生皮散直至愈合。肛周脓肿及肛瘘术后一般不采用消炎膏，以防油膏致引流不畅；对病灶大、脓腔大、内口深的肛周脓肿或复杂性肛瘘放置二宝丹纱条时，需将纱条填塞至创面底部或内口切开处，内松外紧，防止外部创面愈合时间较内侧快，并根据创面愈合情况逐渐减少纱条。若创面愈合迟缓，或肉芽生长过盛、肉芽水肿、腐肉残留、新肌难生者，可外敷二宝丹；对创面分泌物少、疼痛不甚，但生肌缓慢、肉芽色淡，可用生肌散，外敷消炎膏；对肉芽生长新鲜、分泌物多可采用生皮散，外涂消炎膏。

药物选择：①消炎膏：生大黄、车前草、鱼腥草各 30 g，川柏、黄芩、五倍子各

20 g,紫草、冰片各 15 g,川连、血竭各 10 g,麝香 0.2 g,功效清热解毒、消肿止痛、生肌润肤。②二宝丹:熟石膏 80 g,红升丹 20 g,功效祛腐排脓、托毒生肌、清洁创面。③生肌散:炉甘石、白及各 15 g,钟乳石、琥珀各 10 g,功效生肌敛口。④生皮散:滑石 20 g,龙骨、象皮各 10 g,功效生皮收口。

《医学源流》载:"外科之法,最重外治。"肛肠病术后采用中药制剂换药为历代医家所推崇。油膏柔软滑润,可避免创面与敷料直接接触,减轻创口疼痛、肛门坠胀等不适感,且痛苦小、创面愈合快。但换药时需注意:①肛门创面多附着粪便、分泌物、脓痂等,需彻底消毒以防污物阻止药物吸收。②动作轻柔,用力擦拭易损伤新生肉芽组织,导致水肿,影响创面愈合。③换药需引流通畅,由基底部开始上药,防止桥形愈合。④临床中需根据创面肉芽颜色、分泌物性质及术后不同阶段选择合适的药物,及时正确处理。

三、徒承部分

1. 中医体质在男性不育症中的应用思考

通过对中医经典古籍的寻绎觉察,体质与男性的生殖健康及优生优育密切相关。男性不育症患者有其各自的禀赋特点,不同的体质特征反映了患者在脏腑经络、气血津液上的差异,在病因学中体现于对疾病的易罹性,在病机学中表现出不同的病机特点、证型差异及发展倾向,而疾病的变化与转归也必然随着体质的特性呈现各异态势,产生正邪盛衰的变化。因此,将中医体质作为切入点,并在此基础上衍生出相关的辨治思路、治疗决策、诊疗模式等将有利于对男性生育本质的清晰认识,从而确切提高中医药的疗效。

对临床应用研究而言,通过改善紊乱的体质状态,使其趋向"阴平阳秘",不仅符合男性不育症多元背景下的施治需求,更对男性的生殖健康和优生优育具有重要意义,而在中医理论体系上,由于体质思想与方法的融入,能够丰富和拓宽中医基础理论框架,不仅推动男性不育症诊疗手段的扩充,并且系统、深入地阐明中医学"因人制宜"思想的科学内涵。后续仍需进一步开展以下研究以期为从中医体质学角度防治男性不育症提供更为充实、确切的循证依据:①完善对男性不育症患者的大数据横断面研究并明确体质与不育症理化指标的关联性。②拓展男性不育症的体质学分子靶向标志物研究并探明其深层次机制。

③丰富男性不育症辨体诊疗的循证医学研究及前瞻性临床研究等以便有效指导临床诊疗。

2. 从痈论治溃疡性结肠炎

溃疡性结肠炎是一种结直肠慢性非特异性炎症性疾病,临床常表现为腹痛、腹泻、下痢脓血便、里急后重等,属于中医学"泄泻""肠澼"等范畴。基本病理因素包括气滞、湿热、血瘀、痰浊等。本病病位在大肠,与脾、肾、肝关系密切。病机特点为寒热错杂、本虚标实,脾肾亏虚为本,湿热瘀毒蕴结为标。

(1) 初期治以清热化湿、凉血解毒:初期多症见腹痛腹泻、黏液脓血便、里急后重、肛门灼热坠痛,口苦,口臭,身热脘痞纳呆,小便短赤,舌暗红,边有瘀点,苔黄腻,脉滑或濡数。肠镜下可见病变部位黏膜广泛充血水肿,溃疡或糜烂渗血,表面布满脓性物。本期以标实为主,治以清热化湿、凉血解毒。方选白头翁汤、葛根芩连汤、香连丸加减,药用:滑石、生地榆各 25 g,马齿苋、白及各 20 g,白头翁、苦参、白芍、当归 15 g,木香、黄连、桃仁、甘草各 10 g。

(2) 活动期治以补脾益气、祛瘀化湿:活动期患者腹痛、黏液血便基本消失,里急后重、腹泻症状明显减轻,黄腻苔消退,进而表现出体倦乏力、肢冷便溏、口淡乏味等脾虚征象,或伴腰膝酸软、畏寒肢冷等肾虚之象。肠镜下见病变处黏膜充血、水肿消退,糜烂、溃疡减轻,无渗血,无或少量黏液附着。治以健脾益气、祛瘀化湿。方选参苓白术散加减。若久病久泻脾阳不足,进而损及肾阳,出现五更作泻、畏寒肢冷、大便滑脱不禁等症,治以温补脾肾、涩肠止泻,药用:党参、炒白术、山药、薏苡仁各 20 g,苍术、茯苓、赤石脂、当归各 15 g,陈皮 10 g,干姜、砂仁各 5 g。可适当配伍丹参、桃仁、红花、川芎、赤芍等活血化瘀药,并酌情应用消导法,常用山楂、鸡内金、枳实、莱菔子、槟榔等。

(3) 恢复期治以温补脾肾、调气和血:恢复期患者里急后重、黏液脓血便等基本消失,仅余腹痛隐隐,或大便偶有不成形,或偶有少量黏液便,脘腹痞满不适、体倦乏力。舌质暗淡、青紫,边有瘀斑,舌体胖大或瘦小等。结肠镜下可见肠腔狭窄,黏膜充血水肿及溃疡糜烂消失,瘢痕存在。常见脾气亏虚、脾肾阳虚等证。气虚而血运无力,阳虚则血失温煦,阴亏则血行瘀滞。故治以温补脾肾、调气和血。方选补中益气汤、四神丸、四物汤等,药用:熟地黄 20 g,黄芪、炒白术、炒白芍各 15 g,党参、当归、陈皮、升麻、补骨脂、吴茱萸、肉豆蔻、五味子、川芎、乌梅各 10 g,生甘草、柴胡各 5 g。

田义洲

▶ **名医介绍**

　　田义洲,男,1964 年 9 月生,湖北省仙桃市人,主任医师,舟山市名中医,曾任舟山市中医院大内科主任、肿瘤科学术带头人。浙江省中医药学会肿瘤分会常务委员,浙江省抗癌协会中医肿瘤专委会常务委员。1987 年毕业于湖北中医学院中医系,至湖北省襄樊市中医院工作,2002 年至舟山市中医院工作至今。曾先后在湖北中医药大学附属医院——中西医结合肝病治疗中心、上海市传染病医院、杭州市人民医院消化内科、上海中医药大学附属龙华医院肿瘤内科进修学习。擅长使用中西医结合手段诊治各类恶性肿瘤、急慢性肝病、胆道疾病、胃肠病等内科疾病,熟练进行胃镜的操作诊断及治疗。撰写的数篇医学论文在省级杂志上发表,参与多项课题研究及编写医学专著 1 部。他医术精湛,医德高尚,多次获得医院的先进个人称号。2018 年,获得了舟山市首届"最美医师"称号。

▶ **传承人(或执笔者)介绍**

　　石惠燕,女,副主任中医师,硕士研究生。浙江省抗癌协会中医专业委员会青年委员,浙江省中医药学会乳腺病分会青年委员。2007 年毕业于上海中医药大学中西医结合专业。师承上海中医药大学附属龙华医院杨金坤教授。毕业后进入舟山市中医院肿瘤科工作至今。2009 年至浙江省中医院进修学习半年。拜师于舟山市名中医田义洲教授,随师侍诊,薪火相传,获益良多。擅长中西医结合诊治各种实体肿瘤如肺癌、消化道肿瘤、乳腺癌、妇科肿瘤等。对恶性肿瘤化疗、靶向治疗、免疫治疗、中医药治疗等综合治疗具有丰富临床经验。在省级杂志发表肿瘤专业论文多篇,主持及参与多项厅局级课题。

　　邵莉莉,女,副主任医师,2006 年毕业于浙江中医药大学,于舟山市中医院肿瘤科工作至今,2021 年作为舟山市第三批中医药学术继承人,拜师于舟山市名中医田义洲主任中医师。多年来在肿瘤的中西医结合治疗方面积累了丰富的临床经验,擅长于中西医结合诊治各类恶性肿瘤及内科常见病、多发病,以及疑难、危急重症。在省级杂志上发表数篇医学论文,并参与了多项课题的研究。

一、成才之路

田师青少年时期受家中从事中医学长辈的影响坚定了学习中医的信念,大学期间刻苦学习,不断钻研,1987 年他以优异的成绩毕业于湖北中医学院中医系,毕业后在当时湖北省第二大中医院——襄樊市中医院担任中医肝胆消化内科医生,从医 10 余年,在襄樊当地已有了不错的口碑和名气,但他向往长江三角洲地区有更好的发展,也为了更好地服务于求医问药困难的海岛百姓,2002 年他作为人才引进到舟山市中医院,从事肝胆内科的临床工作。他凭借高超的医术和耐心负责的态度,赢得了舟山患者的认可。

2005 年,随着生活水平提高,恶性肿瘤发病率越来越高,舟山市中医院决定开设中医肿瘤科。业务水平精湛的田师被委以重任,前往上海中医药大学附属龙华医院肿瘤内科进修学习。进修期间他潜心钻研,虚心请教,很快对肿瘤内科的知识有了初步的认识,在此期间,他得到了现任上海市名中医杨金坤教授的悉心指导,业务能力有了很大提高。

进修结束后,田师回到舟山市中医院担任肿瘤科科主任,他以饱满的热情投入到科室建设及患者收治工作中。他用心地对待每一个患者,细致观察患者病情变化,用专业的医学技术解除患者的病痛。他的用心和良好的治疗疗效慢慢赢得了患者的信任。口口相传,越来越多的患者闻名而来求医问药。在他的带领下肿瘤科不断发展壮大,业务水平不断提高,连续多年获得医院先进集体称号。

田师每日要面对众多恶性肿瘤晚期患者,这些患者的身体和心理都经受着病痛带来的折磨。田师在治疗的时候不仅要治疗患者的疾病,更要“医患者的心”,帮助他们建立战胜疾病的信心。他常说,做一名医生要有爱心、耐心和信心。这也是他从医以来一贯的原则——用爱心关怀患者,用耐心安抚患者,用信心激励患者。

田师对肝胆内科、消化内科、肿瘤内科及内科疑难杂症等方面均造诣颇深,治疗疾病疗效确切,其门诊经常人满为患。因号源有限,很多从偏远海岛慕名而来的患者常常挂不上当日的号,他不辞辛苦,放弃中午休息时间,给患者加号诊治。多次收到患者的表扬信和锦旗。

田师从事临床科研及教学工作,成果斐然。在省级杂志上发表数篇医学论文,参与多项课题研究及编写医学专著一部。2010年获得"舟山市名中医"称号。科室的3名年轻医师先后拜师于他,师承徒传,建立了良好的治疗团队。

2018年8月19日,田师获得了舟山市首届"最美医师"荣誉称号,他说这是对他几十年来工作的肯定,也是对其今后的鞭策和鼓励。作为医务工作者,需要与时俱进,不断学习,不畏困难,甘于奉献,才能更好地服务百姓,体现自身价值,不负重托。

二、师传部分

1. 田师对中医药抗肿瘤扶正祛邪的内涵阐述

田师认为肿瘤是一种慢性消耗性疾病,是全身病变的局部反应,由于肿瘤细胞的恶性增殖,即使机体活动量减至最低程度,其代谢率仍居高不下,因此肿瘤患者处于并将长期处于一种全身为虚,局部为实,虚实夹杂的状态。正气亏虚是肿瘤的发病基础,气虚日久,血行不畅,正虚瘀结则成肿块,结块即成,甚至产生毒素,毒害脏腑。要充分认识肿瘤正邪的关系,先要了解脏腑的生理病理特点。

(1) 恶性肿瘤生理病理特点:是以脾胃为中心的五脏六腑生理功能不足。①气血生化不足:不能滋养脏腑,动力不足。②气机升降失调:气滞、气逆、气陷、气郁。③阴阳维系失衡:人体上下、表里交通失衡。其以脾胃为中心的五脏六腑病理表现明显:①脾失运化,小肠失泌别清浊,肾阳不能蒸腾气化,痰湿内生、湿热蕴阻;②胃、大肠失通降,肾精失于滋养和固涩,肝胆失于疏泄,导致传导失司;③三焦及脉络阻滞,痰、瘀血、食内阻。

(2) 肿瘤的形成、发展及转移:邪之所凑,其气必虚。①阳气不能化气温通,阴气内聚成形——形成恶性肿瘤形成的前期微环境;②有形之邪气进一步内阻,道路不通,正气亏虚,无法到达病所,邪气愈张——肿瘤发展;③有形之阴邪内蕴,日久化热成毒,耗精(津)伤气(血),正退邪进——肿瘤转移。

(3) 肿瘤扶正祛邪的治疗关键点:①正气,以脾胃为中心的,着重恢复脏腑基本生理功能,根据气血阴阳辨证,虚则补之;②癌毒,根据寒热属性,清热解毒或温阳解毒抗癌;③开通通路,正气要达到病所,必须恢复正常通路,升降气机,祛湿化痰,活血化瘀;④给邪气以出路,顺势而为,根据脏腑位置辨证,引入六经辨证。

(4) 扶正的内涵,即恢复脏腑生理功能,调节气机升降:①肝主疏泄,藏血,体阴而用阳。治疗上应以柔肝、疏泄肝胆为要。②胆生理特性,其一贮存和排泄胆汁,其二主决断。治疗上应重视降泄利胆。③胃的主要功能,其一主受纳、腐熟水谷,其二主通降。治疗上要运脾升清气。④肺主气,行水、朝百脉、主治节。概括为宣发肃降,因此治疗上要润肺,宣降肺气。⑤心主血脉,藏神。生理特性乃心为阳脏而主通明。治疗上要温阳通络活血,潜降君火。⑥肾藏精,主纳气,主水湿代谢。治疗上要固潜肾精肾阳。⑦小肠主受盛、化物,且泌别清浊,治疗上要温阳化湿,泌别清浊。⑧大肠的主要功能为传化糟粕。治疗上要通腑泄湿。⑨膀胱的主要功能为贮存和排泄尿液。治疗上要温阳化气,利湿泄浊。⑩三焦主持诸气,总司人体的气化活动,而且为人体水液运行的道路。治疗上要温通经络,升降气机。

扶正的关键是恢复脏腑生理功能。恢复脏腑生理功能的核心是滋养脏腑之"体",健运脏腑之"用":滋养脏腑之"体"的本质就是恢复脏腑气血津液及平衡阴阳;健运脏腑之"用"的重要环节就是恢复气机升降。

(5) 肿瘤的扶正祛邪的治疗要点具体措施:①扶正,以恢复脾胃功能为基础的脏腑生理功能,以四君子联合玉屏风散加减(黄芪、白术、防风、炙甘草、炒谷芽、炒麦芽、煅龙骨、山茱萸)。气虚加党参、茯苓、陈皮、半夏、山药等;阴虚加太子参、生地黄、豆蔻、北沙参、乌梅、麦冬等;阳虚加桂枝、附子;阴阳两虚加二仙方;血虚予当归补血汤或者八珍汤加减。②疏渠,引导正气达病所。升降脾胃气机:柴胡、升麻配厚朴、半夏或枳实等。和胃理气:石韦、香附;疏肝理气:柴胡疏肝散或四逆散。化痰:三子养亲、山慈菇、蛇六谷,王不留行。散瘀:生蒲黄、丹参、川芎、牡丹皮、三棱、莪术等。祛湿:苍术、藿香、佩兰、薏苡仁、冬瓜子等。③开门给邪以出路,兼太阳加葛根汤加减;兼少阳加小柴胡汤加减;兼阳明腑实加承气汤变方加减[生白术(大剂量)、火麻仁、佛手或者枳实];兼阳明阴伤加益胃汤加减。④抗邪(癌毒),可予十蟾皮、四藤方(藤梨根、野葡萄藤、菝葜、大血藤)、全蝎、蜈蚣、生牡蛎、夏枯草等。

2. 田师应用柴胡剂经验

田师对《伤寒论》深入精读及研究,提出独特见解,并结合临床总结柴胡的应用。柴胡,性微寒,味辛、苦,入肝、胆二经,既疏散胆经邪气而和解退热,又疏散肝胆经郁结之气而疏肝解郁,还能升举肝胆清阳之气而举陷,久服可以轻身明目益精,除伤寒胃中烦热。田师在临床中常善用柴胡剂。

小柴胡汤为经方中最为后世熟知的方剂,出自医圣张仲景之著作《伤寒杂病论》,被后世医家尊为和法之经典,被誉为"和方之祖"。其是张仲景《伤寒论》中治疗少阳伤寒的主方。田师认为,临床所见少阳证,常外感风寒,化热传入少阳,正邪相争,故见往来寒热,少阳枢机不利,故见胸胁苦满,胆热内犯,扰心犯胃,心烦喜呕,默默不欲饮食,其性炎上,而见口苦、咽干、目眩。而临床所用小柴胡汤,重用柴胡为君药,以透少阳(半表)之邪,辛散少阳枢机的郁滞;黄芩能清泄少阳(半里)之热,与柴胡相配,共奏透表泄热,调畅气机,和解少阳之效;半夏、生姜为佐药,以和胃降逆止呕;人参、大枣益气扶正以祛邪外出,充实正气以防邪气内传;炙甘草调和诸药。田师将小柴胡汤治疗机制概括为"上焦得通,津液得下,胃气因和",和解表里,通达内外,攻补兼施,寒热并用,其用甚广。田师总结柴胡类方的门类,在临床中应用柴胡类方治疗各种常见病、慢性病和疑难杂症,取得了一定的临床疗效,积累了相应的临床心得和体会。

三、徒承部分

师承田师,获益良多,在良好的医德医风培养上也得到田老师的谆谆教导。他从事肿瘤专业10余载,潜心钻研,不断实践,积累了丰富的临床经验和理论知识,现将通过跟师学习得到的一点心得体会与大家分享。

至舟山市中医院肿瘤科诊治的大多数为肿瘤晚期患者,这些患者均为带瘤生存,病情复杂,并发症多,中医药治疗可发挥更好的疗效。肿瘤的病机发展始终贯穿着正邪相争的发病过程,中医扶正祛邪的目标旨在使正邪力量达到相对平衡,从而有效改善患者的临床症状,提高其生活质量,最终实现患者带瘤生存。在具体的临床应用中,治疗要点有四。

1. 辨邪正盛衰

患者若以正虚为主要矛盾,治疗应以扶正为主,祛邪为辅;患者若以邪盛为主要矛盾,治疗应以祛邪为主,扶正为辅。并始终坚持"祛邪而不伤正"的原则,尽可能抑制瘤体发展。

2. 辨气血强弱

气血是维持人体生命活动的主要物质,也是各种疾病的病理基础,因此,在中医治疗肿瘤的过程中,应当始终注重调畅气机,补养气血。

3. 注重调护脏腑功能

中医学认为人体是以五脏为核心,配合六腑所构成的一个有机整体,各脏腑之间不仅有结构上的关系,在生理、病理功能上均有紧密联系。治疗过程中注意调护脏腑功能,激发脏腑活力。

4. 注重顾护脾胃之气

西医治疗多会影响消化道功能。因此,在治疗过程中,医者应该时时注意顾护患者的脾胃之气,重建脾胃功能,培本固元,扶正祛邪。

【验案 1】余某,男,70 岁。主诉:发现胰腺癌 2 年余,乏力、纳差 1 月余。2 年前 CT 检查示"胰腺体部占位,侵犯周围血管、腹腔干及脾动脉",至上海肿瘤医院病理检查示"腺癌",多次行介入及化疗肿瘤。1 月余前化疗后乏力明显,时有恶心,呃逆,胃纳差。于 2019 年 9 月 16 日拟诊"胰腺癌(脾气不足、痰湿内阻)"住院。刻下:感乏力,时有嗳气、腹胀、排气存,大便偏干,小便调。神志清,精神软,面色黧黑,形体消瘦;舌淡红,苔薄白腻,脉细。中医治则:扶正祛邪,以扶正为主。治法:健脾化湿、清热解毒。方药:黄芪 30 g、太子参 10 g、白术 30 g、茯苓 10 g、姜半夏 3 g、陈皮 10 g、大血藤 30 g、菝葜 30 g、野葡萄藤 30 g、藤梨根 30 g、石韦 10 g、醋香附 10 g、金钱草 30 g、郁金 10 g、虎杖 30 g、炒枳实 20 g、山茱萸 10 g、煅龙骨 30 g、炒稻芽 15 g、炒麦芽 15 g,7 剂,日 1 剂,水煎服,分早晚餐后温服。患者服此方后,上症好转,胃纳增加,守方续服,疗效确切。

按语:胰腺癌是常见的消化系统恶性肿瘤之一,发病迅速,恶性程度较高,在中医学属于"腹痛""黄疸""癥瘕""积聚"范畴,多由情志失调、饮食不节等导致中焦脾胃功能失调,土虚则生湿,湿聚则为痰,痰湿阻滞气机,血运不畅,瘀血内蓄,湿、痰、瘀蕴结于胰腺发为胰腺癌。如病情变化,湿、痰、瘀热化或寒化,病久由脾致肾,气虚可致阳虚、阴虚、阴阳两虚。辨证多分为脾气不足、痰湿内阻、肝胆湿热、气滞血瘀、气血亏虚、阴虚内热等。本案患者辨证为脾虚痰湿,治以健脾化湿,清热解毒。以黄芪、四君子方健脾益气,四藤方以大血藤、菝葜、野葡萄藤、藤梨根组方清热解毒,多用虎杖、枳实、金钱草、郁金等疏肝理气,石韦、香附合用于腹胀、嗳气的胰腺癌,可获良效,谷麦芽合用顾护胃气。若黄疸加重,可酌情选用茵陈、栀子等清热利胆退黄。腹水增多可加减运用大腹皮、茯苓、泽泻、猪苓等清热利湿等。

【验案2】林某,女,74岁,2021年4月初诊。主诉:确诊肝癌4月余,发热1周。患者于2020年12月经上海东方肝胆医院诊断为肝癌,未行手术,2020年12月~2021年3月行介入治疗2次。患者于2021年4月行第3次介入术后出现发热,最高体温38.7℃,胸胁及胃脘部胀痛,纳差,恶心,乏力,大便干,舌质红,苔黄腻,脉沉。中医诊断:肝积(胆腑郁热)。治以通腑泄热。方以大柴胡汤加减,方药:柴胡30 g、白芍15 g、黄芩15 g、法半夏12 g、蒲公英30 g、白花蛇舌草30 g、半枝莲30 g、酒大黄10 g、枳壳10 g、生姜10 g,7剂,日1剂,水煎服,分早晚餐后温服。患者服此方7剂后,体温逐降至正常,大便通畅,纳食较前好转。

按语:本案患者在介入术后的短暂时间内,由于药毒的刺激而出现发热、恶心呕吐、肝区疼痛、腹胀纳差等症状群,与大柴胡汤方证相符,方中重用柴胡配黄芩和解清热,以除少阳之邪;轻用酒大黄配枳壳以内泻阳明热结,行气消癥;白芍柔肝缓急止痛,与酒大黄相配可治腹中实痛,与枳壳相伍可以理气和血,以除心下满痛;法半夏配生姜和胃降逆,以治恶心不适;加蒲公英、半枝莲、白花蛇舌草以清热解毒、利胆健胃。诸药合用,共奏通腑泄热之功。

王亚娟

王亚娟,女,1962年10月生,黑龙江省佳木斯市人,浙江省舟山市中医院主任中医师,舟山市名中医,浙江省中西医结合肾病专业委员会委员、舟山市肾病专业委员会副主任委员,浙江省中医药管理局舟山市肾病科重点专科学科带头人,从事一线临床工作38年,热爱中医药事业,擅长治疗各种原发性肾病与继发性痛风性肾病、糖尿病肾病、高血压肾病、狼疮肾病及糖尿病并发症和中医内科疑难杂症、慢性咳嗽及亚健康调理。发表论文多篇,主持课题4项,多次获得院内优秀共产党员和医德医风优秀考评及优秀论文、新技术奖项。

▶ 传承人(或执笔者)介绍

杨朔,男,硕士研究生,副主任中医师,浙江省青年名中医培养对象,先后至上海交通大学医学院附属瑞金医院、上海中医药大学附属曙光医院、浙江大学医学院附属邵逸夫医院、天津市中医药研究院附属医院进修,师从王亚娟名中医、张大宁国医大师,从事肾内科临床工作16年,擅长中西医结合治疗糖尿病、慢性肾病、痛风、甲状腺疾病及中医内科杂病,擅长维护尿毒症血液透析患者的血管通路。主持和参与厅局级课题4项,发表论文5篇,获2020年市内抗疫先锋。

一、成才历程

王师生于20世纪60年代初期,在那个缺医少药年代,目睹了不少因疾病导致的人间悲惨景象,从那时候起,心里就萌生了要治病救人的愿望。"学国学,读经典"是学习中医的坚实基础。王师少年立志,在艰苦的条件下,凭对中医的一腔热情,博览群书,精勤不倦,不变初心。熟读《黄帝内经》《伤寒论》《金匮要略》等经典著作,从脏腑辨证、六经方证,到唐宋名家集成,金元学术争鸣,明清革故鼎新,均能结合具体时代背景、所处地域、师承脉络、治病对象,提出自己独到的见解。2001 年通过人才引进进入舟山市中医院,一直在临床一线工作,创建了浙江省中医药管理局舟山市肾病科重点专科。使医院肾病专科及血透室从无到有,再到目前的独立科室及血液透析中心,逐步完备。

1. 临证实践,博采众长

"多临证,勤实践"是精进医术的必然途径。王师尤注重临床实践,38 年来长期在临床一线工作,不曾间断。曾前往广州中山大学附属第一医院肾病科和杭州市中医院肾病科上级医院进修学习,跟师我国著名中西医结合肾病专家叶任高教授和王永钧国医大师学习,每遇疑难杂症,必博览群书,反复揣摩,总结疗效。在长年的临床经验积累下,王师感悟先贤之理,推陈而致新。受近代王永钧、朱良春、张大宁等多位国医大师影响,在中医治疗肾性蛋白尿及慢性肾衰竭、糖尿病领域方面有独特的见解。临床治病,用药简洁,注重辨证,熟悉中西药之优劣。强调既能熟练正确应用中医辨证施治,又能掌握和使用现代诊断技术,发挥中西药之优势,以最优的治疗方案为患者解除痛苦,做到西医诊断明确,中医辨证准确,辨病与辨证相结合。

2. 爱岗敬业,情系患者

38 年来,她在自己平凡的岗位上默默耕耘,表现优异,刻苦求知,得到了领导和同行的信任和赞誉。在平凡岗位上兢兢业业、任劳任怨、刻苦钻研,得到了患者的赞誉、同事的好评,也得到了上级部门的认可。在不断提升业务技术的同时,她深知医德和责任心的重要。从走上工作岗位那天起,就树立了"做一个让患者满意的好医生"的信念,她始终以高度的责任心、敬业的精神和良好的医德医风为广大患者效劳,对待患者不论家庭境况是富是贫、社会地位是高是低,始终把生命放在第一位。对待每一位患者,都能做到认认真真检查、不厌其烦讲解、兢兢业业施治。在给患者进展诊疗时,她时刻关注患者心理变化,始终认为一个亲切的笑脸、一句温暖的话语本身就是一味对症良药,视患者如亲人,从而赢得了患者的理解、支持与尊重。当遇到患者家属不理解时,不管多忙多累她都是耐心十足地做好解释工作,时刻为患者着想。为方便群众就医及普及医学知识,在老年大学及社区讲课普及医疗知识,参与公益活动,送医下乡,足迹遍及舟山十几座小岛。

3. 言传身教，用心传承

随着读书与临证的沉淀和积累，王师又将自己的目光聚焦于中医学术的传承与发扬。正如王师所言，她是一名医生，也是一名老师。多年以来，为了科室发展呕心沥血，倾力培养了科室成员，打造了一个省级重点肾病专科。2019 年浙江省舟山市王亚娟名中医工作室获批成立，我们有幸成为王师的学生、工作室的成员。深刻感受到王师所传承的不仅仅是一方一药，更是为人处世的道理、高风亮节的品格。

二、师传部分

1. 王师治疗肾性蛋白尿经验

王师从事中西医结合肾脏病临床工作 38 年，在中西医结合防治慢性肾脏疾病引起的蛋白尿、肾性贫血及中医内科杂病治疗方面有着独到的见解。临床用药紧随病机，效果明显，现将其临证经验及用药总结如下。

蛋白尿是慢性肾病的常见临床表现，既是病理产物，又是致病因素。慢性肾病病程长，蛋白尿反复难消，且易变生他症，治疗上较为棘手。她认为蛋白尿的产生虽然与脾肾亏虚、精微下泄有关，但究其病因，外感风湿、内伤瘀浊、热毒瘀阻皆可为因。治疗当着眼于邪实，即使本虚明显，也认为是因实致虚。以化瘀、祛风、除湿为主，辅以扶正，强调注重整体。分清疾病过程中的主要矛盾和次要矛盾，提倡中西医综合治疗，将微观病理融入宏观辨证中，配合中药防治激素的毒副作用，提高疗效，减少复发。

（1）活血祛瘀，瘀去新生：慢性肾病患者尿蛋白大量丢失，抗凝血因子也随之丢失，凝血因子增强，纤溶抑制因子增加，造成血液黏滞度增高，这些从临床检验到微观病理均证明存在血液运行的异常，从微观方面提示本病血瘀证的客观存在。患者治疗期间应用利尿剂、激素等药物剂量过大，进而使得血液浓缩，引起血液高凝状态，影响治疗效果，延长临床治疗时间，导致肾病复发，长期影响下演变成难治性肾病综合征。王师在临床治疗难治性肾病综合征中，常随症加减，但方中常加用活血化瘀中药，喜用水蛭、红花、三七、桃仁等。

（2）祛风通络，浊透凝开："风为百病之长"，在临床上，外感风邪多是蛋白尿发病的初始原因,亦是其复发、加重最常见的诱因。对于外感患者,首要治法是祛风、解表,加以利水,即《素问·汤液醪醴论》所云"其在皮者,汗而发之"。以麻黄连翘赤小豆汤化裁治疗。但王师认为病情缠绵,反复受邪,非独虚使然,亦可为内风作祟,内外相因,故单以祛邪固表之法常事倍功半,须剔骨搜风,以绝内风方效。从平肝息风入手,运用虫类之品搜风息风、活络化痰,每获良效。肝主动、主风,调节全身气机,肝木条达则气运常,且肝为肾之子,肝肾同源,治肝利于护肾。王师常用虫类药有地龙、僵蚕、全蝎等。王师认为虫类药物具有钻透剔邪、搜风通络之特性,凡疾病迁延难愈者,乃因病邪深入肾络经髓,气血凝滞不行,经络闭塞不通,非本草之品所能宣达,必借虫蝎之类搜剔审透,方能使其浊透凝开,经络通畅。

(3)逐湿祛热,邪去正安:湿浊是疾病过程中难以祛除的病因。中医理论认为,热邪为阳邪,易伤人阴津,而湿邪重着黏腻,易于化热,且湿浊缠绵难愈。临床上王师常根据患者湿热轻重的不同决定清热与除湿孰重孰轻。在除湿的治疗上常用药有三类:清热解毒药,如土茯苓、苦参、白花蛇舌草、藤梨根等;清热利湿药,如车前草、积雪草、六月雪等;淡渗利湿药,如薏苡仁、茯苓、赤小豆等。结合现代医学,王师对于湿热瘀阻型者多加用雷公藤多苷片治疗,取得了显著的疗效。雷公藤具有祛风湿、活血通络、消肿止痛的作用。研究表明雷公藤多苷可能通过环磷酸腺苷稳定糖皮质激素受体信使核糖核酸(mRNA)而上调其数量,从而加强内源性糖皮质激素作用,同时其具有抗炎及免疫抑制作用,可减轻肾脏病理改变,减轻蛋白尿,同时能清除肾小球基底膜上免疫复合物,还能保护和维持肾小球基底膜电荷屏障完整性、降低肾小球通透性,从而发挥双向免疫调节作用,降低尿蛋白排泄作用。对于缠绵难愈患者能明显缓解临床症状,改善肾功能,减少蛋白尿的产生。

2. 王师从阳虚论治肾性贫血体会

肾性贫血是慢性肾脏病最为常见的并发症之一,目前我国进入血液透析及腹透的患者已有近百万,且慢性肾病的发病率还在逐年上升,而随着肾功能的下降,贫血的发生率逐渐增加。贫血可使慢性肾病的病程加快,还会导致心脑血管意外及血管栓塞,增加患者的住院率和死亡率。王师在肾性贫血治疗方面有丰富的经验。在临床中观察及用药中发现,肾性贫血阳虚是普遍存在的,阳虚是发病基础,用温阳药物依据四诊辨脏腑治疗,符合其病机特点,能显著改善患者症状。

（1）病因病机：肾性贫血是现代医学病名，祖国医学结合其临床特点，认为其属于"血虚""虚劳"等范畴。王师认为肾性贫血是脏腑功能衰弱、低下的表现。结合本病临床表现，认为肾性贫血病理基础是心、脾、肾阳虚。《素问·生气通天论》云"阳气者，若天与日，失其所则折寿而不彰"，阳气是生命的基础，生命的气化、升降功能依赖于阳气的蒸腾。慢性肾病早期就应该温补阳气，恢复脏腑的气化功能，只有脏腑强壮，才能发挥其排毒降浊的作用，从而使气血生化有源。

（2）辨脏论治

1）脾阳不足，生化乏源：肾主水，早期肾病阶段，水湿运化失常，内生寒湿，滞留中焦而困阻脾阳。脾阳受损，气化无力，湿浊毒邪阻滞脉络，水谷精微运化受损，影响气血生成。《景岳全书·传忠录·脏象别论》曰："血者水谷之精也。"《灵枢·决气》言："中焦受气取汁，变化而赤是谓血。"这些均说明脾能吸收水谷精微而生血。王师在此阶段辨证用药时注意平补阴阳，多用性平温和之品，以达到健脾益肾、温阳填精的作用。临床常选黄芪、党参、当归、肉桂、锁阳、补骨脂、干姜、阿胶等，重用黄芪、党参、当归。黄芪，味甘，性微温，归肺、脾经，乃补气之圣药，《药性赋》言其"味甘，气温，升也，阳也，温分肉而实腠理，益元气而补三焦"。党参，味甘，性平，归脾、肺经，《本草正义》言其"补脾养胃，润肺生津，健运中气"。加当归于方中补脾气而生血，对血虚证有良效。阿胶为血肉有情之品，甘温补阳；而肉桂归脾、肾经，久病气血虚弱者，加之有鼓舞气血生长之效；锁阳、补骨脂补气以助阳，干姜温阳散寒祛湿，脾肾兼顾，二者相互资助，相辅相成，气血生化得源。

2）肾阳不足，精髓枯竭：肾性贫血与肾之关系最为密切，肾精是化生血液的主要物质基础之一，病至后期，寒邪深入少阴，肾中阳气衰微，肾精亏损。《素问·六节藏象论》言："肾者，主蛰，封藏之本，精之处也。"精气就是肾之元阳，肾阳虚衰，导致肾藏精、生髓功能受损，精的化气生血功能减弱，而产生贫血。肾阳不足，火不生土，日久脾肾阳虚，水湿气化失常，湿浊内阻，精髓无以化生，生血乏源，亦导致气血不足。王师常常以小剂量附子、肉桂配伍温壮元阳，补命门之火，附子辛甘大热，《药性赋》言其"味辛，性热，有大毒。浮也阳中之阳也，其性浮而不沉，其用走而不息，除六腑之沉寒，补三阳之厥逆"，肉桂，味甘、辛，性大热,《本草求真》认为其可"直透肝肾血分,大补命门相火",常用于治疗肾阳不足之证。配伍鹿角胶纯甘血肉有情之品填精补血,肾精充足自能生髓化血;辅以菟丝子、淫羊藿温脾补阳,熟地黄、山茱萸、枸杞子等药滋肾固精,精血自成。

3) 心阳不足,化赤受阻:慢性肾病久病脾肾阳亏,以致癸水泛滥,心阳渐衰,不能下肾温水,中焦虚寒内生,水谷精微不能化赤以生血,使贫血加重。清代何梦瑶在《医碥》中云:"肾属水,心属火,水交于火而血以成,以其为心火所成。"心为火脏,虽司气化但制胜之权在癸水,以水克火也。心阳虚衰,温运失司,鼓动无力,虚寒内生,进而不能化赤以生血。由此可见,脏腑阳虚是肾性贫血病情进展的必然结果。王师常予温阳药时配伍补气药,此类药物具有辛温之特点,性温则能补阳气之虚,味辛则能散、能通,又能助阳气之动,如肉桂、人参同用,肉桂助君火之气以补心阳,人参以补心气,以提高温阳之疗效,辅以熟地黄、龟甲、枸杞子填精益髓,使补中通,不致壅遏。

三、徒承部分

王师从事临床一线工作多年,诸多经验行之有效,在跟随其门诊时笔者认真研摩,获益匪浅。笔者独立工作后运用其经验疗效颇佳,现分享2例验案。

【验案1】郭某,女,62岁,2019年5月12日初诊。主诉:尿频、尿急、尿痛1年。患者从2018年5月10日开始出现尿频、尿急、尿痛,服抗生素后症状可缓解,停药后症状反复。刻下:尿频,尿道灼热,小便不舒,疲乏无力,口干心烦,腰痛,舌红苔薄黄,脉弦数。既往有2型糖尿病病史10余年,血糖控制尚可。中医诊断:淋证(阴虚火旺)。治法:滋肾水,清肝火。方药:柴胡10 g、当归10 g、白芍10 g、黄芩10 g、生地黄25 g、牡丹皮10 g、茯苓10 g、泽泻10 g、知母10 g、黄柏10 g、狗脊15 g、萹蓄15 g、地锦草30 g,5剂,水煎400 mL,早晚各1次温服。2019年5月18日二诊:诉症状减轻,再服原方5剂后症状缓解。

按语:尿道综合征,是指尿频、尿急、尿痛及排尿困难等一组非特异性综合征总称,与膀胱尿道感染或肌肉痉挛、尿道外口因素、排尿控制功能退化、雌激素缺乏、精神因素等相关。目前尿道综合征的治疗常采用改善尿道平滑肌舒缩障碍、口服雌激素、抗精神抑郁等,但疗效并不显著。古籍上并无尿道综合征的记载,但依据其临床特点,可将其归为中医学"淋证"范畴。临床发现年老体弱、尿道结构异常、绝经后的女性更容易患尿道综合征,临床最常见的泌尿道感染为湿热下注型,多因感染湿热毒邪而发,尿路刺激征较显著,甚则可见肉眼血尿,治疗多以八正散清热利湿通淋为主。但并不是所有泌尿道感染都可盲目用清热类药物,本案分析的就是一个虚证的辨证治疗。本案患者为老年女性,因体内雌激素分泌量不足,致使子宫及阴道功能减退,尿道黏膜的防御功能也随之下降,易致细菌感染,加之患者有糖尿病,亦是加重感染的因素。患者年老体弱,肾水亏于下,肝为罢极之本,且肝肾同源,故肝阴亦不足,终致阴虚火旺,故用《医宗己任编》中滋水清肝饮加减治疗。临床还有很多老年性反复泌尿道感染,仅见尿常规的异常,无明显尿频、尿痛等症状,治疗时也应该仔细辨证施治。

【验案 2】张某,男,68 岁,2019 年 9 月 5 日初诊。主诉:口干多饮 15 年,双下肢麻木疼痛 1 年。患者患糖尿病 15 年,近 1 年来双下肢麻木刺痛。刻下:面色萎黄晦暗,疲乏无力,头昏,双下肢麻木刺痛,冰凉感,夜间明显,腰酸,饮食欠佳,寐差,小便频,大便尚可;舌质暗,苔白腻,脉涩。目前使用门冬胰岛素 30 注射液,早 16U、晚 14U 皮下注射,联合阿卡波糖 50 mg,三餐前服用控制血糖。患者家属诉未规律监测血糖,未控制饮食,血糖控制较差。中医诊断:消渴病、痹证(气虚血瘀)。治法:益气温阳,活血化瘀。方药:生黄芪 20 g、生地黄 10 g、桔梗 10 g、白芍 15 g、鸡血藤 10 g、大枣 5 g、桃仁 15 g、红花 10 g、赤芍 10 g、茯神 10 g、炒白术 10 g、桂枝 10 g、牛膝 10 g、枳壳 10 g、当归 10 g、柴胡 12 g、川芎 10 g、甘草 6 g,7 剂,水煎 400 mL,分 2 次口服。嘱患者按时皮下注射胰岛素注射液及口服降糖药物(阿卡波糖)治疗,剂量暂遵原剂量。2019 年 9 月 12 日二诊:患者自诉双下肢刺痛感较前好转,腹胀明显减轻,夜寐改善,无其他不良反应,故在原方基础上将桃仁剂量减为 10 g,余剂量不变,继服 7 剂,药渣足浴,西医治疗同前。2019 年 9 月 20 日三诊:患者精神好转,自诉双下肢麻木及冰凉感减轻,刺痛不明显,头昏、腰酸等症状亦有好转,无腹胀不适,寐可,二便调。

按语:糖尿病患者因其后期并发症而严重影响患者生活质量,为患者带来沉重负担,而周围神经病变是最为常见的并发症之一,尤其发生于血糖控制差者。糖尿病病程日久,阴阳气血俱耗,气虚血瘀,痰浊闭阻,瘀血阻络,痰瘀互结,络脉不通,血虚不能荣筋则肢麻,脉络痹阻则肢痛。故此方选用黄芪桂枝五物汤温阳化气以助血行,选用血府逐瘀汤通行气血。两方联用,共奏益气温阳、活血化瘀之效。

龙亨国

▶名医介绍

　　龙亨国,男,1972年8月生,江西省永新县人,舟山市政协常务委员,舟山市名中医,舟山市拔尖人才,2012年被评为舟山市"十佳医生",浙江中医药大学研究生导师,现任舟山市中医院副院长,担任浙江省中医药学会骨伤分会委员、浙江省脊柱脊髓损伤专业委员会委员、浙江省医学会脊柱微创专业委员会委员、浙江省中医药学会中医院管理分会常务委员、舟山市中医药学会骨伤分会主任委员、省级重点学科脊柱病专科学术带头人、国家级重点专科骨伤科后备学科带头人。从事骨伤临床、科研、教学工作近30年,主刀各类手术10 000余例。擅长骨伤科常见病、多发病及疑难病症的诊治技术,特别对脊柱疾病,理论基础扎实,技术娴熟,能熟练开展脊柱骨折脱位内固定术,椎间盘突出髓核摘除术,脊柱椎间融合术,脊柱微创手术(脊柱内镜下髓核摘除融合术、经皮椎间孔镜技术、经皮椎体成形术、经皮激光椎间盘减压术等),高难度的颈椎损伤、颈椎病手术,脊柱肿瘤、脊柱结核手术,以及人工关节置换术。主持浙江省卫生健康委员会及浙江省中医药管理局课题6项,市级课题10余项,开展新技术新项目20余项,发表科研论文30余篇,发明专利1项。获舟山市"优秀青年"和舟山市青年科技奖。

▶传承人(或执笔者)介绍

　　白菊琴,女,2020年毕业于黑龙江中医药大学,2021年考入浙江中医药大学中医骨伤科学专业,有幸师从舟山市名中医龙亨国,成为浙江中医药大学2021级在读研究生。

一、成才历程

龙师 1972 年出生于江西省井冈山脚下的永新县,那里土地贫瘠、物产匮乏、交通落后、信息闭塞,对于当时的人们来说读书考大学是走出大山,脱离贫穷的唯一出路,龙师深谙其理,不因贫穷而伤感、沮丧、自卑,认为贫穷不是套住幸福的枷锁,而是将"贫穷"视为动力,勤奋苦读,于 1991 年考入江西中医学院,1996 年毕业被分配至舟山市骨伤医院骨伤科工作。带着学生时代勤学苦研追求卓越的执着,从重视一点一滴治病救人的临床实践开始了自己的行医之路。20 余年如一日,勤奋学习,刻苦钻研业务,勇于接受挑战,敢于面对失败,在骨伤科医学领域崭露头角,2003 年担任病区主任,现任职舟山市中医院副院长,硕士研究生导师,舟山市名中医,舟山市拔尖人才,国家级重点专科骨伤科后备学科带头人等。

1. 勤锯木断,水滴石穿

龙师在江西中医学院针灸骨伤系求学期间,跟师于邓运明、熊渭平等现代被评为全国或省名老中医的骨科大家,龙师读经典,学中医,夯实自己理论基础的同时,积极进入临床实践,培养自己动手能力,不放过每次向老师请教的机会,做总结,找不足,努力做到举一反三,工作后临床用药、选方亦是受到当时老师的极大影响,在工作期间龙师仍坚持白天尽心尽力完成工作,晚上阅读相关书籍至深夜,不断充实自己、提升自己,龙师曾说:"当时国家医疗并不先进,很多国际领先手术治疗国内并不熟悉,临床上并没有很多专业人士给予正确指导,都是自己反复揣摩理论知识,外出参观学习,攻克一个个技术难题。"所以龙师坚信绳锯木断,水滴石穿。

2. 德艺双馨,名医家风

龙师在从事临床工作 20 多年来,如果要用一句话总结,那就是:廉洁行医,为党为民为患者;德艺双馨,利人利己利苍生。龙师常说:"医生既是治病者,同时又是一个社会自然人,要从自己受到病痛煎熬的痛苦经历中,悟出患者的期盼。医生的每一句话、每一个眼神、每一个动作、每一项检查、每一张处方,患者都很在乎,都会用自己的身心去体察医务人员的技术和服务,做一名合格医师的标准,首先要有良好的医德和对患者负责的作风;接着要追求医术精湛,刻苦钻研,精益求精;还要不断探寻疗效高且花费少的最佳治疗手段,三者缺一不可。"在实践临床中,龙师耐心倾听患者诉求,专业解答患者疑惑,力争做到对每一位患者明确诊断,给予最佳治疗。因龙师在医疗卫生服务工作中表现突出,2018年被评为医院首届最美医生。2020年新冠疫情暴发,全国医疗服务人员站在抗击疫情前线,龙师带头筑牢疫情防线,积极参与这场没有硝烟的战争,在2020年7月被中国农工民主党浙江省委会授予"抗疫一线优秀党员"荣誉称号。

3. 桃李天下,春晖四方

龙师在2011年受聘成为浙江中医药大学研究生导师,郭秉文曾说:"教育贵于熏习,风气赖于浸染。"龙师在教学中常以身作则,率先垂范,以自身之经历告诫学生,知之者不如好知者,好知者不如乐知者,鼓励学生多问,多思,多想,多做。龙师常说:"可能你选择中医只是一次偶然,但是既然选择了中医,就用一生的忠诚和热情去对待它,世界上最好的老师就是自己的兴趣爱好。"龙师告诉自己的学生要重视经典,多读经典,经典需要深入理解和挖掘,才能更好地应用于临床,龙师在任职研究生导师期间,着眼于学生的发展和未来,着眼于真正培养能够实现个人价值和对国家有贡献的人才,培养了数名研究生,在省内外骨伤科领域发光发热,服务人民。

二、师传部分

1. 龙师所悟之辨病辨证

在中医发展历程中,讲求整体与辨证的协调配合,中医学认为人体是有机整体,心为君主之官,余四脏六腑为臣,各司其职,又相须相使,气血津液精、形体官窍、脏腑生理功能相互协调,相互为用,在病理上亦相互影响,而且机体与自然界的关系亦是密不可分的,自然界的千变万化时刻影响人体的生理病理变化,而人类能动地适应和改造自然的过程中亦影响着自身生命活动;辨证论治是中医传承之精髓所在,是治病救人的根本准则。徐灵胎《兰台轨范·序》曰:"欲治病者,必先识病之名,能识病名,而后求其病之由生,知其所由生,又当辨其生之因各不同,而病状所由异,然后考其治之之法。一病必有主方,一方必有主药。或病名同而病因异,或病因同而病症异,则又各有主方,各有主药,千变万化之中,实有一定不移之法。"龙师在临床治病中重视其言,认为在一般情况下,需首先辨"病",因为不同疾病其病变本质是有一定区别的;其次进行辨"证",在辨证过程中,要求我们既要树立"整体"观念,又要搞好局部,重视局部辨证,再结合脉象,做到因时、因地、因人制宜。临床运用时需综合考虑,灵活辨病辨证,不能形成思想上的固化。

古今中医学术能够发展的关键就在于疗效的不断提高,中医学之所以能够历经数千年依然在现代医学界占据不可动摇的地位,并不断发展壮大,究其本源,是历代医学家不间断的经验积累和有效整理。今天,在强大的西医学理念的冲击下,中医能够披荆斩棘,在某些领域中卓然自立,是因为西医学发展至今并不能取而代之,是因为中医之临床疗效不容忽视。所以提高临床疗效是现代中医要发展壮大的起点,也是其终点;是中医学赖以存在的基石,是命脉所在。

2. 龙师论治骨伤科疾病

龙师在治疗骨伤科疾病中所体现的主流思想是在学习领悟诸家经验的基础上,结合自身临床实践,认为骨科疾病在辨治上须以别缓急、论虚实为大纲。缓急之别,缓者每因外界环境变化或衣食不慎而诱发,亦可为急症;急症失治误治反而内陷,舍于各脏,经久缠绵而为缓症。虚实之论,痹证初起,常以邪实为主,然常见脉有细弱之象,人有困乏之诉,需细辨、细究。在大纲之下,龙师注重六经、脏腑辨证。急症多邪实,此时未及脏腑,多在卫在气,因风寒湿客于关节、肌肉、皮肤,常以大秦艽汤、羌活胜湿汤等加减;因外伤所致,当分三期,初期偏气滞血瘀,常用身痛逐瘀汤、四物止痛汤加减,中期和营止痛为主,后期舒筋养血,多予壮筋养血汤加减;无论何邪,既已病,体必虚,因人而异,需适当补益。久病或身体羸弱之人患病,多以虚为主,累及脏腑,当以补为先、为重,但亦不可不祛邪,气血虚可以八珍活络培元加减,阴阳虚则知六味、肾气之加减妙用。然骨科之病,有其独特魅力。年老久病之人,必存肝肾亏虚之象,肝肾不足者,精血失于封藏,筋骨失于濡润,发为痹证,且腰为肾之府,膝为筋之府,无论祛邪抑或补益,均应重视肝肾;《素问·刺法论》曰"正气存内,邪不可干",而龙师深谙其理,认为正气是疾病发生的内在条件,正气不足,卫外失司,则易于感受邪气。正气亏耗致不能祛邪外出,经络痹阻不通,关节失于濡润,邪气留于筋骨,久之脉络痹阻而致血瘀,局部活动受限而发痹证,此时,适当补益尤为重要。临床亦多见顽痹久痹之证,当推诸虫搜剔,董西园在《医级·痹论》中言"痹非三气,患在痰瘀",龙师深有感触,认为痹证久痛之人,多寒凝筋脉,致经气痹阻,时脉络涩而少宣通之机,且痰瘀本一家,所以在治疗上亦不能忽视活血行气,同时辅以祛痰。

龙师临床经验用药,因篇幅有限,简举数例,以飨共勉。

姜半夏和制天南星是豁痰要药,在翻阅众多骨伤科古今名医经验书卷时发现,无论古人还是近现代伤科医家,在治疗各种类型的骨折选方用药时,大部分医家喜欢配伍且加重制天南星的用量,以方释药,发现制天南星对缓解骨折疼痛有神奇疗效。制天南星能燥湿化痰,祛风止痉,消肿散结,专走经络,善止骨痛,龙师在临床不仅用于骨折痛,亦用于久痹顽痹之证,多收佳效而无明显不良反应。且姜半夏和制天南星皆为味辛性温之中药,血得温则行,得寒则凝,兼收活血止痛之效,至于其毒性,经炮制后明显下降,且目前使用剂量不足以引起中毒。

川乌味辛,性大热,除寒开痹之力洪;桂枝味辛,性温,通阳散寒,温经通络,入营达卫。二药合用,不仅在表之风寒可发散,在里之痼冷亦可祛除,相须相使,其效益彰,因此在寒痹痛不可忍时可加以运用。历代医家皆认为乌头是有毒之品,不敢广泛用于临床,用药剂量更是受到限制。然结合张仲景配伍方法加近代研究,以及龙师用药二三十年临床经验,认为生乌头确有剧毒,经炮制后毒性会减弱,在煎煮药时嘱患者水煎2~3小时后毒性基本消失,而其效未见减半,若仍存疑虑,可在配伍时加入解百毒之甘草、防风或服用绿豆汤,当即可解,另甘草有研究称其可"通血脉,利血气"以助开痹。

豨莶草辛散苦燥,一可祛筋骨间风湿,二能行痹以止痛,在经过酒蒸煮后尚有强筋骨之能,《本草述》称豨莶草"凡四肢麻痹、骨间痛、腰膝无力,……若内因属肝肾亏虚,阴血不足者,九制用,不宜生"。龙师在经过临床实践后认为豨莶草补肝肾、强筋骨之效并不似盐杜仲、续断、狗脊那样有直接作用,反之,通过祛风除湿、逐邪外出后身体功能慢慢恢复,间接起效。

常见骨伤科疾病中医用方经验分享如下。

(1)从中医论治颈椎病:祖国传统医道中并无颈椎病病名记录,但古代记载中确有诸多关于本病所产生的症状的描述。首见于《灵枢·经脉》中提到的"……肩似脱、臑似折……",随后在《素问·逆咳论》《伤寒杂病论》《针灸甲乙经》等经典古书中也有相关描述。后代人通过学习、总结、研究后发现古代医家对本病症状的阐述主要有颈肩、上臂的疼痛、麻木、僵硬或其活动受限等,也因此祖国传统医学将颈椎病主要归属于"痹证""项背痛""痉证"等范畴。

【验案】王某,女,38 岁,银行职工,2022 年 9 月 27 日初诊。主诉:颈肩部僵硬疼痛伴右上臂外侧疼痛 2 月余,加重 2 周。患者 2 个月前无明显诱因出现颈肩部僵硬疼痛伴右上臂外侧疼痛,有长期伏案工作史,2 周前至海边游玩,当时海风较大,回家后第 2 日清晨即觉项背部强板不适加重,吹空调后更甚,自行贴敷膏药后未见明显好转,至龙师处求医。刻下:颈肩部僵痛,疼痛难忍,转动头部稍受限,右上臂外侧酸胀疼痛,诉偶发麻,恶风,有汗,无发热头痛等不适,形体偏瘦,否认外伤,纳寐可,二便调,舌质暗红,苔薄白,脉浮紧。查体:第 4～7 颈椎旁肌肉压痛明显,局部肌肉痉挛,活动度可。西医诊断:神经根型颈椎病。中医诊断:项痹(风寒湿痹)。治法:祛风宣痹,濡润筋脉。予葛根汤加味。方药:葛根 30 g、炒白芍 20 g、桂枝 10 g、羌活 10 g、桑枝 20 g、鸡血藤 30 g、豨莶草 20 g、生姜 5 g、片姜黄 20 g、威灵仙 9 g、秦艽 9 g、陈皮 10 g、防风 5 g、蜜黄芪 15 g、蜜甘草 5 g,7 剂,日 1 剂,水煎服,分早晚餐后温服。方中重用葛根,解表祛邪;炒白芍助葛根加强濡润筋脉以缓其刚急;防风祛风解表,胜湿止痛;桑枝、秦艽、威灵仙、豨莶草祛风湿,舒筋络,止痹痛;在治风的同时不能忽视治血的重要性,选鸡血藤不仅能活血养血,还能加强舒筋活络之功;取桂枝解肌发表、温通经脉之功,配伍生姜,意在血得温则行,湿得温则化;蜜黄芪健脾益气以消乏力,加片姜黄加强活血行气、止痛之力;蜜甘草调和诸药,方中羌活、蜜黄芪亦行引经之功。2022 年 10 月 6 日二诊:颈项僵硬感基本消失,恶风不明显,疼痛有所缓解,舌质红,苔白腻,脉弦。说明表证已解,去辛温发散之生姜,加制附子 6 g 温阳以除寒湿,生薏苡仁 30 g 利湿从小便走,盐杜仲 20 g 与制狗脊 30 g 补肝肾、益筋骨、强腰脊以利俯仰旋转。2022 年 10 月 13 日三诊:上方续服 2 周,愈。

(2) 从中医论治腰腿痛:腰腿痛是指患者自觉腰部疼痛,伴或不伴下肢牵涉痛为主要症状的一类疾病。考究中医文献可达秦汉年代,《素问·六元正纪大论》中曰"感于寒,则病人关节禁固,腰脽痛,寒湿推与气交而为疾也"。《医宗金鉴》云:"腰痛肾虚风寒湿,痰饮气滞与血瘀,湿热闪挫凡九种。"人一身仰俯屈伸转侧赖之于腰也,故腰腿痛临床常见。龙师亦认为腰痛不外乎这 9 种病理变化,掌握疾病的病因病机,而后辨证施治,最后以法组方、以法选方、以法类方、以法释方,用药方向正确,自然会有相应的疗效。

【验案】叶某,男,65岁,农民,2023年1月5日初诊。主诉:腰背部酸胀疼痛10余年,再发伴右下肢麻木1个月。患者10余年前弯腰提重物后突发腰背部剧痛,休息后稍见缓解,未系统治疗,其间酸胀不适反复,1个月前无诱因见右大腿后侧、小腿外侧、足背部麻木不适,遂来诊。刻下:患者诉腰背部酸胀明显,麻木存,摇转不能,仰卧垫腰疼痛可缓,平素感乏力明显,胃纳一般,二便尚调,夜寐安,舌质淡,苔白,脉弦细,右手尺脉沉按无力。查体:患者形瘦体弱,面色暗滞,第3~5腰椎棘突间压痛明显,挺腹试验(+),直腿抬高试验:左70°,右30°。直腿抬高加强试验:左(-),右(+)。辅助检查MRI提示第4~5腰椎椎间盘突出,腰椎退行性病变。西医诊断:腰椎间盘突出。中医诊断:腰痛(肝肾两虚、气血不足)。予独活寄生汤加减。方药:独活9g、小茴香5g、桂枝10g、陈皮12g、杜仲20g、牛膝20g、当归15g、醋制延胡索30g、炒白芍20g、川芎10g、羌活9g、川断15g、生黄芪60g、生白术10g、茯苓15g、蜜甘草5g,7剂,日1剂,水煎服,分早晚餐后温服。并嘱内服药物后可用药渣再煎外洗泡脚,物尽其用。后加减服药20余剂,酸胀不适止,转摇如常人。

按语:龙师认为患者为农民,劳役过度,积年累月,损伤腰肾,年过八八,肝气衰,筋不能动,肾脏衰,形体皆极,肝肾双亏,故患者感腰背部酸胀不适,本为虚,故10余年反复缠绵不断;而古有言:气不至则麻,血不荣则木。先天亏虚,后天不足,气血无以化生则麻木现;望面色暗者,为肾显色,然有苔见白,脉见弦,恐有外邪扰之,故予独活寄生汤加减,注重补益,辅以祛邪。方中独活为君,在补肝肾、强筋健骨的基础上祛散风寒之邪,独活味辛苦,性微温,尤善祛久邪伏风,性善下行,加上行之羌活协助独活通畅督脉,加强祛风寒湿之力,小茴香、桂枝温通经脉,另小茴香可引药入腰直达病所,均行臣之责;佐以杜仲、牛膝、川断强筋骨,益肝肾,兼可祛风湿,牛膝活血下行利筋脉,当归、炒白芍、川芎活血养血取自四物之意,生白术、茯苓、生黄芪健脾理气益后天,功仿四君,陈皮化痰理气使补而不滞,醋制延胡索活血行气止痛,加强活血、理气之力,使用蜜甘草和诸药,调全方,邪正兼顾。

三、徒承部分

从跟龙师门诊学习的第1日开始,龙师就告诉笔者:"跟师不是简单地抄方,也不是只会看在跟师时看过的疾病,看病不仅要了解其因,更要知道其果,要有一定的临证思维,要学会有效看病。"龙师认为学中医,要融古贯今,要有溯本求源的求知欲才能够传承并发展中医;曾一度强调中医学并不是老古董,不是用来欣赏的,而是一门实用的复杂性科学,只有在临床中切实解决患者的疾苦,才能在根本上发展中医学。那如何才能解决患者的疾苦才是学习中医的关键。龙师讲必须要勤读、泛读、精读古今中医书籍,要诚心吸取众家精华,才能学以致用并加以创新发展,要拓宽自己的临证思路,提高自己的临床疗效。龙师认为一定要多背多记,因为中医理论知识极具抽象性,如果没有扎实的理论功底,在临床实践应用中就无法充分发挥其应有功效,时刻牢记,学习的目的就是应用,而在实践应用中要不断充实理论知识,那如何学以致用,要靠自己摸索。在跟龙师门诊过程中,龙师注重培养笔者的中医辨证论治能力,即中医的望、闻、问、切四诊的锻炼。告诉笔者"望"诊在患者走进诊室的那一刻就已经开始了,所以在看病的全程都要专注,不可神游,在望诊上望舌是必须要重视的,很多时候会出现舌、证、脉象不符的现象,这时候是弃证从舌还是弃舌从脉就成为考验医者临床功底的一面镜子;如何"问"更是一门艺术,不能有明显的或是隐晦的诱导成分存在,不可想当然地问,通过跟师学习及龙师的言传身教,笔者对问诊的技巧逐渐有所体会。当然,作为新时代的中医继承者和发扬者,龙师强调要结合现代科技手段,X线片、CT、MRI是诊断及治疗过程的重要依据。在跟师过程中,龙师总是很耐心地讲述看片的顺序、要点及注意问题,培养笔者看片习惯及全面分析能力。作为一名骨伤科临床医生,临床查体更是重中之重。在日常跟师期间,龙师亦是注重科研能力的培养,龙师指出:"一名好的医生,不仅临床工作能力要过硬,科研创作亦是不能忽视的一个板块,在日常学习中,要不断发掘、整理古今名老中医的经验效方。主流思想及特色治疗,同时也可以围绕名老中医的学术思想中心点来撰写论文,探讨有关其理论的学术渊源,鉴于此可提高自身的基础理论功底、临床治疗水平及临床思维的创新。"

近年来,随着医患矛盾的不断升级,以及一些不良媒体的负面报道和各行各业存在的不正之风,使笔者对所谓的职业道德和现实的社会差异存在疑问,龙师总以良好的职业道德、人格魅力时刻影响着笔者。曾有一次,一位患者为感谢龙师将其治愈(所患何病已记不清),在龙师出诊时送来一盒礼物(不详),但龙师果断拒绝,并将礼物放至诊室外嘱其带回,且返回后不忘叮嘱笔者不能收患者礼物,无论其是否贵重。在半时出诊时,不管遇到多么"难缠"的患者,都耐心解说,反复解释,这些看起来似乎是一件小事,是一个不需要注重的细节,但恰恰是这种小事、这种细节很多时候却决定着一个人的成败。正是由于龙师具有廉洁奉公、仁德仁心的优良品质,使他在患者中有良好的口碑。树立良好的职业观和崇高的道德观,从各种细节上培养以患者为中心的工作意识,教导树立全心全意为患者服务的理念是龙师过去在做、现在在做、将来会做的事。

朱新平

■ **名医介绍**

朱新平,男,1969 年 11 月生,江西省永新县人,主任中医师,舟山市名中医,岱山县首届名中医,岱山县医疗拔尖人才,县级重点学科——中西医结合消化内科学科带头人。浙江省中医药学会中医药文化研究分会常务委员,浙江省中医学会糖尿病专业委员会委员,浙江省中医学会膏方分会委员,浙江省中西医结合学会风湿病专业委员会委员。朱师医术精湛,近 30 年来一直从事中西医结合内科临床工作,在中西医结合治疗糖尿病、高血压、冠心病和各种急慢性胃病、急慢性肺病等方面有丰富的临床经验,尤其擅长失眠、焦虑、心律失常,以及各类亚健康人群的中医药调养保健。曾在省级刊物发表《愈萎理胃汤治疗慢性萎缩性胃炎的有效观察》《疏肝健脾温肾汤治疗肠易激综合征 50 例小结》《旋覆代赭汤合左金丸加减治疗胆汁反流性胃炎 84 例》《补气养阴降糖饮治疗 2 型糖尿病 82 例观察》《调脂软肝饮治疗脂肪肝 178 例疗效观察》。

■ **传承人(或执笔者)介绍**

陈泽宇,男,主治中医师,毕业后一直工作于岱山县中医院内科,跟师于朱新平主任中医师数年。

一、成才历程

朱新平,1969 年出生于江西省吉安市永新县。1994 年于江西中医药大学中医专业毕业后,在温州医科大学在职研究生班、浙江大学医疗高级管理班进行了系统的临床和管理提升学习,并多次到省市级医院进修。在校期间深受伍炳彩、皮持衡、张小萍等名师学术思想的影响,毕业后长期扎根于岱山,曾跟诊全国基层名中医沈有庸老中医,对于浙江海岛气候对人体的影响有自己独特的见解。临诊推崇四诊合参,认为大多疾病源于不良的生活方式和不良的情绪;治疗上注重对脾胃功能的保护;对于各种慢性病的治疗和亚健康人群的调理,则强调在辨证论治的基础上结合辨病和辨体论治。

回顾30年的从医之路,可谓一路艰辛。初到岱山,最大的障碍是语言不通、饮食习惯的不同。朱师以岱山县中医院的创建者——国家基层名中医沈有庸为榜样,沈老也是扎根海岛的外乡人,深入临床一线,以同事为师,以患者为师,迅速完成了一位大学生到医生的转变,经过不到半年的学习和锻炼,就克服了语言和生活上的困难,逐渐成了大家眼里的好医生。朱师一直强调,中医人的成长过程,就是做临床、读经典、跟名师,只有通过不断的临床和理论的积累才能提升自己的诊疗水平。所以,朱师从医近30年,不管是担任科主任还是副院长、院长,一直没有脱离临床,坚持每周的查房和专家门诊,更是熟读《黄帝内经》《伤寒论》《脾胃论》等经典,他常说,中医学是我们祖国的文化和医学瑰宝,作为一名中医人,有责任去探索和挖掘她的文化和临床价值。同时,最值得我们学习的是他把每一位同事、每一位患者都当作自己成长路上的老师。

1. 大医精诚,关爱患者

孙思邈曾说"人命贵千金,大医需精诚",朱师认为,作为一名医生,不仅要求医术精湛,而且要有仁爱之心,待患者如亲人,关爱患者,想患者所想,急患者所急。"德不近佛者无以为医,才不近仙者无以为医",是他的座右铭,也是他经常教导我们的口头禅。从事中医药临床和管理工作近30年来,朱师在岗位上兢兢业业,一心一意为广大群众着想,为患者排忧解难。无论是领导干部,还是平民百姓,无论是熟人同事,还是素不相识的陌生人,均一视同仁,认真仔细地制订每一次治疗方案,从不敷衍了事。岱山是一个老龄化比较重的小县城,许多年轻人都外出工作,无法陪伴在老人身边。有些老人来看病,总是絮絮叨叨不停,朱师总是耐心倾听,认真解答,让他们感受到关爱和温暖。对于高龄、行动不便的老人,朱师还常常利用休息时间上门看诊,给他们送医送药。朱师在岱山医疗界和百姓中有非常好的口碑,也经常被评为县级优秀党员和先进工作者,是岱山卫生系统第一批优秀医疗人才,也是岱山县首届名中医。所有的患者都说朱师"医疗技术好,对待病人没有一点架子,看病特别仔细、耐心","大医精诚"的仁医精神在他身上得到了充分的体现。

2. 看病严谨,精益求精

《灵枢·邪气脏腑病形》讲"见其色,知其病,命曰明。按其脉,知其病,命曰神。问其病,知其处,命曰工"。朱师在长期的诊病过程中,无论疾病轻重,必要望闻问切,以八纲辨证为基础,结合脏腑辨证、体质辨证、情志辨证等,寻根问本,全面地了解患者的病情、病史、饮食习惯、精神状态等信息,确定病因、病位和病机。同时,在治疗上朱师不仅强调人体内部脏腑功能的协调,还十分注意外部环境及生活方式的指导,更重视情志的调畅。例如,在治疗各种失眠时,除了服用汤药外,还要注意调整生活习惯和良好的睡眠环境,更要去探寻患者失眠的情志原因,若能对情志因素加以针对性的言语治疗,往往能取得意想不到的疗效。朱师强调诊病要以整体观念为基础,重视疾病病因病机的分析和个性化的整体治疗,不仅要看患者所患的病,更要看患者的整体情况,这样才能取得事半功倍的效果。

3. 弘扬中医文化

朱师走上管理岗位后,在做好繁重的行政工作的同时,坚持每周的中医门诊和病房查房工作。同时,朱师还利用休息时间担任岱山县老年大学医疗班的主讲老师,多次前往鱼山、秀山、衢山等外岛,为那里的老人们开展保健知识讲座、义诊,把中医药带到了岱山的角角落落。作为岱山县中医院执行院长和内科学科带头人,他在培养中医人才方面更是不遗余力,在完成岱山县卫生健康局安排的名医带徒工作外,还主动在院内开展了师带徒工作,笔者就是这样才有幸跟师学习的。同时,从2015年开始,朱师还担任了岱山县中医药适宜技术推广基地的负责人,亲自编写了《岱山县中医院中医药适宜技术推广手册》,并亲自深入到各个卫生院的村卫生室开展中医药适宜技术推广工作,让广大老百姓能真正认识中医,接受中医,方便看中医,放心用中药。朱师常说,中医的前景在基层,基层的百姓也需要中医。不仅如此,朱师还根据百姓的需求,在岱山县中医院创建了治未病科、小儿推拿科、中医护理门诊等中医药特色科室,以便充分发挥中医药特色优势;又带领热爱中医药文化的医护人员,在岱山县中医院创建了中医药文化宣传基地,利用业余休息时间给老百姓开展中医药文化宣教工作,提高老百姓对中医养生保健思想的认知度和对中医适宜技术的接受度,让老百姓充分感受到中医药文化的独特魅力。

二、师传部分

1. 注重脏腑辨证，更重视脏腑辨证与调畅情志

朱师在长期临床工作中注重辨证论治，其中尤为重视脏腑辨证，同时有机结合辨病、辨体、辨情志论治。人体的脏腑器官不仅仅是生理结构，更是一个相互联系、相互制约的有机整体，五脏之间相生相克，同时与六腑互为表里，与外在组织器官、五官九窍密切联系，任何一个脏腑器官的功能失调都会打破平衡，影响整个人体，从而产生疾病。因为疾病的发展是一个动态过程，而临床诊病的过程，就是要通过望闻问切四诊，确定主要的病变脏腑及疾病演变过程中牵涉或影响的脏腑，再根据病变的阴阳、表里、寒热、虚实确定疾病性质，制订治疗的理法方药，这个过程的每一个步骤都要务求精准，尤其是病变脏腑的定位和病性的确定。同时，不同的体质都有各自的病机和病性特点，不同的体质也影响着疾病的转归和预后，有时，中医的治病求本，应该以体质为本，病症为标，尤其是针对亚健康人群的调治。另外，情志因素在疾病的发展过程中扮演着重要角色，尤其是慢性病的进展常与情志因素息息相关。现代研究表明，心理与躯体之间存在着明确的互动关系，而心理因素对躯体的影响表现更为显著与强烈。因此，疾病的诊疗既要关注作为"形"的躯体，更要关注御形的"神"，临床从调节情志入手，更易做到形神合一，促进躯体向愈。

2. 治病注重脾胃功能

朱师特别推崇金元四大家，尤其是李杲的学术思想，强调"人以胃气为本"。《素问·玉机真脏论》曰："五脏者，皆禀气于胃，胃者，五脏之本也。"脾胃居于中焦，是人体气机升降之枢纽，为气血生化之源，五脏六腑四肢百骸之根，故称"脾胃为生化之源，后天之本"。脾喜燥恶湿，由于舟山为海岛城市，气候温暖，湿度较高，多有湿热、痰湿之邪，最易伤脾。因此，朱师认为在舟山地区，老百姓的脏腑功能失调及亚健康状态，多由脾胃功能失调而致。另外，生活节奏快、压力大是人们生活常态，使人容易出现心理压力，从而引起抑郁、焦虑等心理疾病，不良的情绪对人体的脾胃功能会造成持续的伤害，所谓"思伤脾"，导致胃痛、食欲不振、体力下降，而脾胃的损伤更会影响情志气机的调畅，进一步影响情绪和精神状态，如《景岳全书》言："脾胃之伤于劳倦情志者，较之饮食寒暑为更多也。"

因此,朱师在治疗各种内科慢性病时,常从脾胃入手。《脾胃论》也指出:"百病皆由脾胃衰而生也。"脾土居中焦,为胃行其津液,浇灌脏腑经脉、四肢百骸,脾胃虚弱则元气虚衰,脾胃健运则元气充足,元气充足则百病不生,故要注意调理脾胃,使水谷得运、气血生化有源,促使疾病早日痊愈。朱师在临床上喜欢用李东垣的升阳益胃汤加减治疗各种慢性脾胃病及脾胃功能失调引起的其他脏腑疾病,正如李东垣所言:"其治肝、心、肺、肾,有余不足,或补或泻,惟益脾胃之药为切。"升阳益胃汤由六君子汤加羌活、独活、防风、柴胡、黄芪、白芍、黄连、泽泻、茯苓组成,全方有补有通,升降相得,清温并施。临床凡遇具有脾胃消化功能障碍者,只要其病机相同,不论其病位在肝、肺、肾、膀胱、冲任等,均以本方辨证加减治疗,皆可收到良效。

同时,慢性病的膏方调理也以脾胃功能的健旺为要。《素问·经脉论》云:"饮入于胃,游溢精气,上输于脾,脾气散精,上归于肺,通调水道,下输膀胱,水精四布,五经并行。"阳明中土,万物所归,乃后天之本,生化之源。膏方以滋补为主,然滋补精气离不开脾肾,进补受纳离不开胃气,因此,膏方滋补应以脾肾和脾胃为核心。脾胃是否健壮,首先是膏方能否吸收、耐受的关键,其次也是膏方发挥良效的基础。膏方多为滋腻之品,易妨碍脾胃运化,故处方前须详尽评估服用者的脾胃功能,对于脾胃虚弱或湿重苔腻者,建议先行服用1~2周开路药,如白术、苍术、陈皮、砂仁、蔻仁、佛手等,健脾开胃,芳香化湿,以改善食欲和促进消化吸收。

另外,在遣方用药时朱师常常强调要避免损伤脾胃。人体通过升降出入运动不断从外界摄取食物,经脾胃的腐熟、运化,摄其精微化生气血而充养周身。因此,若脾胃受损,正气得不到补充,往往容易使疾病迁延不愈。朱师曾说过,患者前来诊病,多有纳谷不馨,若用药再伤了胃气,生化之源更易枯竭,疾病就更难向愈。故朱师用药,对于脾胃功能减退者,多合用山楂、麦芽等;对于脾虚腹胀者,则加用炒白术、茯苓、陈皮、太子参等;对于脾虚泄泻者,多用山药、茯苓、芡实等。在补益药中加入陈皮、砂仁等;活血化瘀常用丹参、牡丹皮、桃红等药性平和之品;对于甘遂、大黄等攻下效果较强的药物用量较小,以防邪去正亦伤;他还会根据药味、剂量等因素来调配药方,以尽可能减少对脾胃的刺激,避免对患者的身体造成不必要的伤害。

对于肺和脾胃,朱师认为肺为华盖,主气司呼吸,主行水,朝百脉。脾主运化,调节气血生成及水液代谢。另外,肺属金,脾胃属土,土生金,母子相生。肺主气包括主呼吸之气和主一身之气两个方面。一身之气的生成,在于宗气的生成,而宗气是由肺吸入的自然界清气,与脾胃运化的水谷之精所化生的谷气结合而成。在气机升降方面,肺气以肃降为顺,胃之气以下降为和。肺胃之气同主于降,在功能上相互促进。若肺脾两虚,水液代谢失常,痰湿内生,气机升降失常,故壶盖不揭,气逆而上,发为咳嗽。《黄帝内经》指出"五脏六腑皆令人咳,非独肺也"。朱师临床治疗咳嗽时不拘泥于肺之本脏。对于肺脾两虚、痰浊内停之慢性病,如慢性支气管炎、慢性阻塞性肺疾病、哮证等,治以健脾益气,培土生金,多予四君子汤、二陈汤、三子养亲汤等加减治疗。

3. 治病注重气血功能

朱师临证推崇人身以气血为本,人之有形不外血,人之有用(功能)不外气,气血平和,阴平阳秘,则身安无病;气血不和,阴阳失调,则疾病由生。由此而言气血为患是疾病产生的重要本质之一。因而,在诊治过程中,十分强调气血辨证。他指出,"清代周学霆在其所著的《三指禅》提出了'人之一身不离阴阳'的论述,所谓阴阳,如果以气血二字予以概括,抑或不为过"。认为气血辨证较之阴阳辨证更为具体、实用,它不仅可反映阴阳辨证的主要内容,而且可弥补八纲辨证之不足,气血辨证既是辨病过程中的必要环节,又是施治中的主要依据,故在临床上善执气血辨证之牛耳,结合八纲和脏腑辨证的方法诊治内伤杂病,可统病因、病机、病性、病位于一体,熔理法方药于一炉,对临床实践有较大的指导意义。他认为脾胃是气血生化之源,气是人体的动力能量,主要由肺气、脾气、肾气、心气等提供。气的升降出入,决定了脏腑器官的正常运行,因此,气的辨证对于各种疾病的判断和治疗都有很大的指导意义。例如,气虚证是一种常见的中医辨证,常表现出慢性疲乏、气短懒言、四肢无力等症状,对于这种症状的治疗,中医通常采用补气为主的治疗原则,通过振奋脾、肺、肾三脏气机,调和身体气血平衡,以恢复身体功能的正常运转。而血是人体的物质基础,主要由脾气、肝气、心气等脏腑所生,血的通行不畅会导致各种疾病的发生。如中医所说"气为血之帅,血为气之母",气虚则易形成血虚,气滞则易形成血瘀,这些都是中医辨证中常见的病理。对于血虚、血瘀等病理,可以采取活血化瘀的治疗方法,以促进血液的正常循环和新陈代谢,从而达到治疗疾病的效果。

4. 注重中西医相结合

朱师认为,中医学是以中国古代精气、阴阳、五行学说为哲学基础,以唯物主义和辩证法思想为指导,讲究人与自然、社会的统一,强调个体差异和个性化治疗,讲究病证结合,尤其注重辨证施治,针对患者的体质和病情做出针对性的治疗调理方案,而西医则可以讲究循证观念,通过现代化的检查手段和药物治疗,快速高效地控制病情,注重病因病机的科学诊断和标准化治疗。两种完全不同的医疗体系,完全可以取长补短,西为中用,相互融合,相互促进,减少副作用,提高治疗疗效。对于一些慢性病如哮喘、慢性阻塞性肺疾病,单一的治疗手段容易使疾病缠绵不断,而中西医结合往往可以提供综合、针对性的治疗,提高临床疗效。在如今浮躁的社会背景下,中医的养生保健和西医的营养学、运动医学等知识相结合,往往可以做到"治未病"。

三、徒承部分

1. 传承朱师经验

在30余年的长期临床实践中,对经方、小方有着丰富的使用经验,朱师诸多经验方及经典对药的应用也有着充分有效的验证。笔者在门诊及住院部时,在临证处方中也经常选用朱师的经验方和对药,有了许多成功的治疗案例。现将运用朱师用药的心得体会细述如下。

黄连温胆汤是笔者在临床上使用频率最高的朱师验方,该方由黄连、制竹茹、枳实、姜半夏、陈皮、茯苓、炙甘草、生姜、大枣组成,对于内有痰热、胆胃不和、胃失和降等诸多疾病如胆囊炎、黄疸、失眠、抑郁症、胃炎、肠炎、神经症等往往有良好的效果,由于肝胆互为表里,笔者喜在方中加入柴胡10 g,通过疏肝解郁加强处方效果。对于不同疾病,可以上方加减提高疗效,如发热烦躁者,可加黄芩、淡豆豉清热解毒;夜寐欠佳者,可加远志、酸枣仁安神宁心;呕吐较剧者,可加入紫苏叶、旋覆花以降逆止呕;头晕者,可加入川芎、天麻、钩藤平肝潜阳。

调脂软肝饮也是笔者在临床上在治疗脂肪肝时使用较高的朱师验方,脂肪肝多见于暴饮暴食,喜食油腻肥厚,长期大量饮酒,导致肥脂湿浊内停,积于肝内;或情志异常,因长期焦虑、紧张导致肝气郁结等,导致肝郁脾虚、痰湿瘀血内阻,主要病位在肝,涉及脾、肾等脏腑,朱师深知"见肝之病,知肝传脾,当先实脾"之道理,临床尤其重视疏肝健脾之法,贯穿治疗始终。方中重用泽泻利水化浊,生山楂消食化痰,丹参祛瘀生新治其标;柴胡、决明子疏泄肝胆之郁,畅通中焦气机;党参、白术、陈皮、半夏、茯苓益气健脾和胃,共治其本;再佐以制何首乌、白芍、当归养血柔肝,缓急止痛,活血化瘀;白芥子消积化痰浊。同时鼓励适度运动、禁烟戒酒后往往有良好的疗效。

在遇到心力衰竭、下肢水肿的患者时朱师往往会使用苓桂术甘汤加减治疗。方中由茯苓、桂枝、白术、甘草、泽泻、葶苈子、大枣、丹参、枳实组成。茯苓入心、脾、肾经,利水渗湿健脾,桂枝温经通阳,解肌发表,桂枝与茯苓相配可通阳化饮,下气利水,加上丹参活血化瘀、葶苈子强心利尿、枳实理气宽胸,行气固脱,甘草调和诸药。笔者在用该方后患者的尿量会明显增加,服药1周后心力衰竭症状缓解,浮肿得以消退。

治疗肝气郁结的疾病,朱师喜用柴胡和黄芩。肝主疏泄,其性升发,肺主降逆,其性主清肃,肝自左而升,肺从右而降,如环无端,循环往复,如此则气机调达。若"清肃之令不行,升降之机亦窒",肝气郁闭,疏泄不畅,可影响肺气肃降,上逆而咳。或肝郁化火,肝木横逆,灼肺金而咳。柴胡性凉,气味轻清,芳香疏泄,主入少阳,能疏肝理气,平肝之热。黄芩为苦寒清肃之药,主入上、中二焦,能清热燥湿、泻火解毒。两者配伍,可疏肝之郁,泻肝之火,清肃肺金以止咳。

2. 个人临证感悟

脉为血府,贯通周身,与脏腑息息相关。心主血脉,肺朝百脉。脾胃主统血,为气血生化之源。肝主藏血。肾主藏精,精可化生为气血。脉位的深浅,搏动的快慢、强弱、节律、脉的形态及血流的流利度等不同表现可测知脏腑、气血的盛衰和邪正消长的情况。《伤寒杂病论》云"脉乃气血先见,气血有盛衰,脏腑有偏胜",也证明了这个说法。同时,当机体受到刺激时,必然影响脏腑气血的变化,脉象也随之改变。右寸脉变化时,多出现呼吸系统的疾病,若为肺炎、外感发热,右寸往往会出现浮脉,若脉象偏紧,可加麻黄、杏仁、甘草散寒解表;若脉偏数,则可以加入桑叶、菊花清热解表;若为慢性阻塞性肺疾病、慢性支气管炎等患者,右寸关脉往往偏弱、偏浮滑,两尺脉偏沉,可加入熟地黄、山茱萸、泽泻、茯苓等,往往可以有所助益;若是肺癌患者,右寸多有浮脉、细脉,右关脉濡细,考虑气阴两虚之证,往往会加入麦冬、南沙参、北沙参、天花粉等。而左寸往往代表了心系疾病,如冠状动脉粥样硬化性心脏病、心律失常等,但笔者在临床切脉时,往往脉象各有不同,但大致上弱脉、弦脉、细脉偏多,笔者根据朱师的气血理念,往往把心系疾病归纳成心气亏虚、心血瘀阻两类,常常用到黄芪、山药、党参、桃仁、红花、赤芍、当归、丹参、川芎,根据患者情况选取不同药物,往往效果明显。左关属肝胆,肝主谋略,胆主决断,同时肝位于右胁,其经脉布及乳房与胁部,思虑过多、烦躁易怒等情志变化往往引起胁痛、乳房胀痛的现象,这时候去切脉往往会出现左关弦的脉象,可予柴胡、白芍、郁金等平肝解郁药物。右关属于脾胃,若滑数主痰饮或者食积,但笔者临床上常常见脉象滑数而症状与脉象并不一致的情况,后来追问患者才发现对方是刚喝过酒或者用完餐过来就诊,因此,对于右关滑数的时候往往要问清饮食情况才可进一步诊断。从事海洋工作者夏季切脉往往会出现左关偏弦偏数、右关偏弦滑的脉象,往往考虑与舟山的地理因素、渔民的饮食结构及气候的变化有关。关于尺脉,其脉象变化往往代表了一些肾脏泌尿系统疾病、生殖疾病。同时,尺脉的变化也可以提示疾病的转归。若尺脉脉象逐渐正常,考虑疾病趋向好转,若尺脉脉象逐渐减弱或者消失,则提示预后不佳,疾病危重。通过切脉,可以从脉象的变化得知患者的疾病变化,帮助病症与证的诊断。

杨向炎

▶ **名医介绍**

杨向炎,男,1963年6月生,浙江省舟山市人,主任中医师,舟山市名中医,舟山市医学会康复医学专业委员会主任委员,舟山市中医药学会骨伤分会副主任委员,舟山市中医药学会委员。

▶ **传承人(或执笔者)介绍**

王滢婷,女,主治中医师,2009年毕业于上海中医药大学针灸推拿学本科专业,杨向炎名中医的学术经验传承人。继承了杨师中西医结合理念及辨病治病手法,将手法与针刺相结合,擅长治疗各种骨伤疾病。

一、成才历程

杨师祖籍浙江省永嘉县,1963年6月出生于浙江省舟山市。父辈们在战乱年代,从大陆漂洋过海,落户定海诊所从医。舟山解放,成立了定海卫生院(现舟山医院前身),后又辗转六横、虾峙等偏远海岛,扎根海岛,行医60载。"为医者应以仁慈为怀",父辈教诲,言传身教,耳濡目染,心中自有学医志向,子承父业,1980年6月考入浙江中医学院中医系,1985年6月大学本科毕业,并获学士学位,1986年6月远赴广东省中医院骨伤科进修,跟随广东省名中医邓晋丰教授学习,尽得其传。杨师将岭南骨伤科学术思想和沪浙骨伤名家经验、心法、手法熔为一炉,在中医骨伤科领域不断探索,最终形成自己独特的学术思想,运用于临床。

"任何学科的发展与进步都应各取所长,不可拘于局部,而忽视整体。"杨师认为,中西医虽各属不同的治疗体系,但殊途同归,都是为了患者的健康。西医在现代技术的辅助下,能够进行更加明确的诊断,以及制订更具针对性的治疗方案。如果西医医生也能够精通中医疗法,就有可能为患者提供更为细致的治疗,结合中医理论和对病理病因的认识,有些疾病无须手术便可得到有效治疗。

杨师从事中医骨伤专业35余载,主张"中医为主、中西并重"的治疗理念,运用中医辨证论治及中医手法治疗各种疼痛、骨折、脱位、骨关节病及脊柱疾病,并在颈椎病、腰椎间盘突出症和骨关节病的治疗中形成了一整套以中西医结合为特色的综合治疗方法。其中,针对腰椎间盘突出症,杨师采用了中药、针灸、推拿手法、骶管滴注和硬膜外麻醉下大推拿等方法。在治疗膝骨关节炎方面,杨师运用中医整体观和内外兼治、动静结合、筋骨并重的思想,辨证施治,采用中药内服、外敷和局部手法按摩,疗效显著。同样,对神经根型颈椎病和强直性脊柱炎的治疗,杨师运用推拿手法,并采用中药内服、中药熏蒸和中药定向透入治疗,取得了良好的疗效。所有这些治疗均基于中医整体观和内外兼治等治疗原则,临床观察结果表明,这些方法优于传统单一的医疗手段。

二、师传部分

杨师认为,对待中医骨伤的患者应该采取整体观察的方法,不能片面或局部地看待问题。在门诊患者进来时,医生应该细心观察患者的姿势、步态、表情等,全面、整体地评估患者的病情。人体是一个有机的整体,无论是外伤作用还是外邪侵袭,均可引起筋骨、经络受损,导致气血流通不畅,最终影响内脏的功能;同样,脏腑气血失调也可加重筋骨的损伤。

《黄帝内经》中对疾病发生的理论是基于阴阳,而最终归于气血。气属阳,血属阴,因此气血是阴阳之间的物质基础,气血不和会导致阴阳失衡。《素问·调经论》指出:"血气不和,百病乃变化而生。"因此,无论是在脏腑、经络(脉)方面还是在皮肉、筋骨方面,都离不开气血,气血在人体的作用无处不在。在伤科疾病的辨证论治中,应注意经络(脉)对内伤的影响,而对外伤则应注意筋骨的修复。总之,这些治疗原则都离不开气血。伤科的理论基础主要建立在"气血并重"的基础上,不能有所偏废。

因此,杨师认为理伤的基本原则,应气血同调而不可偏废。气行血充则百节屈伸自如。一般外伤予以行气祛瘀,用药以四物汤为基础方。新伤或肿痛明显者,加枳壳、青陈皮、柴胡。旧伤或宿疾,合四君子汤或补中益气汤,以补脾胃之气。

骨痹多与年老体衰、外伤劳损以及外感风寒湿等因素有关。中老年人由于肝肾亏虚,筋骨得不到濡养,脾失健运,湿邪内停,外湿易侵,久生痰浊,痰湿聚结,流注关节。加之外伤、长期慢性劳损致筋脉受损,瘀血积聚,或更兼风寒湿邪乘虚侵入,阻滞关节经络而成痹。因此,肝肾亏虚是骨痹的发病基础,在此之上,外感六淫之邪即可发病。中老年人体形肥胖,形盛气衰,气虚则运化无力,亦可聚湿生痰,痰瘀互结,致关节肿胀疼痛甚至畸形。久病则气血虚损,津血运行不畅则生痰瘀。长期得不到治愈的骨痹患者必然存在湿痰败血瘀滞于经络的情况。因此,杨师认为骨痹的病机为肝肾亏虚、痰瘀互结,以肾虚为本,痰瘀为标。

疼痛和肿胀是骨痹的较为常见的临床症状,多由肝肾亏虚、痰瘀互结所致。这也是临床治疗中的关键。杨师依据"急则治其标,缓则治其本"的原则,通过补益肝肾和疏通痰瘀等立法,常常选择一些具有补肝肾、强筋骨作用的熟地黄、淫羊藿、肉苁蓉、山茱萸、巴戟天等药物作为治疗的基础。同时,怀牛膝作为补肾药引,有助于逐渐疏通痰瘀,引血下行。当归、鸡血藤等药物则能养血活血,而制半夏、制南星、苍术、白术等药物则有助于健脾燥湿化痰。现代药理研究表明,燥湿化痰的药物可以加快肢体组织间水分和关节腔内积液的吸收,从而减轻机体负担,消除关节肿胀,同时有一定的镇痛和安神的作用。

筋和骨同属中医学"五体"的范畴。《灵枢·经脉》中提出了"骨为干,筋为刚"的观点,阐明了筋骨相互依存的关系。筋肉附着于骨骼,堆积成节,主司四肢的营养和活动,而骨节则支撑着筋肉和整个身体的形态,维持日常复杂活动。《素问·五脏生成》中也有"诸筋者皆属于节"的描述,这说明了筋肉在骨节之间发挥着纽带作用。

筋分为两类:大筋和小筋。大筋主要联络骨间关节,而小筋则滋养骨骼并起到伸展作用。筋能够约束骨的运行,而骨则可以伸张筋肉,筋骨相互协调,相互依存,维持人体正常和复杂的运动。因此,当身体受到外界损伤或患有慢性退行性疾病时,筋骨先受影响并出现损伤,又往往筋伤先于骨伤。如医者只关注骨伤,而忽略了筋伤,治疗效果则不佳。《医宗金鉴·正骨心法要旨》亦认为

"更察其所伤上下轻重浅深之异,经络气血多少之殊"。只有气血、筋骨并重,这样才能更好地处理疾病。杨师临诊中,在药物和手法上都体现了"筋骨并重,筋骨同治"的理念。

筋骨与人体五脏中的肝和肾相对应。肝主筋,肾主骨,筋骨的盛衰状态取决于肝肾功能的盛衰。如果肝肾精血充足,筋骨得以滋养,筋骨则强健。因此,杨师认为筋骨病的临床治疗还应进行全面调理,重点关注肝、脾、肾。

《医宗金鉴·正骨心法要旨》云"夫手法者,谓以两手安置所伤之筋骨,使仍复于旧也",说明手法在治疗筋骨损伤中的重要性。因此,杨师强调在药物治疗同时,通过其拔伸捺正按揉的独特整骨理筋手法,可以调和阴阳,理顺气血,疏通经络,复位关节,松解粘连。

中医临诊强调动手能力,望闻问切四诊,要能熟练灵活运用。骨伤科的诊断更要勤动手,用心去体会手下的感觉和患者的痛点。杨师常说,在目前 X 线片、CT 等现代检查技术普及的情况下,骨伤科医生用手进行触摸比对,对骨伤的诊断和治疗仍然十分重要。诊断的时候不仅要依靠体格检查,更要熟悉解剖位置,了解肌肉的起止点,在肌肉的起止点推拿或施药效果事半功倍。

对于推拿正骨,杨师更是有自己的一套手法,循经按压,寻找痛点,了解紧张的肌肉,再推断紊乱的关节位置,运用对应的手法,四两拨千斤,立竿见影地解决患者的症状。

在正骨推拿治疗中,"筋骨辨证"手法操作至关重要。正骨推拿根据其作用和适应证的不同,通常使用松筋(理筋)和整复(正骨)这两种基本方法。在进行正骨推拿治疗前,对于不同类型或同一阶段的骨伤,应明确筋伤与骨伤的轻重和主次,并根据辨证结果选择合适的手法,遵循"轻—重—轻"操作顺序。正骨手法主要用于骨折和脱位,恢复骨与关节的正常位置;而理筋手法则适用于软组织损伤和肌肉痉挛所引起的疼痛。但在临床治疗中,正骨理筋,二者不拘泥分界,应因证施治,如正骨前后注意理筋,使移位骨端和关节,能更加顺利复位。只有遵循"筋骨辨证""筋骨并重"的原则采取手法治疗,才能避免加重患者病情,真正实现"筋骨同治"。在实践中,杨师以"筋骨辨证"为指导,运用膝关节"四步法"(松解、点揉、推摩、伸屈)等治疗手法,配合口服活血补肾健骨药物、康复锻炼治疗膝骨关节炎,临床效果显著。

为适应海岛潮湿气候,改良"三色膏"以治疗风湿痹痛。改良"三色膏"的组成：紫荆皮 240 g、黄荆子 240 g、连翘 25 g、丹参 60 g、独活 50 g、生大黄 18 g、生马钱子 50 g、威灵仙 60 g、白及 50 g、当归 50 g、赤芍 50 g、五加皮 60 g、秦艽 30 g、怀牛膝 60 g、防己 50 g、羌活 60 g、白芷 50 g、片姜黄 60 g、天花粉 50 g、木瓜 60 g。制作方法：研细末，和匀，用蜂蜜水适量调和如糊状，置于缸内备用，用时摊于石膏棉纸上，0.3～0.4 cm 厚，上盖纱布，外用绷带固定，隔 2～3 日更换。

这种膏药功效在于活血化瘀，消肿止痛，滋养筋骨，祛风胜湿，舒缓筋络。主治各类伤筋骨折、瘀血肿胀和疼痛，还可用于治疗陈旧伤痛和风寒湿痹痛。方中主药紫荆皮、黄荆子能够协同作用，紫荆皮能活血消肿、解毒，黄荆子味辛苦，性温，能温经散瘀、祛风止痛，有助于消散瘀结、退肿止痛。此外，本方还添加了生马钱子，更能增强止痛功效。

三、徒承部分

笔者跟随杨师学习多年，深受杨师教导，获益良多。临床诊治中亦多循杨师之意，现分享几则笔者临证医案，以飨同道。

【验案 1】张某，男，62 岁，2022 年 3 月 3 日初诊。主诉：腰部疼痛伴右下肢疼痛麻木 1 月余。1 月余前患者因用力不当致腰部疼痛，继而伴右下肢疼痛，呈放射痛，麻木感，曾在外院行 CT 检查，示第 5 腰椎～第 1 骶椎椎间盘突出，给予消炎镇痛西药口服，腰腿痛未见明显好转。现右侧腰腿疼痛明显，伴右下肢麻木、畏冷感。检查：第 5 腰椎～第 1 骶椎右侧压痛，直腿抬高试验右侧 30°阳性，右足背皮肤感觉减弱，右拇趾背伸力减弱。舌苔薄白，舌质淡胖，脉弦细。西医诊断：腰椎间盘突出症。中医诊断：腰腿痛(气血失和)。治以益气和营，通痹止痛。予通督活血汤加减，方药：黄芪 9 g、党参 12 g、丹参 12 g、当归 12 g、白芍 12 g、生地黄 9 g、川芎 15 g、桂枝 6 g、苏梗 9 g、红花 9 g、乳香 6 g、没药 6 g、秦艽 9 g、独活 9 g、制狗脊 12 g、威灵仙 12 g、淫羊藿 12 g、川牛膝 12 g、蜜甘草 6 g、地龙 6 g、蜈蚣 3 g、杜仲 12 g、鹿角片 12 g，7 剂，日 1 剂，水煎服，分早晚餐后温服。配合腰椎俯卧位牵引，每日 1 次，牵引重量 25 kg，每次 30 分钟。牵引后进行腰背部滚法放松，一指禅点按环跳、承山、委中等穴，侧卧斜扳腰椎，以纠正腰椎小关节位置。2022 年 3 月 12 日二诊：用药后右侧腰腿痛减轻，直腿抬高试验右侧60°,但仍感右下肢麻木,怕冷,胃纳可,二便正常。舌质略暗,苔薄,脉细。再加用益气养血方以补肝益肾。方药:守上方加伸筋草15 g、细辛3 g、鸡血藤15 g、千年健15 g,7剂,日1剂,水煎服,分早晚餐后温服。施以上述同样手法和牵引治疗。2022年3月26日三诊:患者腰腿痛已除,行走自如,仍有右下肢麻木,继续服上方2周,以固疗效。嘱其做腰背部功能锻炼,避免弯腰劳累。

按语:《类证治裁》指出:"诸痹······良由营卫先虚,腠理不密,风、寒、湿乘虚内袭,正气为邪所阻,不能宣行,因而留滞,气血凝滞,久而为痹。"因此,对腰椎间盘突出症的临床辨证,通常从痰瘀、风湿或肝肾不足等方面来进行区分。杨师曾提出,腰椎病是在正虚的基础上,加以劳损或感受外邪导致气血不通,痰瘀内结,经脉闭阻而罹病。而患者62岁,且病情已久,肾气不固,"正虚"则成为关键。因此,本案的实质是本虚标实之证。笔者使用通督活血汤加减的方剂,以益气和血,通督止痛。方中的黄芪、桂枝,有充沛阳气的作用,使督脉气血运行通畅;鹿角片、杜仲、淫羊藿、制狗脊等被用于补肾固腰;独活、秦艽、威灵仙的加入则进一步增强祛风除湿、温经散寒、通络止痛的功效。在这个验案中笔者在方剂用药上重视整体和局部的结合,并将辨证与辨病结合起来,同时标本兼治。

【验案2】曾某,男,60岁,2022年5月8日初诊。主诉:颈部胀痛伴左上肢麻木1年。1年前因长时间低头工作,反复出现颈部胀痛不适,并伴有左上肢麻木,其时左手第4、5指麻木,畏寒乏力。检查:两侧颈肌僵硬,第3~5颈椎棘突旁压痛阳性,臂丛神经牵拉试验左侧阳性,颈部后仰活动受限。颈椎MRI示第5~6颈椎、第6~7颈椎椎间盘突出,压迫硬膜囊。舌质暗红,舌下青筋凸出,苔白腻,脉细弦。西医诊断:神经根型颈椎病。中医诊断:项痹病(气滞血瘀)。治以活血通络、散瘀止痛,予葛根汤合身痛逐瘀汤加减。方药:葛根20 g、黄芪18 g、当归9 g、桂枝6 g、川芎9 g、赤芍12 g、白芍12 g、桃仁9 g、红花9 g、羌活9 g、独活9 g、乳香6 g、五灵脂12 g、秦艽12 g、制香附12 g、川牛膝12 g、广地龙9 g、补骨脂12 g、炒麦芽15 g、炒谷芽15 g、炙甘草6 g,7剂,日1剂,水煎服,分早晚餐后温服。并配合颈椎牵引,每日1次,每次20分钟,持续牵引重量6 kg。牵引后针刺颈夹脊、手三里、外关、列缺等穴治疗。2022年5月15日二诊:服药7剂后患者颈部胀痛症状明显减轻,左上肢仍有麻木感,舌质淡红,舌下青筋可见,未见明显凸出,苔薄白,脉滑。予前方去桂枝。再予7剂,煎服法同前。继续颈椎牵引、针灸治疗。2022年5月22日三诊:服药7剂后,患者左上肢麻木症状已明显缓解,嘱继续服原方7剂巩固疗效。不可长时间低头,多做抬头运动如游泳、打羽毛球等。

按语:颈椎病是由于颈椎间盘在自然退行性变过程中,受到外部因素的干扰或因过度使用而致使颈部软组织和椎体的动静力平衡失调,进而加剧退化的结果。杨师曾经提醒笔者,治疗颈椎病要从调理气血入手。颈椎病除了内在因素如正气不足、肝肾亏虚,还会受到外邪寒湿风的干扰,进而影响经络气血流通,是导致颈椎病发作的重要因素之一。尤其在夏季使用空调,更容易出现这种情况。因此,颈椎病患者在临床上通常也会表现出遭受风、寒、湿邪气的外在症状。这个案例比较典型,属于气血瘀阻、经络不畅的神经根型颈椎病。因此,杨师认为治疗应该注重调理气血,使其达到平衡,特别是针对高龄患者。杨师建议用黄芪、当归益气活血,提升正气;用桃红四物汤活血化瘀,缓解疼痛;葛根、桂枝升阳通络,消除痉挛;羌活、独活和秦艽祛风除湿,舒筋通络;川牛膝、广地龙活血通利关节,川芎、香附行气活血。香附和炙甘草搭配使用,既可和胃,又可调和诸药。总之,通过联合汤药和针灸疗法,既可祛瘀通络又能缓解痹痛。

【验案3】李某,男,52岁,2023年1月8日初诊。主诉:左胸部疼痛1日。患者1日前在浴室不慎摔倒,左侧胸部撞击在大理石台面上,撞后立即感左侧胸部疼痛剧烈,咳嗽时疼痛加重。查体:患者活动受限,痛苦貌,左腋中线第4、5肋骨处压痛明显,胸廓挤压试验(+)。CT示左侧胸部第4肋骨骨折。舌质略红,苔白,脉弦细。西医诊断:左胸第4肋骨骨折。中医诊断:胸痹(气血两伤)。治以理气止痛,活血化瘀,予柴胡疏肝散合复元活血汤加减。方药:陈皮12 g、柴胡12 g、川芎12 g、香附9 g、炒枳壳9 g、天花粉12 g、当归12 g、红花9 g、桃仁12 g、制大黄12 g、炙甘草9 g、赤芍12 g、延胡索15 g、乳香9 g、没药9 g、三七粉(另包用酒吞服)6 g,7剂,日1剂,水煎服,分早晚餐后温服。结合局部外敷伤科三色膏,隔日换药,胸廓用肋骨固定带进行外固定。2023年1月15日二诊:患者诉左胸部疼痛减轻明显,但咳嗽和转身时仍感疼痛。予前方加川断12 g、骨碎补12 g,14剂,水煎分两次服。2023年2月10日三诊:患者诉疼痛明显缓解,予停药。

按语:胸胁损伤是伤科临床上常见的疾病之一。笔者想起杨师曾教导疾病先要辨明病之机制,因此分析这个证的病位于胸胁,胸为肺廓,肝胆居右肋下。肺主气,司呼吸;肝主藏血。胁为肝之分野,厥阴经所辖。胸胁内伤通常会涉及厥阴、少阳、少阴,必然会影响肺、肝、胆三个脏器的功能,导致气血流通受损,出现气滞血凝、血脉不畅、瘀积经络,阻于肌肤,形成局部瘀肿。瘀血停于胸胁,则胀痛和刺痛。瘀血犯于肺,则胸痛、呼吸急促、咳嗽。瘀血犯于肝,则胸胁部疼痛。对此,治疗则用柴胡疏肝散合复元活血汤。杨师善用柴胡疏肝解郁,临床上根据其气血损伤主次、轻重程度的不同,灵活加减化裁。伤气,通常是因为长时间或突然超负荷运动,导致胸肋气机受阻,造成"气伤痛"。局部无肿胀,且痛无定处,在伤后3~7日内,疼痛加重。因此,针对这种情况,治疗方法主要是通过疏肝理气,辅以活血化瘀进行治疗。伤血,则是由于胸胁部受到外力撞击,导致骨断筋伤,瘀血凝聚,"形伤肿",则出现胸痛,局部肿胀,有骨擦音。治疗原则以活血化瘀为主,辅以理气止痛。对于中后期的治疗,可佐以续筋接骨的药物。

　　患者因为挤压撞击,主要伤及血分,导致骨折筋伤,瘀阻气滞。在治疗定方时,着重于活血,辅以理气。除了内服药物外,还需配合外敷药物(如伤科三色膏)进行活血化瘀和消肿止痛。如果伴有肋骨骨折,则局部需要使用肋骨带进行外固定,以减轻疼痛并防止骨折移位,有利于损伤的修复。中后期,应采用和营止痛、接骨续筋和补益肝肾方法,促进骨痂的生长和骨折的愈合。

周国儿

▶ 名医介绍

周国儿,男,1963年7月生,舟山市普陀区人,民盟盟员,舟山市第六、七届政协委员,舟山市名中医,主任中药师,浙江中医药大学兼职教授,浙江海洋大学客座教授,吉林医药学院兼职教师,荣获"华东-千红杯"优秀医院药师、舟山市科协系统先进个人、舟山市科技追梦人、舟山市健康卫士等荣誉称号。曾先后于舟山医院、舟山市中医院工作,任药剂科副主任、主任之职。擅长贵重中药真伪优劣鉴别、药用植物采集鉴别与资源调查、道地药材传统研究、中药炮制方法、中药质量控制等。现任中华中医药学会中药基础理论分会及中药炮制分会委员、中国中西医结合学会中药分会常务理事、浙江省中西医结合学会中药专业委员会常务委员、浙江省中医药学会中药资源与鉴定分会常务委员、浙江省中医药学会中药分会委员、浙江省药学会中药与天然药物分会委员、浙江省中药药事质控中心常务委员、浙江省执业药师协会常务理事、《中国药业》杂志编委会编委、舟山市中药药事质控中心副主任、舟山市中医药学会常务理事、舟山市中西医结合学会常务理事兼副秘书长、舟山市中医药学会中药分会主任委员等职。

▶ 传承人(或执笔者)介绍

胡华杰,男,主管中药师,温州医科大学中药学硕士研究生,师从舟山市名中医周国儿。舟山市周国儿名中医工作室负责人,浙江省中医药学会中药制剂分会青年委员。擅长中药鉴定及质量控制,在中药真伪鉴别、中药调剂、合理用药等方面颇有心得。主持浙江省中医药管理局、舟山市卫生健康委员会课题各1项,于省级以上专业杂志发表论文数篇。

鲍雯雯,女,主管中药师,浙江中医药大学中药学硕士研究生,现任舟山市中医院药剂科副主任(主持工作),中华中医药学会中药炮制分会青年委员,舟山市中药药事质控中心秘书,舟山市周国儿名中医工作室学术继承人。主要研究方向为中药炮制、中药化学分析、药用资源调查等。主持浙江省中医药科技计划1项,参与各级各类科研项目数十项,在省级及以上期刊发表论文数篇。

一、成才历程

周师从业40余年,对中医药学有着深厚的学识底蕴和丰富的临床经验。擅长中药真伪鉴别、药用植物资源探索、中药炮制等,在行业中,熟悉中药采购、验收、保管、养护、炮制、调剂、制剂、管理等各环节内容。周师待人和善、循循善诱,深受同僚和弟子们的拥护和爱戴,其学术成就和学术威望受同道一致肯定。

1.求学求知

周师1980~1983年间于金华卫生学校就读中药学专业,求学期间,对中医药传统文化产生了浓厚的兴趣,为其在中医药道路上求学一生、孜孜不倦奠定了基础。为更好地提高自身学识,尽管已走出学堂,踏入岗位,周师仍不忘初心,不断进取,分别于1988年和2001年就读于浙江中医学院中药学专业(大专和本科),于不惑之年攻克中药学专业的本科学历。自古医药不分家,在长久的中药学习生涯中,周师对我国传统医学也产生了浓厚的兴趣,少年时周师居所附近有一位乡野村医,曾对周师提点一二,在其心中种下了求学的种子,周师曾先后跟随省级名中医李飞泽、市级名中医王绍存老师学习中医,对两位先生的临证方药颇有研究,经过自身不断努力,周师在2022年成为了确有专长中医师,此时,周师已值花甲之年。从幼时的启蒙到暮年的大成,周师用其半生告知吾辈何为学无止境,何为学海无涯。

2.诲人不倦

凭借博学的专业知识和丰富的临床经验,周师自2016年起,受聘于多所专业院校,担任浙江海洋大学客座教授、校外硕士研究生导师,浙江中医药大学兼职教授,吉林医药学院任课教师,连续13年为中药学专业的学生传道授业。周师秉着读万卷书、行万里路的理论结合实践的理念,带着学生们走出校园,走进山林,从自然中探寻中华本草的奥秘。丰富的药用植物鉴定经验,使周师带领着学子们畅游于舟山各岛屿各山林之间,古道上不知名的野花野草,它们的内涵和药用由周帅为我们一一道来。

中医药重视传承,历代名医名家都有着悠久的历史沿革,2019年,周师被评为舟山市名中医,中药专业出身者,舟山仅有周师一人获得此殊荣,在全省也是极为少数的。有胡华杰、鲍雯雯两位学生正式向周师拜师学技。周师从中药学的传统分支,如中药炮制、中药鉴定、中药资源等,为学生们进行深入讲学,渗透临床,使其学以致用,拔高提升。

在周师的栽培下,舟山的中药专业队伍不断壮大,周师带领指导团队多次参加"桐君堂"杯中药材真伪鉴别全国大赛和浙江省中药炮制调剂鉴定技能竞赛,均获得较好的成绩。

3. 授业解惑

周师还注重同道之间的学术交流与切磋,自2016年以来,周师主持多项省市级中医药继续教育项目,内容从中药专业知识巩固到中药研究应用前景,覆盖范围广泛。

作为授课讲者,周师更是受邀参加了各级各类的名家论坛。2019年,周师受邀参加了北京市中医药学会主办的"第三届岐黄中医膏方大会",演讲《走近神奇的灵芝》,与全国行业同道做了精彩的学术交流。在从业的数十年间,周师在省内的中药专业年会、执业药师培训班、中药药事质控会议等业内学术活动中,也进行了报告分享。

周师还参编了多部专业书籍,包括《常见病适宜技术》(2014年出版)、《浙江民间医药技术》(2018年出版)、《执业药师继续教育必修教材》(2019年出版)、《守望百年微笑》(2021年出版)、《"浙"味本草》(2022年出版)等著作。在这些应用书籍中,周师将自己所学知识分享于众,为后辈提供了有用实效的经验。

除了与同道之间的互通有无,周师运用自己的专业知识为百姓答疑解惑,2013年起,周师在院内开设了药事咨询门诊,每周为群众解答药事法规政策,指导合理用药,鉴别名贵中药材的真伪优劣,介绍用法用量、用药宜忌等,受到群众的广泛好评。

周师凭借自身扎实的专业能力,荣获2012年度"华东-千红杯"优秀医院药师、舟山市科协系统2013~2017年度先进个人、2020年荣获舟山市科技追梦人、2023年舟山市健康卫士等荣誉称号。

4. 继往开来

周师深知中药现代化研究的重要性,积极投入到中药的科学研究中。周师主持完成省中医药科技项目3项,市医药卫生项目1项,参与省医药卫生科技项目1项,市科技计划项目1项。其科研成果也屡屡获奖,"乳腺1号治疗乳腺增生的实验研究"获浙江省医药卫生科技创新奖三等奖、舟山市卫生局医药卫生科技创新奖,"逍遥舒心胶囊的质量标准和药效学研究"获浙江省中医药科学技术奖三等奖,"蟾蜍保元汤提取物对肺癌细胞凋亡的研究"获舟山市科学技术进步奖二等奖。通过科学研究,周师将研究成果撰文成稿,2018~2023年发表学术论文8篇,其中SCI收录3篇,对于周师来说,在科学研究的道路上,虽道阻且长,但建树颇多。

5. 一心为公

周师除在学术专业上颇有威望外,还积极投身中医药管理、民生建设中,周师是舟山市民盟盟员,舟山市第六、第七届政协委员,其在参政议政中表现出色,积极撰写提案,为中医药事业的发展献言献策,促进舟山市设立专门的中医药管理机构。多年来周师递交了10余件政协提案,其中有3件提案被时任市长、市委副书记批示,并由市政协副主席领衔调研答复。2016年,被评为民盟浙江省先进盟员、舟山市优秀政协委员。

2020年,新冠疫情暴发,周师作为医务工作者,始终冲在疫情第一线,用自己的专业知识,为中医药治疗新冠病毒感染做出贡献,周师主持制订了新冠防治中药方,如扶正护卫方、固表健脾汤、阳康一号汤、阳康二号汤、清肺汤等,累计使用10万余剂,深受临床欢迎。周师还深入企业、学校等宣讲防疫知识,推广祖国传统中医药理论知识,受到相关单位、社区认可。

秉持谦虚之心,不断求知,怀抱所学之信仰,承前启后,周师的从业之路是学习探索、兢兢业业的求真之路,是值得吾辈学习的。路漫漫其修远兮,吾将上下而求索。

二、师传部分

周师为舟山市名中医,中药专家,擅长中药材真伪鉴别、药用植物野外采集、药用植物资源调查等。周师闲时喜游山林古道,吸悠然清气,寻山间草药,尤对舟山海岛群山颇感兴味,闲暇之余,约三五同道好友,采风寻药,挖掘地方特色和道地药材。我们有幸跟随周师的脚步,在舟山群岛的山林野地间,找寻药用植物的踪迹,探寻本草的奥秘。他的每次带教和讲解对于我们来说都是一次宝贵的学习机会。现选录部分与大家共享。

1. 定海毛竹山

毛竹山,位于舟山市定海区白泉镇,地处白泉镇的东南,山林间空气清新,水光山色,风景优美。据《毛竹山志》记载,毛竹山区域气候差异较大,气候资源配置多样,高粱泡、油桐、南酸枣、雪松、海桐、樟树、檀树等适宜生长。周师曾数十次赴此处寻药采风,在山林间发现,有许多药用植物生长,且长势良好,资源优良。

(1) 豨莶草:在探寻药用植物资源时,周师说要先观察地上部分的大致形态,看是木本还是草本植物,属于低矮灌木还是乔木。豨莶草的药用部分为菊科植物豨莶、腺梗豨莶或毛梗豨莶的干燥地上部分,夏、秋二季花开前和花期均可采割。本品为一年生草本,高达 1 m 以上,枝上部尤其是花序分枝被紫褐色头状有柄长腺毛及白色长柔毛。周师介绍说,豨莶草主要以野生为主,也可人工栽种培育,而毛竹山上的豨莶草为野生。豨莶草主要功效为祛风湿,通经络,清热解毒,降血压。在临床上可用于风湿痹痛,肢体麻木,中风手足不遂,痈肿疮毒,湿疹瘙痒等病症。

(2) 醉鱼草:为马钱科醉鱼草属灌木。醉鱼草灌木高可达 3 m,茎皮褐色,幼枝、叶柄、花序、苞片及小苞片均密被星状短绒毛和腺毛。醉鱼草全株有小毒,周师告知,称其为"醉鱼草",主要因此草捣碎投入河中能使活鱼麻醉,便于捕捉,其多生长于山地路旁、河边灌木丛中或林缘。醉鱼草有毒,具有祛风解毒、驱虫、化骨鲠的功效。可用于治疗疟腮、痈肿、瘰病、蛔虫病、钩虫病、诸鱼骨鲠。

(3) 柱果铁线莲:是毛茛科铁线莲属植物。藤本,干时常带黑色,花柱有羽状毛,萼片外面边缘有短柔毛外,其余光滑。茎圆柱形,有纵条纹。柱果铁线莲在我国分布广泛,生长于山地、山谷、溪边的灌丛中或林边,或石灰岩灌丛中。周师强调柱果铁线莲主要为根入药,可祛风除湿、舒筋活络、镇痛,用于治疗风湿性关节痛、牙痛、骨鲠喉。其叶外用可治外伤出血。

(4) 千里光:是菊科,属多年生攀缘草本植物。高 2~5 m,根状茎木质粗。

茎曲折,多分枝,主要特点为初常被密柔毛,后脱毛,变木质,皮淡褐色。千里光生于山坡、疏林下、林边、路旁、沟边草丛中。千里光为全草入药,具有清热解毒、明目、止痒等功效。多用于风热感冒、目赤肿痛、泄泻痢疾、皮肤湿疹疮疖。

2. 定海高道山

高道山位于临城西北面,翻山而过便是白泉皋洩呑毛竹山,一条石蛋路越岭而过,连通着临城和白泉。高道缘起葛仙翁,山不在高,有仙则名,传说高道山之名来源于葛仙翁修炼求道的故事。葛仙翁即葛玄,三国时期的道士,字孝先,葛洪的从祖父,道教尊为葛仙翁,又称太极仙翁,据《舟山志》记载,葛仙翁因避战乱,曾修道炼丹于定海临城高道山,葛仙翁羽化后,人们还在黄杨尖上建寺庙,主供葛仙翁。而高道山也确实没有辜负这个名字,凡遇湿润一些的天气,就云雾满山,终日不散,颇有仙风道骨的意味。在高道山上,我们发现了浙江七叶树此种药用植物。

(1)浙江七叶树:是七叶树科七叶树属的植物,其药用部位为果实。浙江七叶树为落叶乔木,高可达 25 m,树皮深棕色或灰棕色。浙江七叶树主要分布于浙江北部和江苏南部,多生长于低海拔的丛林中。浙江七叶树果实具有宽中、下气、杀虫的功效。可用于胃寒、胃痛、气滞、胸闷、上腹部和膈肌扩张、下疳堆积、虫痛、疟疾和痢疾。

(2)紫金牛:为紫金牛科、紫金牛属小灌木或亚灌木植物。紫金牛近蔓生,具匍匐生根的根茎;直立茎长达 30 cm,不分枝,幼时被细微柔毛,以后无毛。常见于海拔约 1 200 m 以下的山间林下或竹林下阴湿的地方。紫金牛全株及根均可供药用,可治疗跌打风湿、黄疸性肝炎、睾丸炎、白带、闭经、尿路感染等症,对肺结核、咯血、咳嗽、慢性气管炎效果很好,周师介绍说,紫金牛是民间常用的中草药。

(3)山药:为薯蓣科植物薯蓣,其入药部位为干燥根茎。山药为多年生缠绕草本,根茎肉质肥厚,略呈圆柱形,垂直生长,长可达 1 m,直径 2~7 cm,外皮灰褐色,生有须根。山药为临床常用中药之一,功效为健脾,补肺,固肾,益精。主治脾虚泄泻、久痢、虚劳咳嗽、消渴、遗精、带下、小便频数。据周师走访了解,高道山上的山药最初为山上僧人种植,待山药长成可采摘烹饪煮熟,作为僧人们的日常饮食菜肴。周师常常告诫弟子,中医四诊为望闻问切,而我们中药也有望闻问切,望其外观,闻其味道,问其来源,切其断面。在药用植物资源的探索中,我们要注重对周边居民的询问,可以了解到这些植物的来源,尤其是野生和栽种品的区别。

3. 陈岙水库

陈岙水库位于舟山市定海区临城街道,是舟山市一级水源地,水库内鱼类资源丰富,有草鱼、鲤鱼、鲫鱼等鱼种,众多市民喜往水库进行垂钓,水库附近植被覆盖。周师与好友探访四周,发现了萝藦、马㼎儿等药用植物资源。

(1) 萝藦:为萝藦科萝藦属多年生草质藤本植物,有块根,全株有乳汁是其特色之一,萝藦的种子在果实内部环绕一根中轴排列,当果实裂开时,就像放开了压缩的弹簧,展开的绢毛带着轻小的种子"涌"出果壳,随风而去。萝藦为贵州常用黔药,是贵州汉族、苗族、侗族、布依族等民族习用药物。据《山东经济植物》记载:"根入药,能解毒,治骨、关节结核;种子上的绒毛有止血作用。本省民间用全草治气管炎。"

(2) 马㼎儿:为葫芦科植物,其入药部位为块根或全草。马㼎儿为攀缘或平卧草本,块根薯状。茎枝纤细,有棱沟,无毛。卷须不分枝。果实长圆形或狭卵形,成熟后橘红色或红色。马㼎儿常生于林中阴湿处、路旁、田边及灌丛中。其药用功效为清热解毒,消肿散结,化痰利尿。主治痈疮疖肿,痰核瘰疬,咽喉肿痛,疟腮,石淋,小便不利,皮肤湿疹,目赤黄疸,痔瘘,脱肛,外伤出血,毒蛇咬伤等症。

4. 白沙岛

白沙岛位于普陀区东部海域,属朱家尖镇,陆地面积 2.88 km²,是以渔业为主的纯渔乡。西北与海天佛国普陀山隔海相望,与洛迦山一水之隔,与西于朱家尖相距 2.2 km。白沙岛属亚热带海洋季风气候,四季分明冬暖夏凉,空气质量极佳。周师祖籍普陀区朱家尖,自幼便多次登岛,对白沙岛上植物资源也颇为熟知。

(1) 假还阳参:是菊科假还阳参属植物,多年生草本,主茎短,木质化,多分枝。假还阳参产于舟山普陀多个岛屿,生长于海滨沙地、山麓林缘,为常见滨海特有植物,常见于基岩海岸浪花飞溅区石缝或砂石地。假还阳参作为药用植物,具有清肠排毒、消炎杀菌的作用。

(2) 滨海前胡:是伞形科前胡属植物。茎圆柱形,曲折,多分枝,下部径1~2 cm或更粗,有粗条纹显著突起,光滑无毛。滨海前胡生长于滨海滩地或近海山地,是沿海的特色植物。滨海前胡味辛,性寒,有小毒,具有清热止咳、利尿解毒之功,可用于肺热咳嗽、湿热淋痛、疮痈红肿等病症。

周师在忙碌的工作之余,遍寻舟山群岛上的多个岛屿山林,不忘中药人的初心,学习历代名中医药家不断实践和探索的精神。纸上得来终觉浅,绝知此事要躬行。跟随周师行山采药的过程中,收获良多,很多药用植物并非教科书上记载,通过周师的讲解,我们知道了这些并不常见,甚至从未见过的植物特有的鉴别特点和药用价值,扩宽了专业知识。

5. 易混淆中药的鉴别

(1) 玫瑰花和月季花:玫瑰花花形优美,是爱情的象征,去年情人节,科室小姑娘收到男朋友送的一束玫瑰花,色彩鲜艳,气味芬芳。周师在看到这束花后,仔细端详,用手摸了摸,问我们:"你们都认为这是玫瑰花吗?"我们面面相觑,不解其意。"这是月季花,不是玫瑰花。玫瑰花和月季花从外形上看,两者确实非常相似,但还是从几个方面可以区分,"周师一边指着花一边说,"首先,玫瑰花的花托是半球形,而你们看这个花,它的花托却是锥形,属于月季花的特征。其次,从气味上来说,玫瑰花的香气要比月季花浓郁很多。再次,层层剥开花瓣后,可见玫瑰花雄蕊高于花柱,而月季花则不同。最后,大家应该都听说过带刺的玫瑰这句话吧,说的就是玫瑰花的刺特别多,密密麻麻,而月季花虽然也有刺,但明显不如玫瑰花的多。"

(2) 蜂房与伪品:有一年,和周师参加全市的中药药事质控检查。检查到一家药店时,发现调剂柜台上放着许多蜂房。因蜂房资源短缺,价格较贵,经常会有一些不法商家使用伪品或者在蜂房的孔内灌注泥土或水泥增重以牟取暴利,但又不太清楚如何区分鉴别,遂向周师请教。周师拿起一个蜂房,从众多排列整齐的六角形房孔中扯开一个:"你看看这个房孔和旁边的房孔有没有被撕碎?"我仔细看了看:"都没有,还是完好无缺。"周师点点头:"这个方法就可以方便地鉴别蜂房真伪。正品蜂房体轻质韧,似纸质,有弹性。伪品蜂房主要是山蜂房,质脆,易碎,以手扯之易撕碎。至于在蜂房的孔内灌注泥土或水泥的情况,我们在实际工作中只要上秤称量,其重量要比未灌注泥土的重一倍。用手撕开整个蜂房会发现,在蜂房的孔内底部灌有三分之一的泥土或水泥。手捏会感觉非常硬,不灌注水泥的非常软。在鉴别时我们应该注意,这样的蜂房不能药用。"

(3) 桃子、杏子、乌梅与郁李仁:在工作室向周师汇报近期学习心得时,周师问道:"你们说说桃子、杏子、乌梅与郁李仁如何鉴别?"我们思考一番后,你一言我一语,从表面、味道等方面进行了相互比较。周师听完后,笑着摇摇头:"你们说的这些方法没有抓住关键点。其实只要看它们的核面就可以快速、简便区别它们。正所谓万变不离其宗,不管它们的外在如何变化,它们的内在——核是不会变的。你们应该都吃过桃子、杏子、乌梅,一般来说,桃子的核面如人脑,带深麻点和沟纹,质地硬;杏子的核面平滑没有斑孔,质地脆;乌梅的核面有众多如针眼般凹点;郁李仁的核面小而光滑。记住这几点这样去鉴别是不是方便很多?"我们连连点头,对于周师的"火眼金睛"心悦诚服。

三、徒承部分

跟随着周师的脚步,笔者也开启了自己的寻山采药之行,学生时代曾在大学教授的带领下,前往大连冰峪沟进行了为期半个月的药用植物野外学习,从上山寻药、采药,到下山标本制作,对于我们中药人来说是一个实践出真知的难忘经历。在工作以后,也经常跟着周师去野外采风,学习之余,也开启了自行探索的学习经历。在出行前,笔者向周师咨询了目的地的药用植物资源情况,周师向笔者介绍了当地可能存在的几种药用植物,而笔者也带着目标和过往跟师的经验进行了探寻。

1. 点灯湾水库

点灯湾水库位于舟山市北蝉乡弄堂岭岙。弄堂岭是北蝉和白泉皋溇的分水岭,大致呈东北—西南走向。弄堂岭的两边山势高峻,植被葱绿,行走其中,仿佛置身幽深的弄堂,与弄堂岭之名相互辉映。半山腰有一水库,有个比较特别的名字,点灯湾水库。点灯湾原来是弄堂岭边上一个幽深的山谷,东西两侧高山阻挡了朝阳夕照,使得日照特别短,居住于此山谷中的村民早晚都得点灯作业,故有此地名,现在早已无人居住了。点灯湾水库周围植被葱郁,周师告知,点灯湾水库药用植物资源丰富,且长势颇盛。而笔者也在附近寻到了不少药用植物的踪迹。

(1) 檫木:为樟科檫木属落叶乔木,高可达 35 m,胸径达 2.5 m,树皮平滑,顶芽大,椭圆形。檫木常生于疏林或密林中。檫木的根和树皮可入药,主要功效为活血散瘀、祛风除湿,可用于扭挫伤和腰肌劳伤。

(2) 沙氏鹿茸草:为玄参科鹿茸草属多年生草本,高 15～23 cm,常有残留的隔年枯茎,全体因密被棉毛而呈灰白色,主根粗短,下部发出之许弯曲支根,成密丛。据记载,沙氏鹿茸草主要分布于我国浙江、福建、江西、湖南等省。喜生于山坡向阳处杂草中。沙氏鹿茸草一般为全草入药,具有清热解毒、凉血止血之功。临床可用于感冒,烦热,小儿高热,风热咳喘,牙痛,吐血,便血,月经不调,风湿骨痛,小儿鹅口疮,乳痈,外伤出血等多种病症。

(3) 猫乳:为鼠李科植物,中药学名为鼠矢枣。猫乳又名长叶绿柴,为落叶灌木或小乔木,高 2～9 m,幼枝绿色,被短柔毛或密柔毛。猫乳主要生于海拔1 100 m 以下的山坡、路旁和林中。其药用部位为成熟果实或根,具有补脾益肾、疗疮之功效。可用于体质虚弱,劳伤乏力,疥疮。

2. 竺家尖

竺家尖位于定海毛竹山,山顶有一座竺家尖茶园,海拔高 330 m,山上的茶园都是不施任何化学肥料的,满眼绿色,神怡心静,空气清新,可谓天然氧吧。沿途山路崎岖,坡度较大,周围植被茂密,笔者与好友徒步登山至此,沿途发现不少野生药用资源。

(1) 喜树:是蓝果树科、喜树属植物。落叶乔木,高达 20 m。树皮灰色或浅灰色,纵裂呈浅沟状。小枝圆柱形,平展,当年生枝紫绿色,有灰色微柔毛,多年生枝淡褐色或浅灰色,无毛,有很稀疏的圆形或卵形皮孔。喜树是中国所特有的一种高大落叶乔木,是一种速生丰产的优良树种。喜树喜光,不耐严寒干燥。较耐水湿,在酸性、中性、微碱性土壤中均能生长。喜树的果实、根、树皮、枝、叶含有喜树碱,喜树碱具有抗癌、清热杀虫的药用功效。

(2) 腹水草:为玄参科腹水草植物,其药用来源为玄参科植物爬红岩或毛叶腹水草的全草。茎弓曲,顶端着地生根,主要生长在林下及林缘草地。腹水草为全草入药,具有行水、消肿、散瘀、解毒之功效。可用于肝硬化腹水,肾炎水肿,跌打损伤,疮肿疔毒,烫伤,毒蛇咬伤。

(3) 三叶青:为葡萄科三叶崖爬藤,其药用部位为全草或块根,夏、秋季采收,鲜用。三叶青灌木,高达 3 m。茎直立,粗壮,小枝被柔毛。叶互生,三出复叶,小叶片卵状椭圆形或卵状披针形,上面近无毛,下面有浅棕色毛。三叶青具有清热解毒之功效,常用于痈疽发背。在查阅文献时,《福建民间草药》记载此药:"治痈疽发背,捣烂外敷。"

20世纪80年代,我国曾经进行过全面系统的资源调查,发现我国的药用植物资源种类包括383科,2 309属,11 146种。在这些药用植物中,临床常用的植物药材有700多种,其中300多种以人工栽培为主,传统中药材的80%为野生资源。在舟山这座千岛之城,水陆环境更加形成了药用植物的多样化和特异性,我们作为专业工作者,跟随着周师孜孜不倦地学习,也在积累经验和不断探索的过程中,提高自己辨别药材的能力。

3. 常用易混淆中药鉴别

(1) 青皮、枳实、枳壳与香橼的性状鉴别:青皮与枳实、枳实与枳壳、枳壳与香橼之间都有很多共性之处,它们的性状和成分比较相近,但周师告诉我们,鉴别过程中要抓住要点。在带教过程中,笔者曾经让学生把这几个药的饮片平铺在桌子上,首先指着枳实和青皮说:"由于来源的不同,枳实的果皮比较厚,青皮的果皮较薄,且酸味较浓。那么同样数量的枳实与青皮,你们认为是哪个重?""应该是枳实重。""嗯,"笔者点点头,又指着枳壳和香橼说,"香橼瓤囊室较多,枳壳较少。一般来说,香橼的果皮要比枳壳、枳实、青皮的果皮厚,而且种子比较多,枳壳虽然也有种子,但比较少,青皮和枳实没有种子。目前,我们医院在用的枳壳多为衢枳壳,它的果皮比其他品种的枳壳要厚。枳实、枳壳还有个最明显特征就是中果皮外翻如盆状。另外,青皮具青涩幼果气息,枳实、枳壳具有酸橙特有酸味,香橼具香甜柠檬味。"

(2) 薏苡仁与草珠子的性状鉴别:一个患者拿着配好的一袋药到药房窗口说我们的薏苡仁是假的,煮了很久都不会烂。他自己从超市买的很容易就煮烂。笔者笑着对患者说:"你配去的薏苡仁煮不烂那是对的。你们从超市买的一般都是草珠子,就是所谓的大米仁。这种米仁一般是扁圆形,中间缝隙比较宽,质地松脆。你再看这个,"笔者指着我们药房的薏苡仁,"这种米仁相对地被称为小米仁,一般是椭圆形,中间缝隙就比较窄,质地硬,颜色乳白稍带青色。另外,你也可以放在嘴里嚼一嚼,是不是感觉有点甜,咀嚼后还有点黏牙?"患者咬了一下,"好像是。""如果是草珠子,你也放在嘴里嚼一嚼的话就没有甜味,也没有黏牙的感觉。"患者听了一番解释后,满意地离开了。

(3) 白背叶和野桐的区别:白背叶和野桐是同科同属植物,均为大戟科野桐属,形态比较相似,较难区分。曾经在野外实习时,带教老师说当地这些植物是白背叶；毕业后与同行上山采药时却被告知这是野桐，为此争论不休，各执己见……笔者曾利用参加各种学术会议的机会，多次就这个问题请教专家，回答也不一致。同一标本有的专家说是白背叶，有的专家又说是野桐。

后来，遇到周师后，随着在他身边的耳濡目染，经验积累，这才恍然大悟，茅塞顿开，终于发现了两者的区别之处：一个叶片颜色为灰白色，背面毛较多；另一个为灰绿色，嫩叶时夹有紫红色，叶片相对较厚，毛较稀疏——原来是白背叶和野桐混生在一起了，过去出现不同答案的原因是笔者将二者的标本搞错了。终于将白背叶和野桐两种近缘植物的外观特征鉴别清楚，解开了困扰在笔者心头的悬疑。

周师认为，中药鉴定和中医诊治一样，一定要练就中医四诊即"望闻问切"这项基本功，通过眼看、鼻闻、口尝、手摸等，进而抓住鉴别要点，迅速准确鉴别。笔者有幸成为他的学生，在他身边聆听教诲，受益匪浅，收获颇丰。

李艳波

▶ **名师介绍**

李艳波,女,1974年7月生,浙江省岱山县人,主任中医师,浙江省基层名中医,岱山县名医,岱山县优秀专业人才,糖尿病专科学科带头人。浙江省中医药学会诊断与方剂学会委员,舟山市络病学会常务委员,舟山市脑心同治学会委员,"浙派中医进基层"讲师团成员。李艳波主任中医师毕业于上海中医药大学,多次到省、市级医院进修,在浙江省中医院进修时师从国医名师陈意教授。在基层名中医培训时,进入陈意工作室学习,深受陈意学术思想的影响。毕业后一直在舟山工作,熟悉舟山特殊的海岛环境对民众疾病的影响,在治疗时尤其重视湿气对患者的影响,时时顾护胃气,擅长从肝入手治疗,自认"调气"派。从医近30年,擅长肝病、糖尿病、胃肠疾病的治疗,擅长更年期疾病、精神类疾病(失眠、焦虑等)治疗,在冬令进补、冬病夏治调护体质方面有丰富的治疗经验。

▶ **传承人(或执笔者)介绍**

何佳珂,女,主治中医师,毕业于天津中医药大学,毕业后跟随于全国内科学会脾胃专业委员会委员、浙江省中医脾胃病学会主任委员、省级名老中医周亨德先生学习,对传统中医、中医四大经典有浓厚兴趣,曾跟随灸界泰斗谢锡亮大师弟子范长伟先生学习灸法,重视天人合一,重视情志对现代人健康的影响。回岱山工作后跟随李艳波主任中医师学习。

一、成才历程

李师1991年考入上海中医药大学。1996年大学毕业,当时的岱山中医人才缺乏,群众就医存在一定困难,她返回岱山工作,至今一直活跃在临床一线。

因工作认真负责,临床疗效显著,受到大量患者的追捧。

1. 医路漫漫,勤学善思

李师在学生时代受到海派中医思想的影响,中西医兼容,在岱山这样缺医少药的地方,灵活运用中西医治疗,在临床工作中,打下了扎实的基础。中医技术发展,少不了师傅的教导和引领,2000 年初,李师到浙江省中医院进修,有幸跟诊全国名医陈意教授,在 1 年的跟师学习时间里,读名著、跟名师、踏实学习,在学习中善于思考,跟师期间抓住一切机会向前辈求教,每次跟师抄方结束,都会及时请教当日学习过程中发现的问题。至今,李师应用经方剂量一直遵循陈意老师的教诲,在其中医诊疗思路和处方上总是能看到陈意老师的风范。

2. 心系患者,无私奉献

从事中医药工作这些年来,李师爱岗敬业,无私奉献,用真心、爱心、耐心、细心去对待每一位患者。李师在医疗工作上不辞劳苦,在门诊工作期间,特别是疫情期间,中医门诊挂号火爆、号源紧张,面对前来就诊、挂不上号的患者,不顾下班时间加号诊治,由于舟山个别小岛交通不便,需要换乘车船,有些偏远小岛的患者一大早出门前来就诊,到了中午也难以赶到医院,李师就耐心等待,经常牺牲自己的午休就餐时间为患者诊疗,不让每一位慕名前来就诊的患者抱憾而归。为方便海岛群众就医,李师积极参与各项公益义诊活动,坚持"送医下乡",坚持公益科普中医知识,每年服务数百人。

3. 守正创新,发展业务

李师在肝病、胃病的治疗上,遣药组方,调气为先,兼顾海岛环境对人体的影响,注重湿气的调养,在关节病、下焦病上,时时注意湿的影响,善于中西医结合治疗肝炎、肝硬化、糖尿病、糖尿病并发症、高血压等。遣方组药,善用药对:酸枣仁、五味子、远志治疗失眠,代代花、玫瑰花、厚朴花治疗胃炎,玄参、苍术治疗血糖,猫爪草、夏枯草、连翘治疗结节等。

在科研上,结合医院的发展情况,开展了"慢荨饮治疗慢性荨麻疹临床研究"的课题,并在省、市、县立项并通过验收,发表了数篇医学论文,并将研究成果应用于临床,取得了良好的社会效益。

4. 扎根临床,言传身教

作为中医内科的科主任,在自己发展业务的同时,也带领科室成员,在医院的优势病种咳嗽和慢性胃炎的治疗上,确定内服外治的治疗方案,让咳嗽和慢性胃炎的治疗在本地区具有了一定的影响力,带动了科室的发展。扎根临床的同时,不忘带教工作,时刻要求和鼓励徒弟们多思善学,扎实学好中医经典,灵活运用于中医临床。医路漫漫,薪火相传。传承是中医药发展的根基,创新是中医药发展的活力。没有传承,创新就失去根基;没有创新,传承就失去价值。唯有在传承中创新,在创新中传承,才能擦亮中医药这块金字招牌,让古老的中医药历久弥新。

二、师传部分

李师从医 20 余载,尊岐黄,法仲景,学验丰富,胸有定见,面对患者时风趣幽默,乐观豁达,平近谦和,循循善诱。在各系统疾病病因病机思辨、治则处方遣药及预防保健养生等方面形成了一套独具特色的学术观点和临证经验,现将李师的经验总结如下。

1. 临证诊疾,辨证为要

李师认为,临床辨证应有一个基本的规范,即要以八纲为总纲、脏腑辨证为基础,外感重寒热、内伤重虚实。否则,临证诊疾将惘然,论治立法亦无所适从。李师认为导致这一现象的原因有二:一是中医辨证没有遵循整体观念,四诊合参是中医学的精髓和灵魂,失乎斯则不能称为中医;二是传统的中医理论过于西化,牵强附会。故李师临证并不拘于一病一方之囿,力求辨证精要准确,用药灵活得体。

(1) 慢性肝炎治疗经验:李师认为"湿热"是导致本病的主因,多因饮食不节,恣食生冷、肥甘厚腻,以致脾阳不振或脾气虚损,失其健运之职,不能为胃行其津液,而致水液不化,聚而成湿,故清热利湿为治疗肝炎的常法,但李师认为不可一味使用清热利湿之品,因此李师在急慢性肝炎遣方用药上有以下五点要注意:①勿忘疏肝理气药,因土得木而达,李师在祛湿剂中常配伍柴胡、枳壳、香附、川楝子等。②勿忘苦温燥湿药,苦温苦寒相配以清体内湿热,"湿非温不化",湿去热独孤,热易去而湿难除,配合苦寒药,湿热同清,则收效。③勿忘活血化瘀药,慢性肝炎活动期患者多有肝区作胀刺痛,舌质暗,脉象沉涩,李师常在方中用活血化瘀药如丹参、郁金、牡丹皮、赤芍、虎杖、益母草等。④勿忘柔肝养阴药,慢性肝炎久则耗伤肝阴,见口舌干燥、胁痛便干,可投以柔肝养阴药,如一贯煎及二至丸等。⑤慎用甘温益气药,慎用滋腻峻补药。

(2) 不寐治疗经验:常见原因有六种:①少阳枢机开合不利,方可用柴胡加龙骨牡蛎汤。②阳气过旺、心火过甚、肝胆有热,可用大黄黄连泻心汤、栀子豉汤。③阳虚致阳气不能推动气血,治法为温阳补气,气虚可用升陷汤、回阳升陷汤,心阳不足可用桂枝甘草汤,阳气又虚又浮可用四逆汤加上龙骨、牡蛎、磁石温阳潜镇。④真阴不足,不能潜敛阳气,可滋阴降火以交通心肾。李师常用知柏地黄丸配石菖蒲芳香清冽、开通心窍,远志祛痰利窍安神以通肾气,半夏、夏枯草交通阴阳,丹参、酸枣仁、五味子安神助眠。⑤水液过多者,可利尿消肿。⑥脾胃不和者需健脾和胃以交通心肾,脾胃斡旋气机,升降相因,为全身气机之枢纽,李师治疗此类不寐,多喜用归脾汤或八珍汤使中土振奋而复斡旋之功,水火阴阳自能上下交通,则不寐何患不除,胃腑被湿热、食滞、痰饮等邪占据,升降的道路阻塞,则心肾相交难以成行。若系痰湿为患者,李师多以半夏秫米汤合不换金正气散加味,以化湿和中、醒神安眠;痰热内扰者,则以温胆汤为主方,化痰清热、和胃安神;痰热较重者,多用介类通降消痰之品,如琥珀、煅龙骨、青龙齿等。

(3) 脾胃系病治疗经验:中医认为胃为仓廪之腑,作用更多的是消,慢性胃炎散见于中医的噎膈、胃脘痛、痞证、呃逆等疾病中,李师重视从肝论治慢性胃炎;李师认为尤其是以下三型,更要注意调肝法,即肝胃不和证、肝胃郁热证及肝郁气滞证,皆以柴胡疏肝散为基础方。郁怒忧思太过,心情抑郁,或生活节奏快,工作紧张,压力大,导致心情不畅,或担忧疾病恶化等令患者情绪易于波动,肝失疏泄,致使脾失健运,大肠传导糟粕功能失常而发生腹痛、腹泻或便脓血。在慢性结肠炎的治疗中,除健脾、运脾外,亦需注重调肝,以保持全身气机调畅,通而不滞,散而不郁。痛泻要方为理脾调肝代表方剂。

(4) 水肿治疗经验:李师在治疗水肿方面经常精确辨证,灵活运用《医学衷中参西录》中的思路及方剂。上肢头面部水肿可用汗法如越婢汤,下肢躯干部水肿可利小便兼用汗法,临床中可见阴虚、阳虚、气虚等证型的水肿。①阴虚型水肿:常由长期使用利尿剂或中药强行利水所致,导致阴血不足,邪水阻塞组织而形成水肿,故不宜用甘淡渗利之品,而应以"增水行舟"之法扶正祛邪。常用济阴汤、熟地黄、龟甲补肾阴,白芍滋阴养血,利小便,少量地肤子为引经药。②阳虚型水肿:下焦受寒所致之小便不利,患者自觉寒冷,脉沉迟无力,可用苓桂术甘汤治中上焦水饮,加附子理中汤温阳化气,加威灵仙利小便,太阳蓄水可用五苓散发汗利小便。③气虚型水肿:若中气不足致不能固摄脏腑,从而造成小便不利之水肿,可用升麻黄芪汤,方用黄芪、当归、升麻、柴胡,李师总结水肿患者若脉浮则可用汗法,用麻黄加术汤、越婢汤,若脉沉而无力用温阳方,若脉沉细略数用滋阴方,后两者均可酌加利尿药,对慢性水肿病,可温阳与滋阴法交替使用,临床效果每验。

2. 遣药组方,调气为先

李师自谓"调气派",临证诊疾,遣方组药,对调理气机尤为重视,其原因有三:其一,气机者,乃气之运动形式,升降出入是谓也。《黄帝内经》有云"人以天地之气生""百病皆生于气",气机的顺畅与否,关乎病之起、证之治、疾之愈也。其二,随着时代的发展,疾病变化亦大也,因饥寒交迫所致的血气大亏者随衣食渐丰而日渐减少,多之者乃经济大潮中人心浮躁,忧思郁闷,无论穷富,皆有烦忧,气机不畅者众也。其三,《濒湖脉诀》云,"四时百病,胃气为本",故调护胃气素为医家所重。调气之品在遣方用药上多以清灵为长,芳香悦脾,和胃启纳,脾健胃运,气血乃昌。

3. 因地制宜,注重治湿

舟山地处我国东南沿海地区,长年气候特点多风、多雾、湿气较重,在疾病的发生发展中,受到湿的影响,有研究表明,以湿邪为主的病证在中医的各类疾病中约占半数以上。湿邪导致的疾病,一般与中焦脾胃的功能失调有很大的关系,且涉及的部位广泛。

湿病从来源上分为外感和内伤,外感一般从口鼻、肌表或是直中脾胃而发病,内伤湿病则与肺、脾、肾三脏的功能失调有关。从性质上分为寒湿和湿热。在四诊中,李师最重视舌诊。湿病多见舌苔腻,或黄腻,或白腻,或灰腻。寒湿者白腻,湿热者黄腻,如见黏腻苔,说明湿邪与痰浊互结。如苔腻而润,为有水湿,薄者属外感,厚者为内伤,舌滑而少苔或无苔者,为脾肾阳虚。苔厚而燥,为有火热,火热伤津。"舌厚垢者,病气有余。"有厚苔就说明有邪气,苔厚的程度,可以反映邪气的多少和深重。白厚而润者,是脾胃被寒湿所困,苔厚而干燥,是湿邪困阻,津液不能上承,湿热重者,可见黄厚苔或灰厚苔。舌苔厚薄的变化,也往往提示着湿邪的进退,可明确湿病的转归。同时结合四诊,做出正确的辨证和治疗。

（1）表里的辨证："有一分恶寒便有一分表证"，有恶寒者，无论发病时间短长，一定有外湿的侵袭，其一般恶寒，有但寒不热（感受湿邪，寒热不重）或伴有身热不扬，热或轻或重（因为湿热的偏重不同而热不同），如无表证，则为内湿，会同时伴有脏腑功能失调的相关症状。

（2）从湿邪所伤的部位辨证：伤于头部，可以出现头部昏闷沉重，麻木如裹，鼻塞声重，或可见眼眵（湿热重的时候多见）。外感湿邪，伤于肌表，夹风者可见怕风汗出，夹寒者多全身肢体疼痛，夹热者多见肌肤红肿灼热，热郁者可见皮下疮、疹。湿邪侵犯流注关节，就是我们常见的痹证。痹证的产生，一般由风、寒、湿三邪杂合而致。

（3）辨湿热的偏重：临床上所见湿病，以湿热最多。而且，湿热为病湿阻热遏，蕴蒸难解，而且病机和症状复杂，容易误诊。但一般不外湿重于热，热重于湿，湿热并重。湿重于热，病变偏于脾，热重于湿，病变偏于胃。湿热的偏重还与患者的体质有密切关系，因为胃为阳，主燥，湿邪易于热化，脾属阴，主润，易阳气不足，温化功能下降，易于寒化。

（4）湿病的治疗：以祛湿扶正为总的治疗原则，以期达到人体的阴阳平衡，以祛除湿邪、调理气机、调节脏腑功能为主。李师在临床上祛湿主要采用苦寒清热祛湿、芳香化湿、苦温燥湿、利小便、风药胜湿、消食化湿、通络祛湿，同时注重调气。湿病复杂，涉位较广，病久化痰、致瘀，在治疗的过程中要时时兼顾。

苦寒清热祛湿：多选用金银花、连翘、黄芩等。中焦多选用黄连、栀子、龙胆草等，下焦多选用车前子、黄柏、秦皮等。湿阻皮肤、湿热带下者，多选用土茯苓、苦参、白鲜皮等。

芳香化湿：主要用于湿邪侵犯上焦、中焦的病症。常用藿香、佩兰、苏叶、豆蔻、郁金、石菖蒲。本类药物有一定的醒脾作用，对湿困脾胃的湿病，疗效较好。

苦温燥湿：主要用于湿热的治疗，根据感邪的部位不同选择不同，如上焦多选用金银花、连翘、黄芩等，中焦多选用黄连、栀子、龙胆草等，下焦多选用车前子、黄柏、秦皮等。湿阻皮肤、湿热带下者，多选用土茯苓、苦参、白鲜皮等，夏天多选用青蒿等。

利小便：是祛除湿邪最便捷的方法。此类药物可以分为三类：清热利尿类如滑石、车前子、淡竹叶、灯心草等；淡渗利湿类如茯苓、泽泻、白扁豆、薏苡仁等；利湿退黄类如茵陈、金钱草等。此类药物久用容易伤阳气阴津，故不应长期使用。

风药胜湿:使用性温味辛的风药,升腾阳气,以风胜湿的一种治疗方法。常用防风、羌活、独活、柴胡等,阳气升腾则浊阴自化,而风药又能胜湿,则阴湿自除。寒湿之胜,助风以平之。痛泻要方是常用方,常用于湿阻中焦之证。

消食化湿:常用于饮食积滞于脾胃的病证。湿病以中焦脾胃病变为中心,脾胃的运化功能失常,常易引起湿病夹食,因此对于平素应酬较多,暴饮暴食,或者脾胃虚弱的患者,常合用此法祛除湿邪,常用方为保和丸。

通络祛湿:主要用于痹证的治疗。用通络祛湿药去除湿邪,畅通气血,解除痹痛。常用独活、羌活、桑寄生、伸筋草、防己、蜈蚣、地龙、地鳖虫等。

三、徒承部分

1. 李师经验运用

湿热之证的临床辨证核心在舌苔腻,根据症状在上焦头胸(头晕、胸闷、身乏)、中焦(恶心、呕吐)还是下焦(大小便不畅)可确定病位,笔者临床结合李师的指导总结出治湿的药对,上焦:藿香、佩兰、苏叶;中焦:半夏、厚朴、陈皮、豆蔻;下焦:六一散、茯苓。风药常用荆芥、防风、苏叶、白芷、羌活、独活、柴胡、葛根、升麻、淡豆豉、牛蒡子、藁本、薄荷等,"寒湿之证,当助风药以平之"。李师常用不换金正气散苦温燥湿,方中藿香、佩兰芳香化湿,苍术、陈皮、茯苓、姜半夏健脾除湿,厚朴理气和中,寒湿者用良附丸合不换金正气散,湿热者用蒲公英、红藤等合不换金正气散,有痰者合胆南星、二陈汤,有风邪者用防风、羌活祛风,有瘀血者用郁金、莪术、三七、丹参活血化瘀,邪实去后或邪少虚多时,再补虚。治疗湿热,绝不可过用寒凉阻遏气机,俗称"要想富先修路",疏通阻滞之气机,使肺胃之气能降,肝脾之气能升。如临床上可见误用安宫牛黄丸导致不良后果,此为寒凉重剂,只能用于热入营血,内窍郁闭之证,湿热病中慎用,用之可出现寒凝气机,邪热内闭,病情加重而表现四肢厥冷,切勿以为温病再投寒凉,唯当冰释寒散,气机宣畅,才可湿化热透,三焦畅通而肢暖厥回,故药用桂枝、川椒、草豆蔻、生姜振奋中阳,温散寒凝以畅中焦,药后寒散冰释,气机通畅,湿得分消,后改用芳香宣化之法,兼畅三焦,使湿去热透而安。

温热病一般用卫气营血判断,其核心病机是伤阴,笔者在临床中总结,卫气分的舌苔一般为白苔,或是黄白相间,一分黄,一分热,温热入气分可见壮热,热入营血分看舌体,舌红绛,可见神昏,血分可见出血。营分尤可透营转气,透营转气的阻碍有湿、食、屎、气滞、血瘀、痰饮。要解决这些阻滞,才可以透营转气,如临床上心血管病可用风药荆芥、防风、苏叶、白芷化湿,开畅气机,带出郁热,血药牡丹皮、赤芍、红花、地榆、茜草凉血活血,开血中瘀阻,白茅根、槟榔、大腹皮、大黄通畅水道,可有效改善心血管病患者症状及日常生活质量。

2. 个人临证心得

李师临证认同方证与药证的统一,临床重视四诊合参。作为李师的学生,笔者在临床上发现脉诊往往是目前临证时容易忽视及不好掌握的点,但脉诊在临床诊疗中发挥着至关重要的作用。

在平时跟诊及休息期间曾阅读文献《管窥名医类案失误病案的医学价值》,其作者是于凌,这篇论文的价值很高,讲的是从春秋战国时期,先秦一直到明朝,2 000多年时间跨度历史上名医的医案,有很多成功的案例,然而更有价值的是一部分失误的医案。这里面对于临床治疗会犯的错误进行了统计,整个治疗最重要的是诊断,而在诊断里虚实上犯错比例竟然达到了75.92%。这篇文章让笔者敲响了勿虚虚、勿实实的警钟。然而临证常忽略的脉诊却是判断虚实最有效的手段。

以浮脉作为列举,浮脉的体象如水浮木,轻取即有,与之对应的就是浮脉所表现出来的主要症状有头胸部的这些症状,如头晕、头痛、耳鸣、痤疮、齿痛、口腔溃疡、咽喉咳嗽、皮疹、水肿、紫斑、关节疼痛等,浮脉主表主风主寒主虚,如果浮脉气冲到了表面,在浮部,能量守恒,那沉部多多少少就有空的地方,只是空的程度不一样而已,视空的程度大小,明确虚实程度,考虑是先祛邪还是先扶正。浮而无力的脉象,多是内伤的一种虚证,是不可以发汗的,在治疗上以补虚为主,临床上以三阴病多见。以温病的这种思辨体系来说,空就是伤及营血了。脉沉而有力三阳病更多见。而无力的情况较多是三阴病、虚证。脉的有力、无力才是判断虚实的一个金标准。左脉浮而有力,是外感,以汗法为主了,而右手脉浮而有力,浮取有滑多数是气分的病,则以清法或者下法为主。没有绝对的有力,也没有绝对的空,绝对的空基本上就是将死之脉了。因此临床上要重视脉象,切勿犯虚虚实实之问题。

笔者在李师指导下学习治疗湿邪的理法方药,临床效佳,现举例如下。

【验案】周某,男,50 岁。主诉:腹泻 1 周。大便清稀,每日 4~5 次,肠鸣音增加,脘闷食少,伴有腹痛,自觉脘中冷,得热则舒,伴有畏寒,舌质淡红,苔白腻。中医诊断:泄泻病(寒湿内侵,气滞胃肠)。予不换金正气散加良附丸加减,方药:藿香 12 g、厚朴 12 g、苍术 12 g、陈皮 12 g、茯苓 12 g、姜半夏 12 g、羌活 12 g、高良姜 12 g、香附 12 g、白芷 12 g、豆蔻 6 g、防风 12 g、苏叶 12 g、佩兰 12 g。服药 7 剂症状缓解。

按语:此证属于寒湿泄泻,兼有气滞之象。用不换金正气散苦温燥湿加温中药温化寒湿。上方中,藿香、佩兰芳香化湿,苍术、陈皮、茯苓、姜半夏健脾除湿,厚朴理气和中,白芷、苏叶、防风解表散寒,羌活散寒祛风除湿,"寒湿之证,当助风药以平之"。良附丸温胃理气,豆蔻化湿行痞,行气和中。泄泻以脾虚湿盛为其主要病机,治疗上常温清并用,抓住祛湿运脾之关键。

梁文清

　　梁文清,男,1972 年 1 月生,山东淄博人,中共党员,医学博士,博士后,教授,主任医师,留美学者,江西中医药大学博士生导师,浙江大学、浙江中医药大学、温州医科大学及绍兴文理学院硕士生导师,《中国骨与关节损伤杂志》副主编,浙江省创新人才,舟山市拔尖人才,舟山市支撑学科带头人。舟山市中医院大外科副主任、关节病科副主任、骨伤科研究室主任。主持浙江省自然科学基金一般项目 2 项,浙江省省部共建项目 1 项,浙江省医药卫生计划项目 4 项,浙江省中医药科技计划项目 1 项,参与国家自然科学基金一般项目 4 项。发表 SCI 论文 30 余篇,国内核心期刊论文 30 余篇。获浙江省医药卫生厅科技奖二等奖 1 项,浙江省中医药科学技术奖二等奖 1 项,绍兴市科学技术奖二等奖 1 项,获发明专利 2 项。擅长各类骨折、关节病(关节置换术)和骨肿瘤手术治疗,骨盆髋臼骨折微创治疗;颈肩腰腿痛、椎间盘突出症、骨质疏松、骨关节炎、类风湿关节炎、股骨头缺血性坏死及强直性脊柱炎等骨科疾病的中医药保守治疗。兼任《中国骨与关节损伤杂志》副主编;中国老年学和老年医学学会老年骨科分会委员;中国中医药信息学会科技创新与成果转化分会理事;浙江省中西医结合学会骨伤科分会委员;浙江省抗癌协会骨与软组织肿瘤专业会委员;中国医药教育协会肩肘运动医学规范化培训浙江中心委员;浙江省数理医学学会生物医学大数据专业委员会委员;浙江省抗癌协会放射性粒子治疗专业委员会委员;浙江省中西医结合学会骨质疏松专业委员会委员;浙江省中医药管理局首批中医药文化科普巡讲团巡讲专家;浙江省中西医结合学会第二届骨质疏松专业委员会骨内科学组委员;浙江省中西医结合学会临床研究与转化分会委员。

▶ 传承人(或执笔者)介绍

　　张宏伟,安徽滁州人,浙江中医药大学在读硕士,本科及硕士期间分别跟师于国家级名老中医张道宗教授及名中医梁文清主任。

一、成才历程

梁师 2002～2005 年攻读中医骨伤科学硕士期间,师从于山东省名中医董建文教授,学习掌握了骨折保守和手术治疗,以及颈肩腰腿痛中医药保守治疗;2007～2011 年攻读骨外科博士期间,师从于上海长海医院国内知名专家蔡郑东教授,熟练掌握了关节置换手术、骨肿瘤手术及各类骨折手术,在工作期间多次主刀完成各类关节置换手术、骨肿瘤手术及各类骨折手术;2012～2015 年在第二军医大学博士后流动站从事基础医学博士后学习,认真进行博士后学术研究,发表论文,撰写博士后出站报告,并顺利出站;2016 年到美国印第安纳大学医学院学习交流,掌握了骨盆髋臼骨折微创治疗技术,并在省内较早开展,参加了浙江省骨科年会交流分享,获得国内、省内知名专家的一致好评;2018 年师从浙江省名中医潘子毅教授和浙江省中医院骨伤科主任童培建教授,认真学习总结名老专家经验,掌握了痹证、颈肩腰腿痛、椎间盘突出症、类风湿关节炎、强直性脊柱炎等骨科慢性疾病的中医药保守治疗。

1. 强调扎实的基础与治疗上的灵活

医乃活人之术,学不熟何以知医? 术不精何以活人! 因此熟和精,是对从医者最基本的要求。医者对医理要博熟精深,对医技要熟练精湛,运用要灵活、准确、恰当,这便需要我们精勤不倦,深入钻研,对中医重要的理论和经典著作的精辟之处要熟读背诵,首先要熟,熟才能生巧,只有熟了才能心领神会,运用自如。再者,不熟何以精思,为学之道必本于思,思索生智,才能应常变而法不穷,明其理而更显其妙。这方面梁师便是一个很好的榜样,亲切和豪爽是人们对他的第一印象,而被其折服的原因则是他那深厚的中医文学底蕴,这得益于他闲暇之余痴迷于《黄帝内经》《伤寒论》《金匮要略》等经典医学著作,同时认真研习诸多名医大家、国医大师的医案和著作。灵活则是梁师着重强调的另一个点,这不仅仅是用药上的灵活,更是思维上的灵活,故而其在看病救人时不是简单的经典名方的机械使用,而是结合区域环境与个人体质等方面的不同予以遣方用药,并根据患者的反馈不断反思总结,以期达到良效和经济兼备。

2. 注重学术的传承和人才的培养

梁师非常重视学术的传承和人才的培养,循循善诱,诲人不倦。梁师的指导方式有别于常见的输入式教学,学生们在跟诊时也并非简单机械地抄方,治病救人的空闲时,其常常将经典的病例拿出与学生们讨论,将自身经验毫无保留地分享,同时发散学生们的思维,帮助他们将理论与临床实践、中医经典与现实病例相结合,润物细无声,使学生们能真正融入临床。

思考和总结是梁师常常提及的两个词,这在中医学的学习过程中非常重要。从萌芽时期的疡医到现今的"动静结合、筋骨并重、内外兼治、医患合作"四项骨折治疗原则,从《礼记·月令孟秋》到《中西医结合治疗骨折》,中医骨伤学在不断发展和完善,尤其现代多学科交织,这就更加需要我们勤于总结,善于思考。

3. 突出传承与创新并进

祖国医学汗牛充栋,历代医家结合实践,不断探索,努力发掘,促进了中医的发展,对人类做出了贡献。各家学说都有其独到之处,我们要博览群书,兼容并蓄,认真揣摩,取百家之长为我们所用,继承才能有所发扬。

人之所以为病,外因于天,内因于人,随时代的变迁,气候环境、人文地理等也有所变化,故而今人得病与古人患病也有差异,这就要求我们师于古而不拘于古,诚如《素问·至真要大论》所言:"有者求之,无者求之。"就是启迪后人在研究诸家医学时,要敢于质疑,勇于创新,所思才能有所得。

二、师传部分

梁师从事中医骨伤专业多年,致力于以祖国医学治疗骨伤科疾病,从而发扬祖国医学。经多年理论与实践相互印证,形成了其独特的学术观点和临证经验,现将梁师的经验总结如下。

1. 倡导中西医相结合

对于中医与西医之争,梁师倡导中西医相结合,优势互补。无论中医学术还是西医学术都需要古为今用、精益求精,两者可以相互补充,但绝不是简单凑合。作为一名现代中医,对于能促进中医学发展的新知识、新技术我们都应该吸收,吸收绝不等于全盘接受,吸收的前提是不能动摇中医的根本,譬如各种西医现代检查手段,配合四诊合参,有利于中医诊断,但不能唯检查论,丢弃辨证论治。中医和西医对疾病的认识、归类、诊断等各有自己的观点,不顾客观实际、生搬硬套地对号入座是对中西医的亵渎,不但治不好病,还会贻误病情。梁师在临床中以中医为本,同时借助西医诸多现代检查技术,从而对患者的病情有着更为准确的了解,在药物的选择和剂量的应用上更加精确。

2. 以本虚标实为基本病机

梁师认为本虚标实为大多骨伤疾病的主要病机。《黄帝内经》中述"正气存内,邪不可干""邪之所凑,其气必虚"。正常情况下,人体处于一个平衡状态,正气充足,诸多外邪作用于人体而无法致病,而当人体出现失衡,脏气内虚,功能失调,若此时风、寒、湿邪趁机作用于人体,或情志失调、饮食不节、过劳等则会导致寒凝、气滞、血瘀等,最终发展为某一病证,正如《灵枢·百病始生》中所言:"风雨寒热不得虚,邪不能独伤人。"例如,膝痹是中老年人最常见的疾病之一,肝肾亏虚、脾胃亏虚以及气血亏虚为发病的主要内在因素。随年龄逐渐增大,肝肾出现亏虚,气血的荣养作用减弱,肝亏则出现筋脉弛缓,肾虚则出现骨质疏松,肝肾亏虚则人体精血不充,从而对外在的风寒湿邪易感性增加,使得外邪痹阻脉络。营气行于脉中,滋养周身;卫气行于脉外,抵御外邪入侵,当机体气血两亏时,筋脉骨骼失于濡养,则易产生痹证。脾主运化水谷和水液,同时脾主四肢和肌肉,若脾胃出现亏虚,则其运化功能减弱,水湿不化,湿聚成痰,痰饮停留,侵犯四肢关节,则易导致膝痹的发生。

3. 以调气血阴阳为主要治则

梁师在治疗骨伤疾病患者时以调气血阴阳为主要治则。《素问·生气通天论》中所述"阴平阳秘,精神乃治"即指人体要想达到精神旺盛和身体健康,就需要保持阴精充沛、阳气固秘。如人体需要顺应自然,随四时变化而变化,春夏属生发时节,生发太过则伤正气,应注意护养正气,防止外泄太过,即"春夏养阳";秋冬属闭藏时节,万物收敛,此时应注意顾护阴精,防止外泄太过,即"秋冬养阴"。

梁师常说:"任何疾病的产生,无外乎阴阳气血出现问题,故而在治疗时也需从此入手。"阴阳是对自然界事物或现象对立双方属性的概括,人体分阴阳,五脏六腑分阴阳,单独某一脏腑亦分阴阳,因此只有当局部的阴阳实现平衡,整个机体才会阴阳平衡。血具有滋润濡养人体各组织器官的作用;气具有推动机体生长发育、新陈代谢、脏腑运动及内部物质运输的作用。《黄帝内经》所言"气血失和,百病乃变化而生""气血充盈,百病不生"。心阳者为气,心阴者为血,血液之所以能有效运行得益于心气的推动，而心气能正常活动得益于心血为之提供物质基础，二者相互协调，使得心血环行周身。《金匮要略·水气病脉证并治》云："阴阳相得，其气乃行；大气一转，其气乃散。"即当机体的阴阳气血得到调和时，正气才可以畅行于周身上下内外，若遇水湿、痰浊等邪气阻滞经络，大气则运行不畅。大气不转，气结不散，为"气分"的内在病机，故而调和阴阳，行大气是水气病主要治则。如表虚风水，脉浮身重，汗出恶风者，防己黄芪汤加减治之；风水恶风，一身悉肿，脉浮而渴，续自汗出，无大热，越婢加术汤加减治之；皮水为病，四肢浮肿，水气在皮肤中，四肢有微微泛动者，防己茯苓汤加减治之。

4. 灵活使用药物

梁师临床上对患者进行遣方用药时，常常会结合病证部位灵活加入某几味药物，往往起到意料之外的效果。如上肢痛者多加羌活、威灵仙、川芎；下肢痛者加独活、桑寄生；上下肢兼痛则加秦艽；若上下疼痛兼瘀血阻滞者则辅以片姜黄；上肢久痛不愈者加海桐皮；下肢久痛不愈者加石楠藤、络石藤。辨经络而加以药物同样会取得较好的疗效，如太阳经之为病者多加以羌活、细辛；督脉之为病者用鹿角胶(或鹿角霜)、狗脊、当归、苍耳子；肾经之为病者用狗脊、菟丝子；脾经之为病者用萆薢、苍术、大黄。

某一病证经六经辨证后加入引经药物同样可以增强临床疗效，如头痛的六经辨证，太阳经头痛多加羌活；阳明经加白芷、葛根；少阳经头痛加川芎；太阴经头痛加苍术；少阴经头痛加独活、细辛；厥阴经头痛加藁本、川芎。《证治准绳·杂病》所书："臂痛有六道经络，究其痛在何经络之间，以行本经药行其气血，血气通则愈矣。"梁师经临床诸多验证，发现辅以引经药物所施治方剂效果有所提高，如上臂外侧前缘痛者，属阳明经，以升麻、白芷、干葛行之；外侧痛者，属少阳经，以柴胡、川芎行之；外侧后缘痛者，属太阳经，以藁本、羌活行之；内侧前缘痛者，属太阴经，以升麻、白芷、葱白行之；内侧痛者，属厥阴经，以柴胡、青皮行之；内侧后缘痛者，属少阴经，以细辛、独活行之。

梁师在虫类药物的使用上有其独到之处。痹痛日久入络，痰瘀深伏，加用虫类药物窜逐搜剔，祛伏痰，逐瘀滞，蠲痹痛，引诸药达病所。虫药搜剔，当辨病痛部位，腰腹以上，尤其是肩臂久痛者，用全蝎 6 g，蜈蚣 2～3 条，露蜂房 10 g(煅灰存性并研碎以制其毒性)兑酒冲服；腰腹以下者，选蜈蚣 2～3 条，地鳖虫

9 g,蜣螂 3～5 只(剪去头足,火烧去翅)等。若体质素弱者、妇女月经过多者尤当慎用。虫类药物其破血搜络之性,有耗血动血之弊。因此,必察胃、肾,辨胃痛、腰痛之性,谨防吐血、呕吐、便血、尿血。

在药物剂量的使用上梁师也是格外注意,不同的剂量则会产生完全不同的效果。如柴胡小于 6 g 时,取其升阳、举陷之效;6～12 g 时,取其疏肝理气、和解少阳、解郁及调经之效;12 g 以上时,取其疏散风热、退热、清胆、截疟之效。生白术小于 30 g 发挥止泻作用;大于 30 g 则可以治疗便秘。半夏 9～12 g 起到和胃作用;12～30 g 则可以祛痰降逆止呕;而当用量为 30～60 g 时,则可以发挥安神作用;当使用量大于 60 g 时,则可以止痛。

三、徒承部分

自跟师以来所获颇丰,不仅是医术上得到全面的提升,更为重要的是在梁师潜移默化的影响下,笔者对如何成为一名合格的医生有着清晰的认知,随着对自身医风医德不断地完善,此时自己也愈加像是一位合格的医生,同时笔者也坚信未来可以成为像梁师那般兼顾临床及学术的从医者。

梁师的诸多对药和角药已得到临床的有效验证,如下简单分享一个案例。对药是复方中一种比较固定的最小组方单位,临床上有特别重要的意义,两药同时应用,既比一般的复方简单,又具备复方配伍的基本特点,不但可以提高疗效,还可减少毒性和副作用。①全蝎 + 蜈蚣,两药合用能息风镇痉,通络止痛,是梁师常用于解痉止痛的对药。全蝎味辛,性平,归肝经,息风镇痉,通络止痛,攻毒散结。现代研究发现全蝎具有镇静镇痛、抗惊厥等作用。蜈蚣味辛,性温,归肝经,息风镇痉,通络止痛,攻毒散结。现代研究发现蜈蚣具有抗惊厥,镇痛抗炎等作用。②桑枝 + 片姜黄,两药合用能通利关节,通经止痛,是梁师常用于关节酸痛麻木的药对。桑枝味微苦,性平,归肝经,祛风湿,利关节。现代研究发现桑枝具有抗炎、增强人体免疫等作用。片姜黄味辛、苦,性温,归肝、脾经,活血行气,通经止痛。现代研究发现桑枝具有抗炎、抗血小板凝集等作用。

角药是以中医理论为基础,以辨证论治为指导,以药物功效、四气、五味、七情及归经为原则,3 味中药联合应用,互为犄角,相辅相成,相互为用,以达到事半功倍的作用,与单味药及对药相比,角药组方更为复杂多变,相对整方而言,又显精练而不冗杂。①秦艽＋威灵仙＋鸡血藤，三药合用能祛风除湿，舒筋活络止痛，是梁师针对骨伤科风湿痹证的常用角药。患者患病日久，风寒湿邪侵袭，常表现为颈肩部拘挛疼痛，遇风寒加重，周身困重等。秦艽味辛、苦，性平，归胃、肝、胆经，祛风湿，清湿热，舒筋络，止痹通，清虚热，现代研究发现秦艽具有抗炎、镇痛、镇静解热等作用。威灵仙味辛、咸，性温，归膀胱经，祛风湿，通经络，止痛，消骨鲠，现代研究发现威灵仙具有抗炎、镇痛、抗心肌缺血等作用。鸡血藤味甘、苦，性温，归肝、肾经，活血止血，调经止痛，舒筋活络，现代研究发现鸡血藤具有增加冠状动脉流量、扩血管、抗血小板聚集及抗血栓形成等作用。②地龙＋土鳖虫＋僵蚕，三药合用能息风止痉，通络止痛，是梁师针对局部拘挛疼痛的常用角药。地龙味咸，性寒，归肝、脾、膀胱经，清热定惊，通络，平喘，利尿。现代研究发现地龙具有镇静、解热镇痛等作用。土鳖虫味咸，性寒，归肝经，破血逐瘀，续筋接骨。现代研究发现土鳖虫具有改善微循环、镇痛、镇咳等作用。僵蚕味咸、辛，性平，归肝、肺、胃经，息风止痉，祛风止痛，化痰散结。现代研究发现僵蚕具有镇静、抗惊厥、抗血栓等作用。

【验案】刘某，男，35岁，2022年10月25日初诊。主诉：颈项部疼痛伴活动不利3月余。患者3月余前无明显诱因出现颈项部疼痛、活动不利，伴有头晕，恶寒畏风，颈肩部痛较甚时夜间难以入睡。CT示颈椎生理曲度变直，序列不稳，诸椎体边缘稍见骨质增生，略呈尖角状突出。患者强烈要求保守治疗。刻下：颈项部疼痛，右肩部伴右上肢轻微麻木，舌淡白，苔白腻，脉弦。中医诊断：痹证（风寒湿痹）。施以桂枝加葛根汤加减以祛风散寒，除湿通痹。方药：桂枝9 g、葛根90 g、炒白芍30 g、秦艽10 g、威灵仙10 g、鸡血藤30 g、片姜黄30 g、桑枝30 g、醋延胡索50 g、苍术10 g、陈皮10 g、香附10 g、当归15 g、川芎10 g、羌活10 g、防风10 g、酒地龙10 g、炒土鳖虫10 g、全蝎3 g、僵蚕10 g、蜈蚣3条、蜜甘草5 g，7剂，日1剂，水煎服，分早晚餐后温服。2022年11月1日二诊：患者诉颈项部疼痛稍缓解，大便稀，便次增多，怕风明显减轻，舌苔有所改善。在上方基础上去苍术、防风，加茯苓15 g、生白术10 g，改葛根为60 g、炒白芍为15 g。再予7剂，煎服法同前。2022年11月15日三诊：诉颈项部症状加重，二便正常。方药：桂枝9 g、葛根90 g、炒白芍20 g、秦艽10 g、威灵仙10 g、鸡血藤45 g、片姜黄30 g、白芷15 g、醋延胡索50 g、茯苓15 g、制川乌6 g、制草乌6 g、陈皮10 g、当归15 g、川芎10 g、羌活10 g、酒地龙10 g、炒土鳖虫10 g、全蝎 3 g、僵蚕 10 g、蜈蚣 3 条、蜜甘草 5 g。再予 7 剂,煎服法同前。2022 年 11 月 25 日四诊:患者诉颈项部疼痛明显减轻,活动明显好转,健步行走,大便稍干。改上方炒白芍 30 g、制川乌 9 g,制草乌 9 g。再予 7 剂,煎服法同前。2022 年 12 月 4 日五诊:患者症状基本消除,嘱正常饮食,渐进锻炼,调养休息。

按语: 正气不足致使体表不固,风、寒、湿邪乘机入侵,痹阻经络,不通则痛。患者表现为头晕,颈项部僵硬,活动不利,恶寒畏风,颈肩部疼痛麻木,痛甚时夜间难以入睡,结合舌脉以及颈部 CT,中医诊断为痹证,证属风寒湿痹;西医诊断为颈椎病。治以祛风除湿,散寒止痛,此方为角药组合的典型代表,方中葛根针对颈项部拘挛不适;川芎针对头晕头痛;苍术祛湿;羌活、防风以祛除风邪;炒白芍养血敛阴,配合醋延胡索、陈皮、香附、当归养血活血行气以用于缓解颈肩部位疼痛;桂枝以温性和之;秦艽、威灵仙、鸡血藤三药合用祛风除湿,舒筋活络止痛;酒地龙、炒土鳖虫、僵蚕三药合用息风止痉,通络止痛;全蝎、蜈蚣两药合用增强通络止痛作用;桑枝、片姜黄两药合用通利关节,兼以通经止痛;蜜甘草调和诸药。二诊时患者自觉颈项部疼痛稍缓解,大便稀,便次增多,怕风明显减轻,舌苔有所改善,故在上方基础上去苍术、防风,减少葛根、炒白芍用量,并加茯苓、生白术顾护脾胃兼以利湿。三诊时患者自诉颈项部症状加重,二便正常,故予制川乌、制草乌增强除湿止痛之效,增葛根药量。四诊时患者症状明显好转,言语轻松,继续增加制川乌、制草乌剂量,诸药合用,标本兼治,除湿止痛,活血通络,气血同调,疼痛自止,效果显著,五诊时症状基本消除。

王正平

▶名医介绍

王正平，男，1942年生，浙江省普陀区人。行医近60年，一生坎坷，不堕其志，得其师余吟观老先生及范文甫一系之精髓，熟读中医经典，勤于思索，力求实效，既善用仲景柴胡、桂枝类经方，亦常用金元四大家、明清各大医家创制之后世方，辨证精准，处方精练，疗效显著，长于外感类、湿热类等疾病，亦善于小儿脾胃调理等，名重于沈家门一带，乃至于舟山市内外，求诊者众，年诊患者近万人。曾被授予普陀县"自学成才标兵"，曾任普陀中医学会理事、舟山市政协委员等职。

▶传承人(或执笔者)介绍

江明辉，男，浙江中医药大学硕士，中西医结合内科副主任医师，现任舟山市普陀区白沙岛卫生院院长。自大学毕业后一直在基层从事中医及中西医结合工作，曾先后跟随浙江省名中医李飞泽、冯昌汉抄方学习，跟随杭州西溪医院肝病专家包剑锋学习中西医结合肝病诊治，熟悉中医经典，理论基础扎实，对基层常见病如外感咳嗽、高血压、慢性肠胃疾病、失眠、郁证、慢性肝病等的中西医结合诊治有丰富的临床经验。

王立史，女，2003年9月参加工作，本科学历，主治中医师，普陀区人大代表，现为沈家门福宇中医诊所负责人。父亲为普陀区名中医，自小耳濡目染，遂进入医学院学习中医。工作以来，不断研究中医学理论，并且与实践相结合，积极参加各项培训、进修，提高自己的业务水平，充分发挥中医"简、便、验、廉"的特色，对外科类疾病、妇科常见疾病、儿科常见病的调治有独到的心得和丰富的经验。

上篇 名医传承篇

一、成才历程

王正平先生,中医学徒出身,主治中医师,为舟山普陀医名卓著的民间老中医。先生生于沈家门王家大户,幼而聪颖,然不幸患小儿麻痹症,四方求医无果而终身致残,隐然有学医之志。1959年,先生家道已中落,在沈家门中学以优异成绩毕业后,却受家庭成分影响不得升学,又因残疾无法分配工作,极端困厄之际,得家中长辈慰藉,思幼时学医之志,遂发奋自学中医,苦读《家庭药物学》《汤头歌》《中医学概论》等书。1962年春,经葆仁堂励老先生介绍,得当时舟山著名老中医余吟观老先生的怜爱,收为关门弟子。余吟观老先生系民国时期中医大家范文甫先生弟子,学养深厚,医术高妙,名重一时。先生既受教于余吟观老先生门下,得老先生耳提面命,又耳濡目染于老先生之仁心仁术,有鱼入大海之感,又有孔子三月不知肉味之发奋,寒暑相继,日则随老先生门诊抄方,夜则在老先生指导下读《草本从新》《医学实在易》《时方妙用》《时方歌括》等书。诊余闲暇之间,老先生倾心讲授仲景《伤寒论》《金匮要略》、东洋《皇汉医学》、王孟英《温热经纬》、雷少逸《时病论》、叶天士《临证指南医案》、朱震亨《丹溪心法》等书籍。1963年,跟师之余,每日清晨,先生又随诸中医学徒到沈家门镇中医院,听孔庆余老中医讲授陆渊雷《金匮要略今释》。1964年,正当先生日益精进之际,余吟观老先生溘然长逝。先生虽拜师学医修案于普陀文卫办公室,但在当时环境之下,始终未得到正式工作安排。先生悲痛之余,思其师余吟观老先生之教诲"真正的老师不是我,是病人!""从实践中去求真""从无文处求文,无求处求治",一面反复温习余吟观老先生教授的知识和经验,继续自学有关中医书籍,一面小心翼翼地为上门来求诊的患者诊治,自此医术日有长进,上门求诊者日益增多。1969年,在众多患者的支持下,报告当时上级主管部门,自行挂牌门诊,又时时被各方面干涉惊扰,幸得当时沈家门镇颜书记主持正义,得以正常开业,正式开启中医行医之路,并在门诊中以患者为师,无中求有,不断增强中医实践技能,医名与日俱增。1972~1980年,在沈家门镇东大合作医疗站主诊,1980年底,由普陀医药公司邀请,到中药部门诊坐堂。1980年初加入普陀中医学会,并将其师的学术经验及自身行医经验做学术交流,陆续撰写《余吟观先生运用四逆散治疗湿热经验》《余吟观先生运用五苓散经验》《对扶正与补益的一点体会》《对风湿热治疗体会》《对温病卫分发热治疗浅见》等学术论文,在《浙江中医杂志》等学术刊物上发表,积极参加省、地区、县各级中医学会活动。1986 年被授予普陀县自学成才标兵;1987 年被考评为中医师;1995 年被考评为主治中医师,同年被选为普陀中医学会理事;1992 年当选舟山市政协委员,后连任至 2001 年;1994 年 1 月 25 日,加入中国农工民主党。

二、师传部分

1. 中医之路如何行稳致远

先生在谈起自己的中医成才成名之路时,总是说"我的第一口奶吃得好",意指其在刚踏入中医之门时,即在其师余吟观老先生的悉心指导下,系统学习《黄帝内经》《伤寒论》等中医经典,以及唐宋金元诸大家与温病经典著作,从中医之本源而入,吸取中医之精髓而入脑入心,为之后的中医之路打下了很好的基础。不幸的是,拜师 2 年不到,其师即溘然长逝,先生又谨记其师之殷殷嘱咐"病人是你最好的老师",在极其困苦的境况下,克服重重困难挂牌开诊,自此以后,几十年如一日,从未间断过临床,以患者为师,在实践中求真,在临床中求悟,从而在漫漫医路中日益精进,不断提高。先生认为,一名中医要成才,必须要做到以下几点。

入门要正、读书要多。清代名家陆九芝云:"《内经》无论真不真,总是秦汉间书,得其词组,即是治法;《伤寒论》无问全不全,苟能用其法以治今人病,即此亦已足矣。后学能识病,全赖此数书。"先生已年高八十有余,对于中医经典依然信手拈来,脱口成诵,先生认为中医要成才,首先必须熟悉《黄帝内经》《伤寒论》《神农本草经》等中医经典,要做到了然于胸,时时温习,各大经典中重要论述、条文更要做到能背诵,有体悟;在熟悉经典的基础上,中医还需旁参百家,推陈致新,广搜博采,开阔视野,不可把学术局限狭隘框架。

须早临床、多临床。纸上得来终觉浅,绝知此事要躬行,先生常说中医是实打实的行当,患者是最好的老师,一名中医要成才必须经过临床实践的打磨,书本上的理论、名家的经验也必须经过实践才能内化为自己的经验,譬如脉诊,如果光有理论,不经过实践,就不能体悟到各种脉象的微妙之处,只能是"心中了了,指下难明",又比如辨证,同一个症状,有阴虚、阳虚、气虚、外邪、内因之分,如何分辨其中细微差别,只有经过临床实践,才能分辨得真,辨得准。作为中医人,需要早临床,更要多临床,要在临床实践中求得真知,悟出真理。

须勤思索,勤反思。孔子云:"学而不思则罔,思而不学则殆。"先生认为一个好的中医除了多读书、多临床外,还要勤于思索,读书不勤思,只知死记硬背,那就是死道理;临床不勤思,遇到难题一过了之,那就很难提高。行医路上,对于有些问题,需要反复思索,反复揣摩,比如,对病机十九条,各家解释有所差异,如何取舍,需要结合自己的临床实践,仔细体味,方能形成自己的见解;同样是疏肝,四逆散、柴胡疏肝散、逍遥丸有何差异? 如何运用? 同样是理气,枳壳、香附、木香、佛手有何差异? 如何运用? 需要认真思考,仔细分辨,只有在学习中实践中勤于思考,才能形成自己的真知和体悟。中医还要善于反思,善于总结,每过一段时间,要将自己的读书心得、临证得失、验案败案,做一个阶段性的总结反思,最好能形成文字,这样既有利于自己经验传承,更能让自己的水平节节提升。

要立长志、存仁心。佛家讲求信愿行,中医亦如此,要成才,首先在立志。先生常说中医是一辈子的事业,也是一份艰难的事业,需耐得了寂寞,坐得了冷板凳,倘若三天打鱼、两天晒网,是断然搞不好中医的。要存仁心,用现代语言来讲,就是要有利他之心,不可将中医单纯视为一个谋生的饭碗,更不能视为牟利的手段,在张仲景的《伤寒杂病论》的序里,就讲得很明确,"上以疗君亲之疾,下以救贫贱之厄,中以保身长全",孙思邈亦云"人命至重,有贵千金,一方济之,德逾于此",好的中医必须有善良的品德、醇厚的医德,这样才能不会被利益蒙蔽,才能发挥最大的价值。

2. 中医学术观点

在学术上,先生参悟经典,融汇各家之长,在自己长期实践的基础上,形成了自己独具特色的观点。

一是治病求本,本于阴阳。先生认为,中医有一个总纲,即是阴阳,认证之法,先辨阴阳以求其本,本既明,虚实寒热则迎刃而解。疾病千变万化,但总不外乎阴阳,故医者临证,必须先审阴阳,因为病因、病证、方药各有阴阳,阴阳既明,辄可无讹。其间且有错综现象,阴中有阳,阳中有阴,阴阳相间,彼此多少,疑似之间,更须明辨。

二是调和正气,以平为期。先生认为正常人体调节功能、内外环境适应能力及抗病能力的综合功能,使人体有强大的自愈能力,很多时候,病不是靠药治好的,是靠人体的自愈能力也即正气治好的。先生认为,中医治病需始终顾护正气,值得强调的是:扶正不等于补益,扶正最重要的时候是把人体失衡的正气,复归于平衡,有的时候祛邪亦是扶正,有的时候调气亦是扶正。另外,治疗用药不可伤正,凡药物金石,皆有偏性,用药须阴阳结合、动静相宜、升降得宜、收散结合、补泻并用、寒热并调,不可矫枉过正,损伤正气。总之,治病应以调和机体各方面的功能,使之发挥正常的生理功能,以达到阴阳平衡,正气内存为最大目标。

三是补虚泻实,因势利导。先生强调,中医治病当明虚实,切不可犯"虚虚实实"之误,古语曰"大实有羸状,大虚有盛候",临证中有真虚假实,有真实假虚,有虚实夹杂,为医者条分缕析,了如明镜,切不可犯"虚虚实实"之误。虚实既明,当因势利导,《黄帝内经》有"因其轻而扬之;因其重而减之;因其衰而彰之""其高者,因而越之;其下者,引而竭之"等治疗法则,其中的"轻""重""衰""高""下"等都是疾病的"势",其后的治法都是因势利导的治疗法则,我们中医在治疗疾病的过程中,顺应自然之势、顺应正邪消长之势、顺应疾病发展转归之势,把握最佳时机,采取最适宜的方法加以治疗,以最小的治疗成本达到最佳的疗效。

四是三个靶点,不同治法。先生从自己毕生的行医经验和探索出发,认为中医治病应主要关注三个靶点:对因、对症、扶正。对因就是针对导致疾病发生的具体病因展开治疗,也要关注"三因",即因时因地因人,如外感六淫就是病因,劳倦内伤也是病因,痰湿瘀血也是病因;对症就是针对患者表现出来的具体症状展开治疗,尤其是患者表现突出的、对患者带来较大痛苦的症状,如疼痛、不寐、胸闷、脘痞等;扶正就是针对人体内的正气不足或者失衡,针对性补益或者调和,以恢复人体正常功能。对因、对症、扶正三个方面需权衡考虑,有时是综合施治,有时是先急后缓,一般来讲,症状突出,应重点对症,兼顾对因;突出症状减缓后,应重点对因,兼顾扶正;疾病后期,应重点扶正,兼顾对因。但也要注意,有时必须打破常规,如釜底抽薪,病因一除,各种症状即瓦解冰消,有时重在扶正,正气足,则病亦解。

3. 舌诊心得

先生于四诊皆有独到心得,望诊尤其擅长,认为望诊为四诊之首,尤以望舌最为重要。先生认为辨舌前应注意辨舌环境,不可草率,要注意光线、饮食对辨舌的影响,辨舌之前应注意排除这些因素的干扰。辨舌时应重点关注舌形、舌色、舌苔、舌之津液四个方面。舌形为脏气的表现,浮胖娇嫩属虚,坚敛苍老为实;舌苔为病之苗,有诸内必形诸外,视舌苔可以知六淫之轻重浅深;舌色是病情寒热及浅深重要依据;舌之润燥辨津液之存亡,不拘何色,但以润为津液未伤,燥为津液已耗,也是体内代谢正常与否的重要标志。

4. 治法心得

先生学验俱丰,于中医治法上颇有心得,兹举几点。

一是解毒化瘀法治疮疡。先生认为疮疡本质是一种毒,《黄帝内经》讲"诸痛痒疮,皆属于心",为何属心? 先生经过深入思考,认为心主血脉,而疮疡为局部气血凝滞而产生瘀血,故曰"皆属于心",而毒瘀结合,则产生了疮疡的各种变化和表现,故治疗疮疡,应重在解毒与活血,其次注意风、热、湿、虚等兼夹情况,先生常用五味消毒饮和丹参、三七、赤芍等治疗顽固性湿疹、皮炎、丹毒等疮疡疾病。

二是升提渗湿法止泻利。先生常言"湿胜则泻下",对于急慢性腹泻,常用升提与渗湿法并举,重在恢复气机升降与水液正常代谢,常取七味白术散之藿香、葛根、木香升提理气,与四苓散、平胃散等相伍,辨证搭配健脾、清热、活血之品治疗各类腹泻,取得良好效果。

三是分辨内外治湿证。先生云:"舟山此处东南海岛,土地卑湿,湿病多发,表现多样,常缠绵难愈。"先生在行医生涯中,治湿无数,认为湿证当辨内湿与外湿,如顾松园说:"天之湿,雾露雨雪是也;地之湿,冰水泥泞是也;人之湿,汗出沾衣是也(外湿)。饮食之湿,酒水、瓜果、乳酪是也(内湿)。"内湿、外湿来源不同,表现各异,治法亦不同,外湿多涉及皮肤筋脉关节,内湿多涉及脾胃肝胆,外湿宜从表而解,多用麻黄、苍术、藿香之类,内湿宜淡渗,多用茯苓、猪苓、滑石、茵陈等。需要注意的是,内湿、外湿之分也是一个相对概念,不可截然分开,内外湿俱存的情况,需综合施治。另外,无论内湿还是外湿,日久必伤及脾胃,故治湿常须辅以健脾。

四是有形无形治郁证。现代社会郁证多发,先生认为郁有轻重,有"无形"和"有形",表现各异,治亦不同。无形之郁,常表现为情绪抑郁反常及气机不调表现,如胸脘痞闷不舒等,可用佛手、玫瑰花、合欢花等轻灵之品,调气疏肝;有形之郁多表现为气滞血瘀,如疼痛、局部肿块等,此时当用柴胡、香附、川芎,甚至三棱、莪术等疏肝理气、活血化瘀散结。如无形之郁重用疏肝理气活血之品,则易伤正气,反增其郁;有形之郁,用轻灵宣透之品,则病重药轻,贻误病机。

5. 用方经验

先生认为临证选方用药,重在明理与法,明理则法正,方从法出,然选方也应慎重,需明了同样治法下,不同方剂的差别所在,方既定,用药亦须斟酌,先生常说,用药用兵,不在多而在精,处方宜精练明白,君臣佐使,层次分明,万不可胡乱堆砌。先生用方,不拘经方时方,尤其善用"七十二变"温胆汤、"三十六变"四逆散,于桂枝汤、玉屏风散、异功散等方使用纯熟;先生用药,熟悉药性,注重平和,经验丰富,心得甚多。兹举现在用方用药经验数条如下。

温胆汤治痰症为先生治痰之首选,广泛运用于肺系疾病、神经系统、心血管系统、消化系统等各类病症,疗效显著。先生认为现代人多食肥甘厚味,加之多坐少动,易生痰湿,温胆汤化痰理气,寒温均衡,运用范围实为广泛,可通治一身上下之痰湿。先生常用温胆汤合三拗汤治疗咳嗽外感疾病,合半夏白酒薤白汤或苓桂术甘汤治疗胸闷胸痛等心胸疾病,合酸枣仁、首乌藤、石菖蒲等治疗不寐等神志疾病,合小半夏汤、小陷胸汤等治疗胃脘疾病,变化多端,不一而足。

四逆散治湿热。先生得其师之心传,善用四逆散,于四逆散治疗湿热类疾病,经验独特。先生宗其师之说:"四逆散中柴胡性微寒,味薄气升为阳,发表和里,为足少阳经本药。少阳为诸阳枢纽,其经在半表半里,与脾胃相近,故以为君,使湿热之邪从膜原而出,佐以白芍,缓柴胡升发之性而平厥阴肝木之气;枳壳利气消痞以和胃,甘草益脾胃,协和诸药而奏其功。"使用四逆散加减治疗诸般湿热疾病,效果显著。治疗湿温初起在上焦,头痛恶寒,身热无汗,胸闷脘痞,常加香薷、薄荷、苍术、川朴;治疗湿温内夹痰饮,常加半夏、贝母,渴喜热饮阳明有湿,加半夏、陈皮、川朴、草果;治疗湿热郁于中焦,呕恶加半夏、陈皮、竹茹、黄芩,呕恶不瘥,再加苏叶、川连,呕吐痰涎,加杏仁、竹茹、陈皮等;治疗秽浊湿热郁于膜原,口苦耳鸣,寒热往来,加草果、槟榔、川朴;治湿温热重于湿,渴喜冷饮,热多湿少,加石膏、知母、天花粉,痞闷加青蒿、石菖蒲,热多寒少,舌光红,湿从热化,加六一散、淡竹叶等;湿热下利似痢,口渴溺赤,加葛根、黄芩、黄连、猪苓、泽泻,腹痛下利便血,四逆散合白头翁汤;下利白积腹痛,加黄连、枳壳等。

异功散补脾胃。先生认为脾胃为后天之本,补脾胃可以补先天之本,异功散中四君子汤可补脾胃后天之本,陈皮理气和中,全方温而不燥,补而不滞,补中有行,可谓补脾胃之基础方。先生常以太子参易党参,使全方药性更加平和,用于儿童疳积、慢性腹泻、消化不良等疾病,如见脾胃虚寒,加干姜、荜茇;湿盛,去人参、白术,加藿香、苍术、葛根、薏苡仁;气滞严重,加木香、枳壳、槟榔;消化不良,加炒麦芽、焦山楂、神曲等。

桂枝汤作用广泛。先生认为桂枝汤有解肌发表、调和营卫、调和阴阳、温中补虚、滋壮气血的多重作用。先生师仲景之法而不泥其方,灵活化裁,将此方广泛运用于外感、内伤各类疾病的治疗,如治疗慢性荨麻疹常用桂枝汤合玉屏风散加减,治疗心悸常取桂枝、甘草两味加人参、茯苓,治疗表虚自汗常用桂枝汤加黄芪、瘪桃干,治疗背寒常用桂枝汤加附片、狗脊等。

五味消毒饮治疮痈。先生常用此方治疗火毒结聚而引起的痈疮疖肿、痤疮、湿疹、荨麻疹等,常合牡丹皮、赤芍、红花等活血药,取得满意效果。

三、徒承部分

先生认为家传和师承是中医传承和发展的重要途径,凡于后进之辈求教,先生均知无不言,谆谆善教,每让人茅塞顿开。家有一女,名王立史,亦业中医,聪明好学,自大学毕业后即日日侍诊于先生之侧,得先生耳提面命,悉心指导,颇得先生要旨,善外感疾病、妇科疾病,于内伤杂病治疗亦有丰富治疗经验。兹举其行医验案如下。

【验案1】吴某,男,48岁,普陀区沈家门人,2017年7月18日初诊。主诉:腰酸脚背痛3月余。1周前单位体检发现尿酸490 μmol/L。刻下:皮肤瘙痒,红疹,遇热甚。舌红,苔白腻,脉滑数。中医诊断:着痹(湿热下注,络脉痹阻)。治以清热祛湿、舒筋通络。方药:薏苡仁30 g、连翘10 g、僵蚕10 g、生甘草3 g、茯苓10 g、白鲜皮10 g、川牛膝10 g、泽泻10 g、土茯苓30 g、木瓜10 g、车前子10 g、防己10 g、秦艽10 g,5剂,日1剂,水煎服,分早晚餐后温服。2017年7月23日二诊:诉皮疹消。方药:薏苡仁30 g、生甘草3 g、茯苓10 g、川牛膝10 g、泽泻10 g、土茯苓30 g、木瓜10 g、车前子10 g、防己10 g、秦艽10 g、白术10 g、怀牛膝10 g,7剂,服法同前。2017年8月2日三诊:诉腰酸及脚背疼痛症状减轻,继续予上方,7剂,服法同前。2017年8月10日四诊:复查尿酸

410 μmol/L,继续予上方,并嘱饮食运动调养。

按语：此患者腰酸脚背痛,红疹,遇热甚,舌红,苔白腻,脉滑数,证属湿热下注,络脉痹阻。初诊用薏苡仁、茯苓、土茯苓、泽泻、车前子等祛湿,连翘、僵蚕清热,白鲜皮祛风止痒,川牛膝、木瓜活血舒筋,防己、秦艽祛风湿止痹痛。诸药合用,共奏清热祛湿、舒筋通络之功。二诊皮疹消,去白鲜皮、僵蚕,加白术健脾祛湿。三诊、四诊效不更方,而竟全功。

【验案 2】陈某,男,10 岁,普陀区沈家门人,2016 年 2 月 15 日初诊。主诉:晨起喷嚏鼻涕鼻痒 3 月余。刻下:咳嗽 3 日,咳微黄痰,清涕黄涕交作,舌红,苔薄白,脉浮。中医诊断:咳嗽(痰热内蕴,清窍不通)。治以疏风清热、化痰通窍。方药:辛夷 3 g、薄荷(后下)3 g、菊花 6 g、茯苓 8 g、竹茹 8 g、瘪桃干 8 g、浙贝母 8 g、防风 8 g、苍耳子 6 g、南沙参 8 g、炙甘草 3 g、白芷 8 g、姜半夏 6 g、桔梗 3 g、前胡 8 g,3 剂,日 1 剂,水煎服,分早晚餐后温服。2016 年 2 月 18 日二诊:咳嗽咳痰减,鼻涕转清。方药:辛夷 3 g、茯苓 8 g、瘪桃干 8 g、浙贝母 8 g、防风 8 g、苍耳子 6 g、南沙参 8 g、炙甘草 3 g、白芷 8 g、姜半夏 6 g、桔梗 3 g、前胡 8 g,5 剂,服法同前。2016 年 2 月 23 日三诊:咳痰已止。方药:辛夷 3 g、茯苓 8 g、瘪桃干 8 g、防风 8 g、苍耳子 6 g、玉蝴蝶 3 g、炙甘草 3 g、白芷 8 g、桔梗 3 g,5 剂,服法同前。2016 年 3 月 3 日四诊:晨起略喷嚏,鼻痒,日间正常。方药:当归 8 g、炒白芍 8 g、黄芪 12 g、炒白术 8 g、防风 8 g、瘪桃干 8 g、炙甘草 3 g、辛夷 3 g、桔梗 3 g,7 剂,服法同前。2016 年 3 月 10 日随访,诸证除。

按语：该患者咳嗽,清涕黄涕交作,舌红,苔薄白,脉浮,证属痰热内蕴,清窍不通。初诊用薄荷、菊花清热,辛夷、苍耳子通窍,半夏、茯苓、浙贝母等化痰,瘪桃干、白芷燥湿止涕。诸药合用,共奏疏风清热、化痰通窍之功。二诊鼻涕较清,热除,故去薄荷、连翘。三诊咳痰止,去半夏、前胡、南沙参等化痰药。四诊以玉屏风散加当归、白芍等益气固表,养血通窍,气血同调,巩固疗效。纵观全程,方随证转,丝丝入扣,可谓精当。

罗 雄 生

▶ **名医介绍**

罗雄生,男,1971 年 7 月生,江西省宜丰县人,1994 年毕业于江西中医学院骨伤专业,大学本科,学士学位,主任中医师,骨伤科主任,首届岱山县名中医,浙江省中西医结合学会风湿专业委员会委员,舟山市中医药学会骨伤分会常务委员,舟山市中西医结合骨伤委员会常务委员,舟山市手外科学会委员,舟山市运动医学会委员。多次至上海和杭州等大医院进修,学习骨科手术和手法复位治疗,取得了丰富的临床经验。擅长各类骨折、脱位中医手法整复治疗和手术内固定治疗,熟练开展骨关节一至三类手术治疗。近年来专注骨折、脱位、骨关节病和颈肩腰腿痛保守治疗,对颈肩腰腿痛和四肢关节筋伤的诊疗取得了较高的造诣。2021 年 9~11 月至河南洛阳正骨医院进修手法正骨治疗骨关节病、颈肩腰腿痛。对损伤后遗症的中药调理有较多的经验。参加全国性桡骨远端骨折治疗新进展研修班、胫骨平台骨折治疗新进展研修班和小针刀治疗学习班,有数篇论文在国家及省级杂志发表,主持的课题"桡骨远端骨折的中医药治疗"被浙江省中医药管理局基层中医优势病种立项并验收通过。

▶ **传承人(或执笔者)介绍**

厉陈爽,男,主治中医师,毕业后一直工作于岱山县中医院骨伤科,跟师于罗雄生主任中医师数年。

一、成才历程

岱山县中医院骨伤科经历近半个多世纪的发展,在罗师的带领下,目前已成为医院较重要的科室,为广大的患者朋友排忧解难,在岱山县群众中拥有较高口碑。罗师近 30 年的临床工作积累了大量的经验,深受广大患者认可,每次骨伤科门诊,很多求诊的患者早早就等在诊室门口,生怕错过罗师的门诊时间。罗师每日都会很早来医院,先去住院病房了解住院患者的病情,指导住院患者的治疗,然后再提前来到门诊坐诊,开始一天繁忙充实的坐诊工作。

回顾其近 30 年的从医之路,聆听罗师用传统的中医方法治疗疑难杂症的真实病例,感受一个个患者重焕新生的感动。一杯水,一支笔,手法复位,夹板固定,搭脉开中药,针灸理疗,正骨推拿,小针刀……罗师从来不拘泥于一种方法治疗疾病,他认为骨伤科医生不能只靠手术和制动治病,而应该掌握各种治疗手段,在满足治疗规范的同时,积极通过各种手法、针灸等舒筋通络,缓解疼痛。每日看起来不紧不慢的诊疗过程,其中蕴藏着中医药的博大精深。

罗师大学毕业后从江西不远万里来到岱山,刚来的时候,医院条件比较差,一张桌子一把凳子,从 1 日看几位患者慢慢发展到 1 日看近百位患者,几十年在门诊部的坐诊,骨伤科的口碑在本县也可谓家喻户晓。虽然岱山县人口较少,且经过岱山县卫生健康局的统一部署,岱山县中医院骨伤科的诊疗工作被确定为以骨伤中医保守治疗、骨伤康复为主,但门诊及住院部仍有大量的患者。罗师从事骨伤科诊疗工作将近 30 余年,深刻领会祖国医学精髓,注重中西医结合、整体理念,强调筋骨并重,动静结合,采用独特手法,快速巧妙接骨复位,运用传统小夹板外固定技术,结合中药内服,自制伤药外敷,疗效神奇,骨折愈合快,功能恢复佳,特别对于颈肩腰腿痛、骨关节炎、骨质疏松症等骨伤科疑难杂症采用独特的中西医疗法,达到药到病除、立竿见影的效果。

罗师从医期间注重培养自身良好的职业操守,想患者所想,急患者所急,尽自己所能为患者解决病痛与困难。工作中对患者抱有爱心、耐心、热心、同情心,能与患者较好地沟通,建立良好的医患关系。甘于奉献,不计较个人名利,常常牺牲休息时间为患者诊治,为中医骨伤科事业及医院的发展贡献自己的力量。他一再让我们晚辈好好珍惜现在的工作环境,努力学习,提升专业水平,更好地服务广大群众。

1. 经验传承

"秦艽是祛风润剂,拉肚子的人不要用""这个人的胃不大好,丹参暂且就去掉吧! 脾胃比什么都重要,不要伤了他""骨折要复位,固定用夹板,小小压垫不能少",每次门诊罗师都会强调很多中药使用的基本要点,以及手法复位的基本方法。更重要的是会详细讲解原因,很多小儿手肘脱位复位不成功的在罗师这里可以轻松复位,很多移位的骨折在他这里能顺利复位,有时候甚至连患者都没反应过来怎么回事,复位已经结束了。所有的这些方法罗师都会毫无保留地讲解给我们听,还常常会提醒我们,医术需要探讨交流,这样才能更好地传承。

2. 细节决定成败

罗师每次坐诊看病的时候总是强调要重视细节,骨折后复位小夹板放置的位置都是非常讲究,包扎的松解度都需要仔细检查,每一步骤都会认真完成。虽然是我们的主任,但是每次患者换药他都会亲自过目,他坐诊的房间与换药室有一段距离,但是他总是会因为诊察患者的恢复情况而来回奔波。还记得有一位患者对罗师的赞誉:"只有在这里,受伤的手才被您详细检查了一遍,很多医生就看 X 线片,我的手都没有碰一下!"除了重视细节,更重要的是他治病的理念,罗师认为骨伤科的治疗理念应该是尽最大可能恢复患者的功能,而不是简单地恢复外表。所有的治疗应该以简驭繁,用最小的代价获得最大的恢复,所以罗师一直强调用保守方法结合功能康复锻炼治疗骨伤科的各类疾病,而不是都需要采用手术这种创伤性的治疗方法。

3. 中医传承与发展

对于罗师的种种教诲,中医骨伤科发展需要迈出更大的步伐,中医骨伤科不能走单一的西化路线,而更应该有自身的特色,能确实给老百姓解决问题,而不仅仅为了做样子,所以需要打造中医思维结合精准医疗的新兴骨科,不但要继承老一辈的经验,同时也要紧跟时代潮流,转变思路,积极吸收现代骨科快速康复等新理念。中医骨伤科在传统的手法复位、夹板外固定的特色治疗方法上需要有更多的突破,更需要借鉴现代医学的研究成果,只有具备中医思维,同时结合现代医学才能真正不被时代所淘汰,才能真正做到后继有人。

二、师传部分

1. 理伤手法与按摩相结合

罗师把他长期临床实践所积累的伤科手法归纳为理筋手法与正骨手法两大类。前者又分为分筋理筋、弹筋拨络、摇升降、按摩镇定;后者则分为接、卡、挤、分、旋、端、靠。临证时根据临床实际需要选择运用。特别在治疗软组织损伤时,他非常重视理筋手法与按摩、捏按的合理配合,认为后者手法有理通经络、摩散肿结的作用,是分筋理筋的辅助手法。同样,他在运用正骨手法治疗四肢长骨骨折或关节脱位时,也对按摩、捏按手法给予足够的重视,因为后者手法本身具有行气活血、疏通经络、改善肌肉紧张等作用,有利于骨折的矫正和容易使脱位入骱。值得提出的是,罗师认为医者必须做到手法熟练、技巧娴熟、动作敏捷、辨证施术,方能尽快为患者解除伤痛之苦。如果机械地拘泥死板手法,非但不能达到预期效果,甚至还会给患者带来更多的不适与痛苦。因此,罗师要求运用手法必须做到沉(心境沉着)、和(态度和蔼)、巧(心灵手巧)、快(手法快捷)。正是基于上述思想,认识结合思想为要,大胆结合细心为要,诊察结合按摩为要,治疗以辨证为要,脱臼以合榫为要,骨折以对合为要,敷药以对证为要,包扎以有效为要,固定以多考虑为要,服药以配合为要。在每类具体手法之间,充满了辩证思想:每一类手法在治则上都体现:矛盾双方的统一。例如,分筋与理筋就有着不同的临床意义。分筋是重强刺激,属于破坏性手法;而理筋则是弱刺激,属于安抚性手法。二者先后应用于肌肉间隙与肌束的病变部位,常在治疗筋络伤患过程中使用。因此,虽然分筋理筋并提,但方法不同,作用各异。分筋是借助手指的力量,强行分离变硬、僵化、粘连的组织,是解决硬块的有效手段,对局部组织可以造成小范围的轻度再损伤,所以他要求用力不宜过猛,不能操之过急,应循序渐进。而理筋手法,实际上是一种轻按摩的直线移动法,仅作用于肌肉的病变部位,是强刺激后的安抚性手法之,对分筋过程中所产生的局部疼痛或不适感,可以起到解痉、止痛、顺通络脉的安抚作用。

2. 中西合璧

罗师认为中西医结合是中医、西医两种医学的取长补短,相辅相成,互相渗透。辨证论治是中医的特点,体现了中医的整体全局观,强调具体情况具体分析,因人施治。西医以辨病为主,重视局部的器质和功能变化,运用现代科学技术和手段,在诊断和治疗方面也有许多优势。因此,将中医的辨证和西医的辨病结合起来,就能更好地为患者服务。在临床工作中不断学习和总结,逐步形成了自己一整套的经验理论思想体系。倡导手法整复四肢骨折小夹板固定的原则和方法;在临床实践中大量运用中医中药治疗骨伤科的疑难杂症并取得了良好的疗效,弥补了西医骨科在治疗慢性劳损性疾病的不足。中医、西医是辩证统一的而不是水火不相容的,关键是要弄清楚中西医的产生和思维方式,中医是我国劳动人民在数千年前与疾病作斗争的过程中产生的实践性科学,属于朴素唯物主义的思维方式;而西医则是以现代科技发展为基础所形成的实验性科学,根据人体解剖和具体病种进行治疗的思维方式。治疗骨伤科疾病关键是掌握好适应证,找到治疗的结合点,选取两种方法的精华,针对性治疗,往往能收到事半功倍的效果。要学好中医骨伤科必须从古籍中吸取养分,总结经验并付诸实践。要学好西医骨科就必须从解剖入手真正读懂 X 线片、CT 和 MRI,并明白其所代表的病情轻重,掌握各种先进的检查方法,但也不能完全依赖各种检查方法,而忽略了人的主观能动性,只有真正掌握了各种疾病的临床诊察方法,加之丰富的临床经验,才能明确诊断,确定治疗方案。因此罗师反复强调,现代的检查技术越来越先进,医生看病诊治也越来越依靠各种检查方法,但作为一名医师,首先应该掌握的仍然是最基本的临床检查方法,不能只根据 X 线片就确定治疗方案,为了 X 线片而手术。一定要根据患者的具体情况,仔细诊察,再确定具体的治疗方法,这样才能真正做到更好地为患者服务。

3. 理法方药,贵在变通

罗师临证遣方用药提倡"方从法立,以法统方"。选方用药必须以治法为依据,才能配伍组方,方剂从属于治法,治法是应用方剂和创造新方剂的根据;同时方剂又是治法的具体体现,用药治病,离不开方剂,若有法而无方,治法就无从体现,也就不能完成辨证论治的全过程。方剂必须以治法为纲,以此为前提来运用方剂。治法产生之后,又反过来指导临床的处方用药,才能拟定出大量有效的经验方,正是这些有效经验方的存在,治法才有了丰富的内涵。因此不论治疗任何疾病,都不能以方套病,而应以法统方。方剂与治法的关系极为密切,既不能有法无方,又不能有方无法,法立之后,才能选方,二者是辩证统一的,缺一不可。临证选方用药要充分考虑将原则性和灵活性在具体运用中结合起来,切实做到"师其法而不泥其方,师其方而不泥其药"。方剂的组成虽有严格的准绳,又要视不同情况灵活变化。在临证选方时应根据病情的变化,视患者体质、年龄、四时气候,地域差异等灵活运用。只有将原则性和灵活性在具体运用中结合起来,才能更好地达到治疗目的。遣方用药临床疗效甚佳,主要精华为"贵在变通"。

4. 手法复位,稳妥精准

罗师在长期的临床实践中,积累了丰富的治疗骨折、脱位及各类创伤的经验,自成体系,同时运用现代的解剖生理学和病理学知识对其进行了规范整理。在保持疗效的基础上,简化精练了手法,形成了自己独具特色的正骨手法。手法复位稳妥、准确、轻巧而不增加损伤。罗师认为绝大多数骨折可用手法复位,且疗效好,费用低,患者所受痛苦少。

5. 临证经验

在骨伤科疾病的具体治疗方法上,他认为,骨伤疾病从病因看大多与外伤、劳损、六淫等外因有关,从病机病理看多为瘀浊、痰湿所致,因此治疗提倡攻邪为先,善用活血化瘀、通络止痛法。他不仅将活血通络法用于骨折脱位等外伤疾病的治疗,也用于颈椎病、腰椎间盘突出症、膝骨关节炎、强直性脊柱炎、类风湿关节炎等骨科疑难病的治疗。根据每种疾病、每个患者的具体情况,提出活血化瘀、益气活血、软坚散结、攻坚破积、温经通络、祛风通络、养血通络等多种治法;他既善于辨证使用活血通络的中药内服,也善于使用活血通络的中药外敷、熏洗,活血化瘀、通络止痛法可谓其众多治法中的核心法则。

对于痹痛型颈椎病,其主要症状为颈部伴有上肢的麻木、疼痛。罗师认为主要病机是湿浊瘀阻、经络闭塞不畅。遂拟活血化瘀、通络止痛中药连续内服。本病临床表现繁杂,除主证外,标证甚多,因此临床诊断明确后,治本同时必须兼顾其标。如眩晕、猝倒、视物模糊、血压偏低者,加服加味补中益气汤以升举清气、营养清窍;恶心呕吐严重者,加服加味温胆汤化痰降逆;肢体麻木者,配服芍药甘草汤加天麻、防风、僵蚕以和营祛风;肝阳上亢、头晕目眩、血压偏高者,配服天麻钩藤饮加赭石等,标本同治,则疗效更佳。对于颈型颈椎病,他认为突出的椎间盘即中医所谓的有形顽痰瘀浊,阻络于筋骨,病位深,非虫类药物不能祛除,如地龙、水蛭、蜈蚣、全蝎等。

腰椎间盘突出症是因腰椎间盘退变、纤维环破裂、髓核突出刺激或压迫神经根而出现腰腿痛麻等症状,是骨伤科临床最为常见的病种。突出的椎间盘就是中医有形的顽痰瘀浊,阻滞经络而致腰腿痛麻。腰腿痛患者,首先通过病史、体检、X线片或CT检查确定是否为腰椎间盘突出症,若是则分析明确突出物的大小、位置,以及对硬膜、神经根的影响,然后以中医脏腑、气血理论分析临床表现,确定其中医病因病机(如瘀浊内聚)及具体证型(如气滞血瘀),配合相应中药内服。但如果突出物巨大,甚至压迫马尾神经,则应选择手术摘除突出的椎间盘组织。

痛风性关节炎根据发病急缓分为急性发作期和缓解期。急性发作期患者主要表现为突发下肢关节红肿灼痛,痛不可忍,状如针刺、刀割,多于夜间突然发病,活动疼痛加重,舌红苔腻,脉洪大或弦数等。辨证多属湿热瘀浊下注关节,停于局部,阻滞气血运行,经络之气不通则痛。以清热利湿通络泄浊为治,结合外用药物。方选四妙散合五苓散加减内服,局部蜜调骨疽拔毒散外敷。对病久、反复发作的急性期患者,久病入络,加用虫类药物以搜剔筋骨间顽痰瘀浊,疏通经络,如蜈蚣、全蝎、地龙等。必要时可服用新癀片或非甾体抗炎药,以期尽快控制症状,减轻患者痛苦,增加患者治疗疾病的信心。缓解期关节症状消失,以健脾促运为主,方选苓桂术甘汤合参苓白术散加减。但缓解期患者常难坚持煎煮服药,可予以中药颗粒剂或将药物加工为粉末,装胶囊,方便患者长期服用,同时嘱患者适当运动、多饮水、低嘌呤饮食。

膝骨关节炎的病因虽与肝肾不足、气血亏虚有关,但更与风寒湿邪入侵、慢性劳损等密切相关。对于单纯 X 线片显示骨质增生而无症状者,除了对患者进行健康教育,要求患者改变或减少不正确生活、运动方式外,一般不予以特殊治疗,对有症状者根据临床及影像学表现分期施治。其中并发明显膝内翻或膝外翻者,或关节内游离体、半月板撕裂明显者,建议行关节镜或人工关节置换手术治疗。对于没有明显手术指征的膝骨关节炎患者以膝痹病论治,多采用中药外用为主治疗。证属寒痹型膝骨关节炎者,膝关节疼痛,得热则舒,遇寒加剧,局部皮温低,膝关节无积液。治疗上予以活血、温经、止痛。药用熏洗方(桂枝、红花、花椒、公丁香、白芷、五加皮、小茴香、石菖蒲、透骨草组成),煮沸后倒入盆内,先熏后洗患膝,每日 1 次。

三、徒承部分

罗师的诸多经验方及经典药对的确切疗效,在长期大量的临床实践中得到了充分而有效的验证。笔者独立坐诊后,在临证处方中也经常选用罗师的经验方和药对,临床疗效显著。现将笔者运用罗师经验方的心得体会进行细述:通过临床实践所发现的许多配伍合理、疗效确切的药对,是中医临床用药经验的重要内容,应当认真研究与继承,并灵活应用。上肢病常用桂枝、桑枝、伸筋草。

下肢病常用独活、牛膝。腰肌劳损常用桑寄生、狗脊、肉苁蓉。手足肢寒凉常用黄芪、桂枝、白芍、当归,此为黄芪桂枝五物汤去生姜、大枣加当归,养血活血作用增强,对气血不足、血脉不和的肌肤麻木不仁,手足不温尤为适宜。肢体麻木常用黄芪、桃仁、红花,此由补阳还五汤简化而来,功能益气活血通络,治疗气虚血瘀所致肢体经络失养之麻木疾病,黄芪用量大于桃仁、红花,立意为气行则血行,气足则血活。肩背病常用秦艽、防风、羌活,此为风药三君子,凡风湿痹痛,筋脉拘挛,骨节酸痛,无论新久,均可配伍使用。羌活去太阳百节之风疼,防风为诸风药中之军卒,尤善治疗肩背疼痛。秦艽辛散苦泄,质偏润而不燥,为"风中之润剂",前人认为其"主宰一身之风,三痹必用之药"。

郑氏儿科

▶**名医介绍**

郑菜荪(1876～1942 年)，字阿菜。原籍浙江省镇海区，后移居定海县。18 岁时拜镇海叔父郑堂训为师，学习医术，主修儿科。勤奋努力，随师学医 5 年。学成至定海，在城关镇开设医馆。平时精究儿科，尤其对《幼科心法》有较深研究。强调小儿应早预防、早治疗。认为小儿乃纯阳之体，用药主张量小味少，太过则损稚体，擅长治小儿瘰痘之疾。不辞辛苦，奔波于乡村、海岛之间，为幼儿种痘。民间呼为"痘瘰阿菜"。《浙江历代医林人物》介绍其是郑氏儿科第二代传人。

郑宗年(1911～1997 年)，字瑞芳。定海县人，甬江瘰科第四代传人。1929 年随父郑菜荪学医。1935 年在定海县城关镇开设诊所，继承父业，开设中医儿科。1955 年到定海县中医第二联合诊所工作。1956 年在定海县城关联合医院任中医儿科医师，直至 1981 年 12 月退休。医德高尚，治学严谨，常以中医经典作指南，遵阴阳学说为本旨，精究儿科。崇尚钱乙学说，对《小儿药证直诀》深有研究。主张小儿为纯阳之体，扶阳为根本之道，但小儿病因单纯，以外感时病与内伤饮食居多。施药味少量轻，多次温服，不宜滥用补品。临证强调问诊为主。从小儿出生、哺乳、发育、睡眠，到切脉、指纹三关均要重视。结合四时、气候作出诊断。对于小儿痘瘰、疔痈、斑疹、咳喘、惊风、积滞、泄泻，有独特疗法。善用银针针刺治疗小儿喉咙、口腔疾病。从医 50 余年，态度和蔼，让乡村、小岛来的患儿优先就诊。病家百问不厌、耐心解说，反复说明服药方法，在城乡享有盛名。郑氏儿科第三代传人。

郑仁豪，1946 年生于定海县。1978 年 12 月进舟山市中医院工作。在中医儿科门诊工作 30 余年，于 2007 年 12 月退休。善治小儿各种常见病、多发病。根据小儿生理、病理特点，擅用中医"四诊八纲"法诊治小儿疾病。四诊，即望、闻、问、切，全面结合，但尤以问诊为重点。八纲，即阴阳、表里、寒热、虚实，全面诊察，缺一不可。创立小儿用药三原则"少、轻、平"。"少"：小儿用药宜少；

"轻"：小儿药量宜轻；"平"：小儿药味宜平和。对有些损害小儿身体之中药，一般不用。例如，生大黄、生栀子之类药物，其药苦寒，损伤脾胃阳气。山豆根、地龙之类药物，有不良过敏反应；僵蚕、蜈蚣之类药物，有小毒。平时还总结出一些行之有效的中药方剂，如用"银翘白虎汤"治疗小儿外感高热，极大地丰富了郑氏儿科的医疗内涵，为郑氏儿科的发展做出了贡献。郑氏儿科的第四代传人。

▶ 传承人（或执笔者）介绍

郑舟，1980 年生，舟山郑氏儿科第五代传人，目前是舟山市中医院主治中医师。2005 年进医院接父亲郑仁豪的班，成为一名中医儿科医师。深耕中医儿科临床，心系婴童、埋头苦干、孜孜不倦，全面继承郑氏儿科的祖传经验和医疗技术。结合学校学习到所授中西医理论知识，重视小儿脏腑整体观，诊察患儿时，首先望诊，望面色，结合望舌、望三关（食指处命关、风关、气关），提高了对小儿体质辨识的准确度。善于治疗小儿感冒、咳喘、泄泻、积滞等儿科疾病，能熟练运用祖传的银针针刺疗法，治疗小儿咽喉、口腔疾病。不断创新，不断实践，注重调养脾肾，肾为先天之本，脾胃为后天之本，因小儿饥饱不懂自调，寒热不知自理，饮食不会自节，清洁不能自理，以及偏食、嗜食等不良习惯，家长又不能给予合理喂养及恰当调护，导致其内伤脾胃，外感六淫时邪，部分小儿先天禀赋不足，导致容易生病。发扬郑氏儿科的良好传统，全心全意为患者服务。常为患者所想，经常加班。

一、成才历程

舟山郑氏儿科起源于镇海，清朝光绪年间叔父郑堂训坐堂行医，具体事迹因经历动荡年代已不可考。后镇海其侄郑莱荪，18 岁时拜叔父为师，学习医术。学医之路并不容易，每日起早贪黑，背诵古籍医书，理解各种疾病的病因和治疗方法。在叔父的教导下，掌握了丰富的医学知识，获得了患者的认可，平素跟随叔父在镇海坐堂行医。但郑莱荪并没有满足于此，时常下乡游医，造福乡村百姓。当时，天花是一种危害儿童的可怕的传染病，无数儿童因此丧命。郑莱苏心系乡间儿童的命运,遂主修儿科,研读儿科经典 5 年,精习儿科。其间想尽办法寻找治疗天花的方法。最终,知道了一种叫作牛痘的疫苗,可以预防天花。毫不犹豫地决定学习有关牛痘的知识。他花费了数年的时间,深入研究这一疫苗的制备和使用方法,掌握了种痘技术,回到乡间,不仅为儿童种了牛痘,还积极宣传疫苗的重要性。他常年奔走在乡间及海岛,为儿童种痘。在他的努力下,天花在乡间明显得到控制,儿童的生命质量明显改善,被民众亲切称为"痘厝阿莱"。多年的奔走和实践,以及目睹旧社会婴孩得病多不得治,海岛更是缺医少药,遂定居定海县,在城关镇开设医馆,治病救人。

二、师传部分

儿科被称为"哑科",只因小儿难以表达自己的症状,郑氏儿科历经五代传承,以家学为基础,逐渐形成了一整套较为特色的辨证思路和诊疗方法,旁及《幼科心法》《小儿药证直诀》等诸经典著作,创立了"早预防、早治疗、防传变"的学术观点,特别强调儿科望闻问切四诊具备,八纲并举的临证要诀,并以此来指导儿科疾病的诊治。

郑氏儿科对小儿痘瘡、疔痤、斑疹、感冒、咳喘、咽炎、积滞、泄泻、脾胃病等病证的诊治均造诣颇深。重预防防传变,培补脾肾,合以祛邪,消除诱因,辨证与辨病相结合,疗效独特。

郑氏儿科认为肺为娇脏,常为不足,肌肤柔弱,腠理疏薄,卫外不固,易为外邪所侵,实则咳痰喘促,虚则哽气,长出气。

郑氏儿科认为脾为小儿先天之本,脾常不足,运化力弱,加之乳食不知自节,若进食过量,或过食肥甘厚味、煎炸甜腻、生冷之品,或病后失养等致脾胃受损,脾失运化,阻滞气机,通降不利,不能运化水湿及水谷,水湿不化而聚,则痰湿内生,水谷不消而滞,在肺则咳喘,在腹则痛,上扰心神则夜寐不安,甚至夜啼。

郑氏儿科认为肾为先天之本,先天禀赋不足,肾精不充可致五脏不坚、筋骨不强,以致小儿生长发育缓慢、五迟五软,常注意力不集中,智力、语言发育相对落后,身材矮小。

三、徒承部分

郑氏儿科在儿科常见病方面积累了诸多经验,其用方药疗效确切,在长期临床实践中得到了充分而有效的验证。

【验案1】王某,男,3岁,2010年3月5日初诊。主诉:咳嗽3周。患儿3周前受凉后出现咳嗽,较频繁,痰多质稀色略黄,鼻塞流清涕,夜间入睡后咳甚,胃纳减少,大便偏干,其脉浮略数,舌红苔白根腻,指纹暗。体格检查:神志清,喉中有痰音,两肺呼吸音粗,未闻及干湿啰音,心律齐,未闻及病理性杂音,腹软,无压痛,无反跳痛。中医诊断:咳嗽(风寒袭肺)。治以疏风宣肺止咳。方药:炙麻黄3g、荆芥6g、苦杏仁3g、桑叶3g、黄芩3g、辛夷3g、姜半夏6g、陈皮3g、茯苓6g、厚朴3g、全瓜蒌6g,3剂,日1剂,水煎服,分早晚餐后温服。2010年3月8日二诊:患儿咳嗽减少,无鼻塞流涕,日间基本无咳嗽,夜间仍有咳嗽,晨起咳痰,胃纳欠佳,故上方去荆芥、桑叶,加炒麦芽10g、鸡内金6g、远志6g,继续服3剂,煎服法同前,后诸症皆明显改善,无明显咳嗽、咳痰。

按语:咳嗽是呼吸系统最常见的临床症状之一。中医之咳嗽,既是一个症状,也是一个病,所谓有声无痰为咳,有痰无声为嗽,从其成因来说,无外乎内、外两个方面。本病为外感风寒,由皮毛而入,合于肺而为病。正所谓"皮毛者,肺之合也,皮毛先受邪气,邪气以从其合也"(《素问·咳论》)。故予疏风宣肺止咳之法,初诊方中用炙麻黄、荆芥疏风散寒,合苦杏仁宣肺降气;桑叶、黄芩解表清里。姜半夏、陈皮、茯苓理肺祛痰;厚朴燥湿化痰;辛夷宣通鼻窍;全瓜蒌润燥化痰、润肠通便。五脏之咳,日久不愈则传于六腑,从脏腑表里关系相传。而五脏六腑之咳"皆聚于胃,关于肺",胃为五脏六腑之海,而肺主气为百脉之朝会,故脏腑受邪,必聚于胃,并循肺脉而影响于肺。二诊加炒麦芽、鸡内金启脾护胃增食欲,加远志平心安神祛痰。

【验案2】余某,女,13岁,2019年6月12日初诊。主诉:反复呃逆2周。患者就诊时诉2周前无明显诱因出现打嗝,感胃中气冲出,每持续10~30分钟不等,能自行停止,时有复发,发作次数和时间逐渐加重。喜食辛辣烧烤肉食,初中时期考试前经常熬夜,压力较大。平素感口干,欲饮凉水,口苦,口臭,晨起喉中有痰,心烦,无反酸烧心,无恶心呕吐,大便正常,小便色黄,胃纳可,睡眠安,舌红苔黄,脉细数。无慢性胃炎及相关病史。体格检查:神志清,两肺呼吸音清,未闻及干湿啰音,心律齐,未闻及病理性杂音,腹软,无压痛,无反跳痛。神经系统无异常。中医诊断:呃逆(胃火上逆)。治以清热和胃,降逆止呃。方药:淡竹叶10 g、石膏30 g、麦冬20 g、姜半夏9 g、党参10 g、茯苓10 g、厚朴10 g、焦山楂15 g、竹茹10 g,7剂,日1剂,水煎服,分早晚餐后温服。打嗝未再复发。

按语:患儿反复打嗝,无其他病史,诊断为呃逆。平素喜食辛辣烧烤肉食,导致胃肠积热,津液耗伤,胃火上冲而为呃逆。口干,欲饮凉水,口苦,口臭,心烦,小便色黄,舌红苔黄,脉细数为胃热津伤、胃火上逆之表现。胃火上逆,灼伤津液故而口干、口苦、口臭、欲饮凉水,热扰心神故而心烦,热移小肠故而小便色黄。故本病首选竹叶石膏汤加减。竹叶石膏汤原方出自《伤寒论》,"伤寒解后,虚羸少气,气逆欲吐,竹叶石膏汤主之"。为治疗伤寒后气逆欲吐的方剂。其病机亦为胃气上逆,与呃逆病机相似。此方主药为淡竹叶和石膏。《神农本草经》中谓石膏"味辛微寒。主中风寒热,心下逆气惊喘,口干,舌焦,不能息,腹中坚痛,除邪鬼,产乳,金创。生山谷",说明石膏有降逆气、清热、治疗口干的作用。《神农本草经》谓淡竹叶"味苦平。主咳逆上气溢筋急,恶疡,杀小虫。根,作汤,益气止渴,补虚下气。汁,主风痉。实,通神明,轻身益气",可见淡竹叶也有降气逆的作用。所以方中淡竹叶、石膏清胃火,降逆气,半夏降逆和胃,合茯苓、厚朴降逆化痰,党参、麦冬、竹茹健胃生津。诸药合用,共奏清热生津、益气和胃之功。

【验案3】李某,男,10月龄,2011年9月12日初诊。主诉:不思饮食1月余。患儿平素母乳喂养,近1个月来奶量明显减少,面色萎黄,夜寐欠安,烦躁哭闹,大便臭,小便正常,夜汗多,尤其刚入睡时。舌淡苔白腻,脉滑数,食指络脉色暗红。体格检查:神志清,两肺呼吸音清,未闻及干湿啰音,心律齐,未闻及病理性杂音,腹软,无压痛,无反跳痛,肠鸣音4次/分。中医诊断:纳呆(脾虚痰湿)。治以健脾化湿。方药:太子参5 g、厚朴5 g、姜半夏3 g、茯苓9 g、炒白扁豆15 g、炒白术10 g、木香3 g、陈皮3 g、鸡内金9 g、神曲9 g、莱菔子5 g、炙甘草3 g,3剂,日1剂,水煎服,分早晚餐后温服。2011年9月15日二诊:诉进食量增加,夜间哭闹减少,大便仍臭,夜汗多,仍宗原法,原方加浮小麦10 g,续服5剂,日1剂,水煎服,分早晚餐后温服,诸症均明显改善。

按语：本案中患儿为小婴儿，脏腑娇嫩，形气未充，本就脾胃虚弱，若喂养不当，饮食所伤，脾胃受损，运化失常，痰湿内停，痰扰清窍，则发为本病。治疗亦健脾祛湿化痰。方中太子参健脾益气，厚朴、姜半夏燥湿运脾，使脾能运化水湿，不为湿邪所困。茯苓淡渗利湿于下，使水道畅通，则湿有去路。再加炒白扁豆、炒白术益气健脾祛湿，木香行气醒脾，鸡内金、神曲、菜菔子消食助运化。二诊加浮小麦敛虚汗。诸药合用，健脾消食，祛湿化痰敛汗，则诸症自愈。

黄立萍

▶ **名医介绍**

黄立萍,女,1974 年 12 月生,浙江省慈溪市人,舟山市中医院肿瘤内科主任。临床工作 20 余年,擅长运用中医理论辨病辨证施治,结合化疗、靶向治疗、免疫治疗等方法防治肺癌、乳癌、消化道肿瘤、妇科肿瘤、鼻咽癌等常见肿瘤的复发转移,对常见内科杂病及各类体质的调理有独到和丰富的临床经验。现兼任浙江省抗癌协会中医肿瘤分会委员,浙江省中医药学会体质分会常务委员,浙江省中医药学会中医乳腺病分会常务委员。主持和参与省厅局级多项课题,分别在中华一级杂志、二级杂志发表论文 20 余篇,其中 SCI 收录多篇。

▶ **传承人(或执笔者)介绍**

胡晓镖,男,中共党员,毕业于海南医学院中西医临床医学专业,2020 年 9 月起参加工作,现跟师于黄立萍主任中医师,擅长中西医结合治疗中医内科杂病。

一、成才历程

黄师出生于浙江省慈溪市的一户普通农民之家,自幼聪明好学,自立自律自强,小学到大学学习成绩一直名列前茅。1993 年 7 月考入浙江中医学院中医系,1998 年 7 月毕业来海岛上的舟山市中医院工作至今。黄师在轮转期间勤奋好学多问,一边临床,一边看书,理论和实践相结合,到内科病房后更是经常看书到深夜,且边看边记。2003～2004 年期间被医院派到浙江大学医学院附属第一医院大内科进修 1 年,其间经常加班,多看多问多记,仅笔记就记了厚厚两本。这一年,黄师的临床能力有了质的提升和飞跃,回医院后作为主管医生为患者诊治,深受患者信任。2005年医院为成立肿瘤科,派黄师去上海中医药大学附属龙华医院肿瘤二科进修3个月。回来后随田义洲主任成立肿瘤内科,承担病房所有患者的诊治抢救等工作,并邀请上海中医药大学附属龙华医院杨金坤主任定期坐诊查房,扶持科室的发展。每次跟诊杨金坤主任左右抄方聆教,获益匪浅,对肿瘤的诊治越来越得心应手。2010年医院成立杨金坤名医工作室,作为第一批传承人拜师于杨金坤教授。2010年、2011年医院评审省三级乙等、国家三级甲等中医医院期间,黄师被医院选至"三乙办"负责等级医院相关工作,并兼任治未病科创建工作,因工作出色先后被委以治未病科主任、门诊部副主任(主持工作),最终还是无法割舍对临床的喜爱,回归临床一线。曾获农工党省委会"社会服务工作先进个人"、舟山市"五一巾帼标兵"、院级医坛新秀、医德医风优秀、工作标兵、先进工作者、优秀职工等荣誉。2022年11月新冠疫情期间义无反顾逆行万里驰援新疆共克时艰。

黄师心中时刻记得当初学医之誓言:"凡大医治病,必当安神定志,无欲无求,先发大慈恻隐之心,誓愿普救含灵之苦。若有疾厄来求救者,不得问其贵贱贫富,长幼妍媸,怨亲善友,华夷愚智,普同一等,皆如至亲之想……见彼苦恼,若己有之,深心凄怆,一心赴救……"心中所想也是实之所行,以"感同身受之心,慈悲恻隐之心,若亲至诚之心"对待每一位患者,替患者着想,总想尽办法减轻患者病痛。仔细问诊,每问必答,认真解释。对家境困难的患者总想着用疗效相当价格低廉之药替代,常常唏嘘海岛患者看病往返之不容易,尽量多配药物,代付药费或者代寄药物,也会考虑到可能会出现什么情况,会一再交代各项注意事项,不厌其烦地回答患者所问。黄师每年都积极参与各类公益活动、义诊、健康讲座,支援海岛医院,下海岛,进农村,每年少则5~6次,多则10余次,誓愿走遍小岛为百姓送医送药送健康。黄师的医德医术一传十,十传百,声名远扬,患者慕名而来,越来越多,挂不上号,黄师总是不管多晚都会给患者加号,不是门诊时间也会为其看诊,总是说"病人从小岛来一趟太不容易了,来找我就是对我最大的信任,我要对得起他的信任"。黄师每日至少到病房巡视查房1~2次,对重点患者更是一趟一趟地去观察病情,安慰患者,有时候门诊结束很晚了仍然会饿着肚子去看住院患者,有些患者及家属都已把黄师当成自己的亲人,身体上有什么异样或者有些治疗手段不能决定,或者两难的时候会来跟黄师商量,黄师总是站在患者角度为他们细细分析,帮他们抉择。很多肿瘤晚期患者,黄师总是想尽一切办法为其减轻痛苦,改善生存质量,延长带瘤生存期,但仍总是恨自己医术不够,有心无力。

黄师从事临床一线 20 余年,坚持研读经典,紧跟名师,善用经方,推崇仲景六经辨证,博采众家之长,反复研读古代医典和近现代名医名家之作、四大经典、李东垣的《脾胃论》、张锡纯先生的《医学衷中参西录》、曹颖浦的《医学三书》、胡希恕先生的伤寒金匮讲稿等,每每深思,时时会心。2010 年正式拜师于上海中医药大学附属龙华医院杨金坤教授(现为上海市名中医),跟师抄方10 余年,撰写了《杨金坤教授治疗胃癌临床经验浅谈》,深得杨金坤教授精髓。

二、师传部分

黄师临证 20 余年,学习各家学说,临床经验不断积淀,逐步形成了自己独特的临床经验和中医思路,推崇张仲景的六经辨证并践行于临床,有是证用是方,方证相应,临床实践,疗效说话,探索研究经方在肿瘤中的应用,临床擅长用经方对内科常见疾病及疑难杂症的治疗,经方和时方互补,不拘泥于这些理论上的派别之争,在新冠病毒感染及后遗症治疗上运用经方,效如桴鼓,在当地形成较大影响;运用治未病理念调理各类体质,尤其在治疗肿瘤上,以六经辨证和脏腑辨证相结合,结合现代医学技术,中西融合,形成了一些自己的学术特点——"扶正培本,攻补兼施,辨证辨病相结合,时时扶正,适时抗癌",早中期防复发转移,晚期延长带瘤生存期,人瘤共存。

人体作为一个对立统一的整体,各种疾病的发生和发展都是由人体阴阳气血、脏腑功能不平衡所致,故有"阴平阳秘,精神乃治,阴阳离决,精气乃绝"之说。中医学对疾病的治疗一向强调整体观念,注意从机体的内部因素着手治疗疾病。黄师认为肿瘤是一种全身性疾病,本虚标实,虚实夹杂,治病求本,黄师提倡扶正培本,攻补兼施的肿瘤治疗原则。中医学把人体对外界致病因素的防御能力和机体生存的物质基础及其正常活动功能,统称为正气,简称"正";一切致病因素及其病理产物(如水、痰、湿等)则简称"邪"。"邪之所凑,其气必虚""正气存内,邪不可干",说明扶正与祛邪是相辅相成的。在通常情况下,疾病的发生发展取决于正气的盛衰,故中医临床上特别强调人体正气即机体的抗病能力。疾病发生的根本原因并不完全在于外因,外因是通过内因起作用的,而内因主要为阴阳、气血、脏腑等矛盾运动的变化。临床既要看到整体,也看到局部,在治法上既注意祛邪,更注意扶正,要求正确处理"正"与"邪"的关系,使祛邪而不伤正,扶正而不留邪。培本扶正主要是调节人体阴阳、气血、津液和脏腑功能的不平衡,以增强机体的抗病能力,消除各种虚弱证候,达到强壮身体、祛除病邪之目的。应用中要注意辨别正虚和邪实(癌毒)的轻重缓急,时时扶正,不断攻邪,扶正是为了攻邪,攻邪也是为了留住正气。黄师认为运用扶正培本法的几个原则。

1. 正确处理扶正与祛邪的关系

运用中医辨证论治原理及方法,权衡扶正与祛邪之间的轻重缓急。在正虚为矛盾主要方面时,采用扶正为主、抗癌为辅;在邪盛为矛盾主要方面时,则应采用抗癌为主、扶正为辅的治疗原则。

2. 注意辨别气血阴阳和脏腑的盛衰情况

(1) 必须辨别气、血、阴、阳孰盛孰衰,分别采取以补气为主、补血为主、补阳为主或补阴为主的扶正方法。以肺癌的辨证来说,以气虚、阴虚最为多见,因此补气养阴的方药最常用。但由于人体"阴阳互根"和"气血同源",所以在气虚和血虚、阴虚和阳虚之间,并不是一成不变的。在治疗上要分清主次、抓住疾病矛盾的主要方面,才能给予恰当的处理。

(2) 在辨别气血、阴阳虚损的基础上,进一步辨别各脏腑经络虚衰,并根据各个脏腑经络的特性来调整其阴阳气血。如肺为娇脏,易伤气阴,一般多见阴虚或气阴两虚;脾主运化,脾气主升,一般多见阳气不足;胃主降而喜润恶燥,故易见胃气上逆与胃阴不足;肝为刚脏,体阴而用阳。故多见阴血不足和肝阳上亢。

3. 扶正宜健脾与补肾并重

中医学认为肾为先天之本,肾阴、肾阳为其他脏腑阴阳的根本,故其他脏腑阴阳失调日久必然影响到肾;脾为后天之本,气血生化之源,故扶正培本多从脾肾入手,特别重视健脾益气、温补肾阳、滋养肾阴等法。

4. 遣方用药应平和且顾护脾胃

选用药物时,注意患者具体情况和某些补药性味之偏颇。如使用补气壮阳药时,应注意不使过于温燥而伤阴,适当照顾阴液,佐以养阴之剂,使阳得阴助而生化无穷;使用滋阴养血药时,勿过于滋腻而碍胃,适当照顾阳气,佐以理气之品,使阴得阳生而泉源不竭。

黄师认为肿瘤病机常虚实夹杂、寒热错杂、血水互结、痰瘀互结、气滞血瘀、阴虚水停、湿热蕴结、正虚毒结等,错综复杂,需仔细辨析,故治法也攻补兼施,寒热同用,有升有降,温清并用,燥润合用等,几个经方合用,也可见经方和时方同用,善用六经辨证改善症状,用脏腑辨证健脾补肾,结合辨病用药适时抗癌。黄师对于胃癌喜用半夏泻心汤、香砂六君丸、旋覆代赭汤、乌贝散、理中汤、建中汤等,辨病用药多用蛇莓、白花蛇舌草、薜荔果、蜂房、天龙等;肺癌喜用小青龙汤、三子养亲汤、麦门冬汤、厚朴麻黄汤、泽漆汤、葶苈大枣泻肺汤、甘草干姜汤、海白冬合汤(王三虎教授经验方)、肺积方等,辨病用药多用僵蚕、蛇六谷、山慈菇、天南星等;肝癌喜用健脾类方、柴胡类方、一贯煎、复方鳖甲软肝方、肝积方等,辨病用药多用天龙、地鳖虫、干蟾皮、蛇莓等;肠癌喜用薏苡附子败酱散、大黄牡丹汤、千金三物黄芩汤、三仁汤、四藤方等,辨病用药多用蛇莓、龙葵、天葵子、薜荔果等;鼻咽癌喜用竹叶石膏汤、人参白虎汤、玄麦甘桔汤、沙参麦冬汤等,辨病用药多用山豆根、重楼、冬凌草、五味消毒饮等;胰腺癌喜用大柴胡汤、乌梅丸、茵陈蒿汤、柴胡桂枝干姜汤等。肝积方、肺积方、四藤方为杨金坤教授经验方,作为肿瘤科协定方。培本扶正有健脾益气、健脾补肾、益气滋阴、滋阴补血等治法,攻邪抗癌有清热解毒、化痰散结、软坚散结、破瘀散结、温阳化痰等治法,根据辨病辨证互相结合。黄师认为现代医学的治疗手段如化疗、放疗、手术、射频消融、介入、靶向治疗等都是局部的"攻邪",和中医药的整体"扶正"有序有机结合,相辅相成,攻补兼施,以达良效。

验案举隅,从中可以窥见黄师独特的诊疗经验。

【验案1】唐某,女,47岁,2022年6月16日初诊。主诉:肺癌术后6月余,咳嗽2个月。患者于2021年11月29日行左肺下叶后外基底段+上叶锲形切除术,术后快速病理:腺癌,快速样增长。术后未行放化疗。2022年4月24日胸部增强CT:左肺门占位伴肺门淋巴结肿大。PET-CT考虑左肺占位伴肺门淋巴结肿大,淋巴结转移,左肺门淋巴结氟代脱氧葡萄糖(FDG)升高标准摄取值(SUV)15.8。2022年5月4日行支气管镜检查见左上叶固有段新生物,穿刺活检、涂片均未找到癌细胞;结核病相关检查阴性;头颅MRI阴性。2022年6月8日CT提示左肺门占位伴纵隔及左肺门增大淋巴结。刻下:咽痒,咳嗽咳痰,痰少质黏,偶有胸闷气急,无畏寒发热,无盗汗,口干,大便偏干,舌红,苔少,脉细。中医诊断:肺积(肺阴不足,余邪未清)。方药:太子参10 g、北沙参30 g、生地黄10 g、天冬30 g、海浮石10 g、百合30 g、山慈菇10 g、白毛藤30 g、天葵子30 g、石见穿30 g、柴胡10 g、黄芩10 g、黄芪15 g、知母10 g、山茱萸10 g、山药30 g、炒麦芽15 g、浙贝母20 g、金荞麦30 g,7剂,日1剂,分早晚餐后温服。2022年8月18日二诊:上方连服2个月后,患者自诉咽痒、咳嗽咳痰减少,咽部似有痰,无胸闷气急,口干,无口苦,大便通畅,舌红,苔少,脉细。2022年8月17日胸部增强CT:左肺门及纵隔多发稍肿大淋巴结较2022年6月8日明显缩小,两肺散在微小结节。效不更方,乘胜追击。上方倍太子参至20 g,射干10 g、僵蚕10 g、桔梗10 g以利咽化痰,14剂,服法同前。2022年11月17日三诊:上方加黄毛耳草30 g、玄参30 g、苦杏仁10 g、蝉蜕5 g,14剂,服法同前。2023年1月5日四诊:以上方为主连服中药6个月,患者偶有咽痒,咽部仍觉似有痰,无其他不适,口干明显改善,大便通畅,舌红,苔薄,脉细。口服中药8个月后,患者于2023年2月8日复查胸部CT:左肺门占位不明显,左肺门及纵隔多发稍大淋巴结,较前缩小,病情稳定。

按语:黄师认为肺癌系属五积中的肺积,可因六淫外邪侵袭肺系产生,外邪侵入,常从口鼻而入,肺主气,司呼吸,上连气道、喉咙,开窍于鼻,外合皮毛,内为五脏之华盖,其气贯百脉而通他脏,不耐寒热,称为"娇脏"。该患者恰逢围绝经期,身体功能将退,正气始衰,受外邪侵袭,肺宣发和肃降功能失常,日久化热,邪热郁肺,蒸液生痰,阻塞肺络,血滞为瘀,痰热与瘀血互结,而成肺积。患者肺癌术后未行放化疗,体内余邪未清,日久耗伤肺阴,故出现干咳痰少而黏,口干便难,舌红少津,脉细等津液不足之象,证属正虚邪恋之肺阴不足,治以滋阴清肺兼化痰散结。癌症的基本治疗原则是扶正祛邪,攻补兼施,黄师以沙参麦冬汤为主方益气养阴,方中黄芪、太子参缓补肺脾之气,北沙参、天冬清养肺胃,生地黄甘苦而寒,既能滋肾水而救肺燥,又能清热凉血,百合、知母滋阴润燥,养阴生津,柴胡、黄芩疏利气机兼清肺热,浙贝母、海浮石、金荞麦清肺止咳化痰,山慈菇、白毛藤、天葵子、石见穿消肿散结抗肿瘤,肺属金,金水相生,故加山茱萸补养肝肾,土为金之母,虚则补其母,故予山药、炒麦芽补益脾气,防药性过寒而伤脾。诸药相合,滋阴而不伤脾,祛邪而不伤正,体现攻补兼施之法。二诊时,黄师认为患者诸症较前减轻,其正气较前有所恢复,故可在此基础上略微加强祛邪之力,故加射干、僵蚕清咽利喉,太子参加量增强补气之力,加桔梗增强排痰之力,使肺中残邪加快排出。三诊时,患者诸症改善,故加肺积方(石见穿、黄毛耳草、桔梗、金荞麦)加强清肺化痰散结之力,同时加玄参清热解毒散结,加苦杏仁宣肺止咳,蝉蜕、僵蚕共用清咽利喉。黄师对于该患者的治疗思路主要为攻补兼施,前期以清补为主,祛邪之力尚轻,中后期患者正气有所恢复时,攻伐之力可以略微加强,肃清余邪。

【验案 2】戎某,男,79 岁,2021 年 5 月 6 日初诊。主诉:肠癌近 1 年,反复脓血便伴乏力。患者 2020 年 6 月无明显诱因出现大便带血,色鲜红,量少,进一步行 CT 检查:直肠占位伴周围多发淋巴结肿大,肝内 2 枚结节,考虑转移。肠镜提示腺癌。无手术指征。上海交通大学医学院附属仁济医院行贝伐珠单抗 + 卡培他滨口服化疗 3 个疗程后,2020 年 9 月 15 日复查肝内肿块缩小。2020 年 9 月起于舟山医院行联合伊立替康 + 贝伐珠单抗 + 卡培他滨化疗 3 个疗程。2020 年 11 月改为奥沙利铂 + 贝伐珠单抗化疗 3 个疗程。2021 年 2 月复查 CT 较原相仿,癌胚抗原(CEA) 34.95 ng/L,血常规、血生化无异常。刻下:大便通畅,偶带少量鲜血,胃纳稍差,时有头晕不适,舌淡红,苔薄白,脉细。中医诊断:肠积(脾气不足,癌毒内积)。方药:太君方(太子参 10 g、炒白术 10 g、茯苓 15 g、青皮 5 g、陈皮 5 g)1 剂、四藤方(大血藤 30 g、菝葜 30 g、藤梨根 30 g、野葡萄藤 30 g)1 剂、姜半夏 10 g、牡蛎(先煎)30 g、夏枯草 10 g、胆南星 10 g、枳壳 10 g、土鳖虫 10 g、炒稻芽 15 g、炒麦芽 15 g、防风 10 g、全蝎 3 g、柴胡 10 g、僵蚕 10 g、槐花 10 g、当归 10 g、赤小豆 30 g,14 剂,日 1 剂,分早晚餐后温服。2021 年 7 月 21 日二诊:大便偏烂,日 5～6 次,偶有少量鲜血,胃纳可,头晕好转,舌淡红,苔薄白,脉细。原方去胆南星、全蝎、僵蚕,加葛根 30 g、黄芩 10 g、黄连 3 g、石韦 30 g、香附 10 g、山药 30 g、薏苡仁 30 g、蛇莓 30 g、赤石脂 15 g、白芍 10 g,14 剂,日 1 剂,分早晚餐后温服。2021 年 11 月 18 日三诊:大便偏烂,次数多,时带鲜血,偶解黏液脓血便,胃纳可,夜尿多,5～6 次,舌淡红,苔薄白,脉细。方药:太君方 1 剂、四藤方 1 剂、牡蛎(先煎)30 g、夏枯草 15 g、炒麦芽 15 g、防风 10 g、槐花 10 g、葛根 30 g、石韦 30 g、香附 10 g、山药 30 g、薏苡仁 30 g、蛇莓 30 g、泽泻 10 g、山茱萸 20 g、肉豆蔻 5 g、败酱草 30 g、附子 10 g、当归 10 g、赤小豆 30 g、桂枝 10 g、茯苓 30 g、猪苓 10 g,14 剂,日 1 剂,分早晚餐后温服。2021 年 12 月 6 日四诊:大便偏烂,次数 3～4 次,无鲜血,无黏液脓血便,夜尿偏多,舌淡红,苔薄白,脉细。上方续服。

按语:《景岳全书·积聚》指出:"凡脾肾不足及虚弱失调之人多有积聚之病。"患者素体脾虚,年老久病,脏腑虚损,功能失调,气机失调,运化失职,水谷不化,湿邪内生,聚湿成痰,痰湿互结,日久成癥。久病之人,中气损耗,脾胃虚弱,统摄无权,血溢脉外,故有便血;脾胃虚衰,气血生化失司,不能上荣清窍,遂见头晕。本病辨证为脾气不足,癌毒内积,治以健脾益气止血,方用六君子汤化裁。方中太子参益气健脾,茯苓、炒白术健脾渗湿,青皮、陈皮、姜半夏燥湿行气,野葡萄根、藤梨根、大血藤、菝葜专攻消化道肿瘤,牡蛎、夏枯草软坚散结,槐花苦微寒,善清大肠湿热,凉血止血,赤小豆能消热毒,散恶血,当归补血生血,两者相合有推陈出新之效,防风、柴胡、枳壳行气宽肠,以达"气调则血调"之目的,胆南星、土鳖虫、全蝎、僵蚕祛风通络止眩晕,炒稻芽、炒麦芽健脾和中。全方攻补兼施,以健脾理气为主,气调则血调,兼以清热解毒止痢。二诊时,患者头晕好转,去祛风通络之品,加葛根升阳止泻,黄芩、黄连厚肠止利,赤石脂合白芍涩肠止血,兼可调节肠道动力,蛇莓清热解毒散结抗肿瘤,石韦配伍香附升白细胞,山药、薏苡仁健脾和中。三诊时,患者诉夜尿频,系属肾阳亏虚,遂加五苓散温阳利水,加附子既能温补肾阳,又能配伍薏苡仁、败酱草涩肠止血。后患者便血止,病情逐渐稳定。

三、徒承部分

黄师在长期的医疗实践中,积累了丰富的临床经验,临证以攻补兼施、重视调脾为特色,擅长以中西医结合治疗各类癌症,同时还擅长治疗妇科疾病、中医内科杂病等,并对各类结节病有着独到的见解。

黄师在工作之余喜爱钻研古籍,尤爱《伤寒论》《金匮要略》,非常推崇胡希恕先生对仲景的经方解说,认为其最能阐明仲景六经辨证施治的方法体系和精神实质。其观点认为邪气侵入,正气奋力抵抗,正邪交争,导致疾病的发生,疾病发生必然会有病情的反映表现。病邪反映,必有病位,而病位是固定的。表、里和半表半里,是人体患病一般的病位反映,阴阳、寒热、虚实是人体患病一般的病情反映。通过中医望闻问切采集到的证候,仲景以八纲分析,归纳疾病为六种类型。表、里、半表半里反映太过证候,即为三阳病;反映不及的证候,即为三阴病。表、里、半表半里是病情反映的病位,而不是病变所在的病位。中医临证时,无论发生什么样的病,都可以根据疾病发生的证候,使用"六经"的辨证规律,进行辨证施治。正如《医宗金鉴》所言:"漫言变化千般状,不外阴阳表里间。"

在 2022 年 11 月,黄师逆行新疆援助抗疫,回来后面对疫情放开后患者突增,运用经方辨证施治,获得了较好的疗效,总结了自己对于本次疫情的独到见解。她认为本次疫情之邪以寒湿之邪为主,初犯太阳表证,不宜过早应用苦寒清热解毒之药,不利寒湿之邪的宣散,转阴后余邪稽留于少阳经,半表半里之内,故患者多有寒热往来、低热不退、心烦懊侬、时时欲呕、口苦咽干咽痛等证,舌质偏淡,苔白腻,脉多弦滑。这正符合伤寒论小柴胡汤的主证"伤寒五六日中风,往来寒热,胸胁苦满,嘿嘿不欲饮食,心烦喜呕……小柴胡汤主之"。故黄师以小柴胡汤合达原饮为主方,和解少阳,开膜达原,反复咳嗽者常合桑杏汤,自汗者以桂枝汤调和营卫,在治疗新冠后遗症中取得了不错的疗效。

应海舟

应海舟,男,1973年1月生,浙江省舟山市人,副主任中医师,现任舟山市中医院针灸科及中医综合特色病区主任。浙江省针灸学会理事,浙江省针灸学会临床专业委员会及经络养生委员会委员,舟山市中医药学会针灸分会主任委员,舟山市中医药适宜技术推广项目负责人之一,舟山市中医院针灸推拿教研室主任。本科学历,毕业于浙江中医药大学针灸推拿系。曾在上海中医药大学附属岳阳中西医结合医院和浙江省中山医院深造学习。从事针灸推拿工作30余年,具有扎实的医学理论基础和丰富的临床诊疗经验,擅长用针刺、灸法、超微针刀治疗颈椎病、腰腿痛、肩周炎、膝关节病、网球肘、腱鞘炎、偏头痛、面瘫、胃痛、呃逆、卒中后遗症、眩晕、失眠、颞颌关节综合征、小儿抽动症、痛经等疾病,对于良性前列腺增生的针灸治疗有自己独特的见解,受到患者信赖。主持浙江省中医药管理局适宜技术课题"曲骨关元针刺配合艾盒灸治疗良性前列腺增生症临床观察"。发表针灸相关论文10余篇。多次获得舟山市"最美医生"、舟山市"医德标兵"等称号。

▶ 传承人(或执笔者)介绍

黄芳,主治中医师,硕士研究生,毕业于北京中医药大学,浙江省针灸学会针推结合专业委员会青年委员,浙江省针灸学会针药结合专业委员会委员,舟山市中医院针灸推拿教研室秘书。从医10余年,擅长用针刺、灸法、放血、耳穴压豆、刮痧等治疗手段治疗颈肩腰腿痛、面瘫、呃逆、卒中后遗症、失眠等疾病。

一、成才历程

应师从事针灸推拿工作近30年,具有扎实的医学理论基础和丰富的临床诊疗经验,现担任舟山市中医院针灸科主任,中医综合病区主任,兼舟山市中医院治未病中心负责人,舟山市中医药适宜技术推广项目负责人,浙江省针灸学会理事,是舟山地区十分有名气的针灸医生。

1973年春节,应师出生于舟山南部海域的六横岛,他从小就聪明活泼,勤奋好学,深知唯有努力读书,才有机会见到更广阔的世界。16岁的应师以优异成绩考上了中专,坚定地选择了浙江省台州卫生学校(现台州学院医学院)学习一技之长。

1989年9月应师进入台州卫生学校之后选择的是针灸推拿专业,在这里开始系统学习中医基础理论和针灸推拿临床实践。3年后应师凭着勤奋努力,以优异的成绩毕业。为了回报家乡,应师毅然回到舟山,进入了当时的定海区中医院。

在定海区中医院的前2年,应师在各科轮转学习。他每日都是第一个到诊室,脏活、累活都是抢着干,每个带过他的医生对他都非常满意,都愿意教他。他跟过宋氏妇科的传人宋国忠,跟过浙江省名中医冯昌汉,跟过舟山市名中医李植钧,也在中药房里认真学习辨别中药,夯实了妇科、中医内科及中药知识的基础。1994年,定海区中医院由于市、区合署,改称为舟山市中医院,应师也正式成为一名出诊医生。这2年的经历,为他今后的学术思想、针刺手法及研究方向奠定了基础。

独立出诊后,应师没有丢掉自己勤奋好学的好习惯,他在患者少的时候,抓紧时间练习针法和推拿手法。一开始,由于个子小,长着娃娃脸,应师显得很"嫩",找他看病的人很少,应师知道自己的劣势,于是他在技术上下苦功夫,用医术来证明自己,用患者的口碑来宣传自己。他每日起早贪黑,尽量配合患者时间,即使是双休日也不例外,对于诊费他也不计较,对于一些困难的患者,甚至会免掉一部分诊金。时间长了,大家就慢慢知道了中医院有个应医生不仅针灸推拿做得好,人品医德也好,随着治愈的人越来越多,很多患者都慕名而来。就这样,应师凭着自己日益进步的技术和宅心仁厚的人品下积累了许多患者。这些患者直至今日仍是他的"粉丝"。

随着医院的发展,舟山市中医院与原来的洋岙医院合并,组成了舟山市中医骨伤联合医院,医院的重组把两家医院的针灸推拿科合并,应师也迎来了机遇,他认识到重组后的科室竞争多了起来,如何留住患者,技术是关键。他虚心向当时的针灸推拿科主任张挺医生学习针法,并继续深造学习,获得了浙江中医药大学针灸推拿专业的本科学历,几年间,先后跟随上海中医药大学附属岳阳中西医结合医院脊柱微调手法体系创始人沈国权教授学习推拿手法,浙江省中山医院的针灸大家方剑乔教授、胡根忠教授等学习针灸技法和临床思路。在应师的不懈努力下,针灸技术与推拿技术同时达到了较高的水平,大大地提升了当时的科室力量,并受到很多患者的认可。后来医院争创三甲医院,将针灸推拿科正式分开为针灸科、推拿科,应师也成为针灸科主任,并在 2014 年成立了针推病房,10 年间病房规模由原来的 10 张床位发展到现在的 45 张床位,成为舟山市内最大的针推病区。

应师常说,做医生要重医德,还要讲奉献。患者得病已经很难受了,有时候花了钱看了医生也不见好,患者找上来是抱着希望来的,要对他们有耐心,尽心给他们治,缓解他们的病痛。我们是用针为主的,没有什么成本,对有困难的患者,减免一些费用就可以减轻一点他们的负担。随着应师名气越来越大,找他看病扎针的人越来越多,有的患者特地从小岛赶过来,非常不方便。应师看在眼里,记在心里,时时想着怎样才能让更多的小岛居民看得上病。后来由舟山市红十字会牵头的舟山群岛渔农民流动医院成立,在全市各医疗机构中招募医务志愿者,应师知道后第一时间报名,10 年来他只要一有时间就参加,常常牺牲自己双休日、节假日等休息时间,跟随流动医院前往各县小岛和偏远村吞免费送医施针,并教给当地居民一些简单简便的健康调理方法。为此,应师多次被舟山市红十字会评为"最美医生"。同时他还积极进行中医适宜技术的推广,总结出适合当地开展的"简、验、廉"的针灸、推拿、艾灸、拔罐等技术,以义诊的形式下基层推广,并定期给农村基层医生和社区医生进行针灸方面技术的培训,受到了农村居民和社区居民的欢迎。

二、师传部分

1. 针刺之法,多针快刺,深浅由病

"多针快刺"是应师的针刺特点,在临床中较为常用。多针快刺,顾名思义以多针、进针快为特点。多针,一是指在临床针刺时使用针数较寻常针刺较多;二是指针刺部位较多,面积较大。多针并非简单的针数增加,其源自《灵枢·官

针》之扬刺针法。扬刺者,正一而旁四,意在治疗范围较大和病位较浅的寒气。而多针之用虽源于扬刺,但应师针法并非正一旁四,而是依据病情而选择多针的方式,多针可多在近端、远端、对侧等。多针之多意在调节平衡,整体观之。快刺是指进针快,针刺时迅速透过真皮层,边捻边进,快速达到得气效果,有疼痛小、操作安全的优点。应师快刺的手法要求进针时,针尖未接触到皮肤时要"指实",即要捏紧针柄,指力作用于针尖,针尖透过真皮层后要"指虚",即执针手指稍放松,边捻转边往里进针,要稳、准、快。一开始用于治疗儿童疾病,孩童自我控制力较差,多不能配合,进针快可减轻疼痛,缓解恐惧,快速取得患儿信任。后来由于疼痛少,患者接受度高逐渐用于治疗各种疾病。

"深浅由病"指的是针刺的深浅、针刺量是根据疾病来决定的。应师认为针刺前要细细辨别阴阳、寒热、虚实、表里,根据不同证候选用不同的针灸方法和手法,如阴证针法以补为主,宜深刺久留;阳证则多针多刺血,针法以泻为主,浅刺疾出;表证宜浅刺疾出;实证宜深刺久留;寒证针法多温补久留针;热证多浅刺疾出,刺络放血,以泻法为主。《素问·刺要论》云:"病有在毫毛腠理者,有在皮肤者,有在肌肉者,有在脉者,有在筋者,有在骨者,有在髓者。"又云:"病有浮沉,刺有浅深,各致其理,无过其道,过之则内伤,不及则生外壅,壅则邪从之。浅深不得,反为大贼,内动五脏,后生大病。"因此应师强调针刺要深浅有度,根据疾病虚实、病位所在下针,直达病所,勿伤及其他。针刺的力度及针感的把握要准确,一要对疾病有准确深刻的认识,二要对针刺手法的运用非常熟练,非长期用心训练不可达。

2. 医患配合,强调"调神",不强求得气

应师认为,心理因素在针灸治疗过程中对疗效有很大影响,针刺之前要建立良好的医患关系,争取患者的信任和积极配合。对于来诊患者尤其是首次接触针灸的患者,态度要和蔼可亲,诊病要耐心细心,动作要娴熟自信,以减轻患者的焦虑与恐惧感;对于病程较长的患者,要时时鼓励安慰,增强患者信心,克服针刺治疗中的不适感。这样才可以提高针刺手法的成功率和针灸的临床疗效。在针刺过程中要求医生保持极高的专注力,以"凝神候气"体会针下感觉和患者的反应,把握患者的得气情况并减轻患者的焦虑与恐惧。另外,施针环境的安静有助于降低患者不良的心理因素,《灵枢·终始》中"深居静处,占神往来,闭户塞牖,魂魄不散……必一其神,令志在针",明确指出环境对针刺治疗的

重要性。受限于目前的诊室条件，不能做到"深居静处"，亦要对患者温声说明，做好隐私保护，给患者稳妥安全的感觉，解除施针前的紧张。

针刺得气是众多医家的追求，得气的感觉大致为酸、麻、胀、痛、凉、热。得气与否及气至的快慢对于判断针刺的治疗效果和判断疾病的预后有着一定的作用。临床一般认为是气至较快的，疗效较好，气迟迟不至的，则疗效较差。但应师认为得气与否，应视患者的情况而定，有些疾病不得气未必无效，有些得气后反而使症状加重。临床上不用刻意追求得气，对于体质强壮，气血充足的患者，治疗痹证、急性疼痛、痿证可追求针感，得气强往往可以获得良好的疗效；体弱久病，气血亏虚的患者，则不必过于追求得气，如刻意追求得气易使患者疲劳甚至晕针。对于一些疼痛剧烈的患者，应师发现强得气时反而令患者疼痛加重，而轻刺激时反而疗效较好，故临床诊治过程中，应视情况而看是否需要得气，而且追求强刺激的同时，应保障患者的安全。

3. 小便不利，重在温通，针灸并用

应师对于前列腺增生、手术后、外伤引起的癃闭有自己独特的见解，在治疗癃闭时提出，取穴以局部为主，重在温通，针灸并用。他认为从中医角度来说肾阳不足、肾气亏虚、膀胱气化不利是癃闭发生的基础，而伴随出现的经脉气血瘀滞，最终导致病性虚实夹杂，因此在治疗中常遵循温补肾阳、逐瘀通络的治疗原则。经过多年的治疗观察，应师发现通过针刺、艾灸刺激下腹部的穴位，如位于任脉上的阴交、气海、石门、关元、中极、曲骨，位于足阳明经上的外陵、大巨、水道、归来等穴，可取得良好效果，任脉上的曲骨和关元效果尤其明显。曲骨位于下焦，离膀胱近，位置极低，灸曲骨，可起到疏通经络、活血祛瘀之效。关元乃人身之气血、元气、后天之气所聚之所，具有培补元气、温肾益精的功效，在关元施灸，能使清阳上升，浊阴下降，元阳充沛，达到培肾固本、补气回阳、理气活血、通调冲任的作用，使阴得阳以生，肾中精气盛而病自然痊愈。因此应师以曲骨、关元为针刺主穴，配合此处艾灸治疗前列腺增生为研究方向，经数年的观察研究，针刺曲骨、关元配合局部艾灸确实可以改善前列腺增生所致的尿频、尿急、小便困难、小便淋漓不尽等症状。后将该方法扩大使用，除了治疗前列腺增生引起的尿频、尿急、小便困难、小便淋漓不尽等症状，还用于治疗手术后引起的尿潴留，腰椎损伤、脑外伤后的尿失禁，均取得了非常好的疗效。

4. 治疗面瘫,分期施针,结合手法

应师在治疗面瘫时提倡分期用针,注意经络平衡,整体调节,并重视面部按摩的应用。舟山风大潮湿,面瘫也有较高的发病率。应师认为面瘫早期接受针灸治疗,病程可以缩短,大多数人可以避免留下后遗症。他主张治疗面瘫分为3个时期,即急性期、恢复期和后遗症期,不同时期使用不同的针刺方法。急性期一般指发病10日内,如超过10日仍有耳后疼痛,面部肿胀,则仍处急性期,应采取轻刺浅刺面部穴位、重刺肢体远端穴位的方法,面部穴位少选,手法以轻、浅刺为主,肢体远端穴位选双侧,针用泻法,手法可重些,再配合一些药物消肿消炎,防止令邪深入,阻止病情加重。恢复期一般指10日以后至6个月,逐渐增加面部穴位,多采用透刺的方法,并且注重辨证配穴,其间可配合电针、局部放血、面部拔罐等方法加强刺激,促进病情恢复。病程长久的注重经络平衡,应师往往会增加针刺健侧的针数,防止倒错现象的出现。对于一些难治性面瘫的患者,或伴有头颅CT提示缺血灶的老年人,或伴有情绪低落焦虑的患者,需要整体调节,往往会加上头皮针,改善脑供血的同时也起到调神的作用。经过观察,应师发现针刺配合面部按摩可促进面瘫恢复。起初他在部分面瘫后遗症的患者面部做按摩、点穴,取得了喜人的效果,后来他将面部按摩、手指点穴贯穿整个病程,急性期手法轻柔,以放松为主,到恢复期手法逐渐加重,以局部出现酸、麻、胀、痛感为度,效果非常理想,患者病程明显缩短,该疗法受到了患者的肯定和欢迎。有研究表明,推拿按摩能促进水肿吸收,使面部血液循环加快,提高面部神经的兴奋性,刺激肌肉活动,有利于肌肉组织和受损神经的恢复,具有疏通经络,活血化瘀的功效。于是应师将面部推拿、手指点穴在病房里大力开展,逐渐形成了其治疗面瘫特色之一。

5. 慢性疼痛,调理气血,注重心理

应师擅长用针灸治疗颈椎病、腰痛、肩周炎、膝关节痛、肘关节痛、三叉神经痛、带状疱疹后遗痛、偏头痛等慢性痛症,这些痛症是一种难治性慢性疾病,药物治疗的效果有限,在临床观察中,应师发现疼痛是有多维度的,包括感觉、情绪和认知等,有时候疼痛与精神心理障碍相互促进,因此在治疗上不仅要关注疼痛感觉的缓解,还应关注患者焦虑、抑郁及睡眠障碍等情况,改善不良情绪及睡眠,往往会取得意外的效果。疼痛属于中医学"痹证"范围,病机主要包括三方面:不通则痛(实痛)、不荣则痛(虚痛)、神志异常(情志)。不通则痛是指在致

病因素的作用下,气机闭阻,气滞血凝,而发生各种疼痛。不荣则痛是指人体气血津液亏损,脏腑组织,四肢百骸失于濡养而发生疼痛。"不通"与"不荣"两者相互影响,"不通"是"不荣"的原因,"不荣"是"不通"的结果。因此"不通"是痛症发生的根本原因,是痛症的病机关键。情志的异常变化直接影响脏腑气机升降。如过喜则伤心气,使心主血脉功能减弱,影响气血正常运行;大怒则肝气郁滞不疏,气机不畅,导致气血运行滞涩;思虑过度则致脾气不固,血溢脉外而为瘀或湿邪内停而为痰饮,两者阻滞脉道;肾为阳气之根,惊恐则气血运行的原动力不足。气、血、神三者相互作用,影响疼痛类疾病的发生、发展、预后和转归。

应师认为调理气血,改善气血运行是治疗痛症的关键。在"不通则痛、不荣则痛"病机下,治疗以活血行气、化瘀止痛为基本治则,取穴上重用阿是穴,配合使用夹脊,其中包括了颈夹脊、八髎穴。夹脊作为经外奇穴,位于督脉与足太阳膀胱经之间,故"一穴通两经",外通经络,内调脏腑,在全身起到疏通经络、调理气血、调节心神等作用。在针刺方法上,通常在局部痛点使用电针加强刺激,或循经使用电针,因为现代大量研究表明电针通过微量低频脉冲电流刺激腧穴,起到改善疼痛的效果,实现"通则不痛""荣则不痛"。针对神志异常(情志)所致疼痛,则是通过"调气"与"治神"来实现止痛的。针刺治神一方面是"令气易行",另一方面则是"以移其神",通过阻断和转移心脑对疼痛性病理变化的感知,达到止痛移疼的目的。同时调患者之神,使其情绪稳定,增强对疼痛的耐受性,正如《素问·至真要大论》所说"心躁则痛甚,心寂而痛微"。因此应师在治疗各种痛症时,多习惯配用一些宁心调神之穴位,如神门、印堂、百会、三阴交、内关之类,以改善失眠、抑郁等身心障碍,调整患者之神,使其心神安定,解除心理障碍,充分发挥患者的主观能动性,最终缓解疼痛。

6. 未病先防,善用敷贴,重用铺灸

应师重视"未病先防""治未病",他认为针灸"治未病"思想可以概括为:在未发病之时,应用针或灸法,养生防病;早期发现疾病时,运用针灸扶助机体正气,使"正气存内,邪不可干",阻断疾病的发展、传变,防止恶化;对病愈后的机体采取预防措施以防止疾病复发。《灵枢·根结》云:"用针之要,在于知调阴与阳。调阴与阳,精气乃光;和形与气,使神内藏。"表明针刺能够调和阴阳,适时适宜地应用针灸方法可使机体本身的抗病与调整能力得到更充分的发挥,扶助机体正气,可最大限度地激发机体内在的调衡阴阳的潜力。根据这一思想,应

师特别重视冬病夏治,每年三伏天的时候,都会开展"三伏贴""铺灸""伏针"项目,这些治疗方法运用于久嗽凤喘、慢性泻痢、体寒阳虚及体虚易感之人,有事半功倍之效。

应师是舟山市较早开展冬病夏治的针灸专家之一,他一般在相应穴位上,敷以辛温、走窜、通经、平喘药物,治疗慢性支气管炎、哮喘、鼻炎、慢性腹泻等疾病,调理体寒阳虚及体虚易感人群。此外,针对体寒、阳虚、血瘀的人,应师特别推荐铺灸,铺灸又称为长蛇灸、督灸,是将药粉(或姜末、蒜泥)依次铺于背部大椎至腰俞间督脉段,再将艾炷置于药粉上烧灼施灸的方法,属于中医灸法隔物灸的一种,是目前灸法中温热力量最强、施灸范围最大和施灸时间最长的灸法。它通过刺激背部督脉和膀胱经,能起到温元壮阳、祛邪扶正、活血通络的作用,非一般灸法所及。

三、徒承部分

笔者自 2011 年参加工作以来,有幸跟随应师进行针灸临床工作 10 余年,得应师口授身传,受益匪浅。现仅通过跟师验案浅谈一下对应师针灸治疗小便不利的感悟体会。

【验案】唐某,女,88 岁,2020 年 4 月 10 日初诊。主诉:小便失禁 2 个月。患者于 2020 年 1 月 15 日在家中不慎摔倒致左股骨粗隆间骨折,第 1 腰椎椎体骨质疏松性压缩骨折,行"左股股粗隆间骨折闭复髓内钉内固定术""腰 1 椎体骨质疏松性压缩骨折经皮穿刺椎体成形术",其间留置尿管,定期开放尿管,2020 年 2 月 5 日拔除导尿管,患者尿频,时有失禁,2020 年 2 月 18 日因发热、尿潴留转入内科予抗感染等对症治疗后,留有小便失禁,于 2020 年 4 月 10 日转至针推病区,转入时患者双下肢乏力,活动不利,时有腹胀,大小便不自知,时有尿不出。查体及实验室检查:留置导尿,肛门括约肌收缩乏力,舌淡暗,苔薄白,脉沉细。西医诊断:尿潴留。中医诊断:癃闭(肾阳衰惫)。治以温阳益气,补肾利尿。针灸取穴:气海、关元、曲骨、中极、水道、归来、足三里、三阴交、阴陵泉、肾俞、关元俞、小肠俞、次髎。手法操作:①考虑患者高龄,腹部穴与背俞穴交替隔天打。②气海、关元、曲骨、中极、水道(以上为腹部穴)平刺,行捻转补法,得气后点燃艾灸装入艾箱,置于曲骨、关元上(不取针)。余穴(足三里、三阴交、阴陵泉)平补平泻。留针共 30 分钟(针与灸同时进行)。③背俞穴组诸穴(肾俞、关元俞、小肠俞、次髎)及足三里、三阴交、阴陵泉,均直刺,平补平泻,其中肾俞、关元俞行温针灸,留针 30 分钟。取针后嘱患者平卧,点燃艾灸装入艾箱,置于曲骨、关元上,灸 30 分钟。②与③操作隔天进行。2020 年 5 月 11 日二诊:按照上述治疗方法治疗后患者大便感觉恢复,基本可规律排便。2020 年 6 月 13 日三诊:按照上述治疗方法治疗后于昨日顺利拔除尿管,拔尿管后可自主排尿,但有尿频症状。再治疗半个月后,尿频症状消失。

按语:患者高龄,年老体虚,又经历两次手术,元气大伤,肾阳不足,命门火衰,是以"无阳则阴无以化",而致尿不得出,尿不自知。通过针刺、艾灸刺激下腹部的穴位,如位于任脉上的气海、关元、中极、曲骨,位于足阳明经上的水道、归来等穴,可使膀胱及尿道平滑肌的张力下降,减轻尿道压迫,解除梗阻,缓解症状。《灵枢·官能》记载"针所不为,灸之所宜",腹部诸穴由于解剖结构的关系,不可深刺,故以灸补之,曲骨、关元两穴处加灸,具有培补元气、温肾益精的功效,使元阳充沛,达到培肾固本、补气回阳、理气活血、通调冲任的作用,使阴得阳以生,肾中精气盛而病自然痊愈。肾俞,《针灸大成》有云:"主虚劳羸瘦,耳聋肾虚,水脏久冷,心腹胀满急,两胁满引少腹急痛。"其具有滋阴壮阳、利水消肿的功效。关元俞与任脉的关元穴相对应,具有培补元气、调理下焦的作用。

裴旭海

▶ 名医介绍

裴旭海,男,1971 年 5 月生,浙江省嵊泗县人,主任中医师。1994 年毕业于上海中医药大学推拿系,获学士学位。现为嵊泗县人民医院中医院院区副院长,主任中医师。浙江省中医药学会推拿分会常务委员,浙江省推拿质量控制委员会委员,舟山市中医药学会第一届推拿分会主任委员、针灸分会副主任委员,舟山市科协委员。曾当选嵊泗县第六次党代会代表,嵊泗县第十六、十七届人大代表,现为嵊泗县第十八届人大代表。曾获舟山卫生十佳医生,舟山市卫生系统"医德医风标兵县级先进工作者",嵊泗县医学拔尖人才,嵊泗县卫生局学科带头人,嵊泗县第六至八届县优秀骨干医生等荣誉。

▶ 传承人(或执笔者)介绍

柴浩敏,男,1990 年生,2014 年 9 月毕业于辽宁中医药大学针灸推拿学院。从 2016 年 10 月住院医师规范化培训的专科培训开始就师承于裴师,接受裴师医学理念的灌输。在裴师的指导和帮助下,已熟练掌握各基础推拿手法的要领,能够独立诊治常见病症。

一、成才历程

1. 师出名门,底蕴深厚

裴师出身于嵊泗县黄龙岛上的普通渔户。聪明细心的他在很小的时候就发现岛上居民尤其是渔民特别好发风湿类疾病,且因地理位置偏、交通不便、经济条件差、渔民作业环境恶劣,岛上居民看不起病也无处看病。儿时的耳濡目染在裴师心中留下了深深的烙印。1989 年 9 月他考入上海中医药大学并选择了推拿专业,带着理想与憧憬走上了求学之路,也踏上了一条在推拿道路上不断摸索的艰辛之路。上海中医药大学推拿系是在1956年上海成立的新中国第一个推拿专科学校基础上发展而起的我国第一个推拿专业院系。彼时由曹仁发、俞大方、严隽陶、罗志瑜、张文才、周新文、沈国权等诸位推拿界大师执教,老师们的循循善诱、孜孜不倦,学子们刻苦钻研、勤学苦读。

裴师以海岛青年特有的朴实、勤奋和聪慧,吸取专业知识,学习百家之长,在老师们的指导和帮助下,熟练掌握了中医理论知识和推拿等专业技法,老师们也对这位海岛学子的成长寄予了厚望。同期的同学中更是涌现出了大量优秀人才,现都成为各地推拿学界的支柱。特别值得一提的是在1992年冬天尚在实习期的裴师因推拿手法标准优秀,跟随恩师华山医院范立伟教授参加了中央电视台国际影视部拍摄的《中国保健推拿》节目,参与手法演示的录制,时至今日打开视频依然能感受到"持久""有力""均匀""柔和""渗透"这些推拿手法操作要素留存于其掌指之间。毕业工作后裴师传承发展了"嵊泗温针灸"技术,2021年被评为县非物质文化遗产"嵊泗温针灸"代表性传承人,舟山市非物质文化遗产代表性传承人。后因工作突出先后任嵊泗县中医院推拿科主任、嵊泗县中医院副院长等职。

2. 不忘初心,医德高尚

1994年8月,学有所成的裴师不忘初心,怀着最初的理想回到了自己的家乡嵊泗,被分配到边远小岛洋山中心卫生院中医科工作。基层小岛的艰苦条件没有磨灭裴师心中的理想,他从基础入手,切合临床,边学边干,总结提炼,结合基层特点多学科展开工作,积累了丰富的基层临床工作经验,这也为以后的专业发展打下了良好的基础。

在小岛洋山中心卫生院工作期间,裴师和小岛乡亲们结下了深厚的情谊,从一开始乡亲们也对这位刚毕业的大学生中医大夫将信将疑,到后来的信任托付,见证了裴师从基层成长的这段宝贵经历。每当乡亲得到了有效的医治,守护小岛乡亲们健康的信念,在裴师心中就会更加坚定。

小岛工作3年后裴师调入嵊泗县中医院针推伤骨科工作,专业的契合,在他面前展开了一片广阔的天地。他勤奋刻苦,不懈钻研,在专业的海洋里尽情遨游,始终保持着昂扬的工作劲头。嵊泗县中医院发展之初,由于各种条件限制,医生人数少,他几乎每日上班都比别人早半小时,下班晚成了工作常态,日均推拿数能达到 25 人次,裴师工作态度一丝不苟、认真严谨,对人和善,待患者如亲人,诊断精准,疗效显著,精湛的专业技能,获得了患者的赞扬与肯定,也得到了的同事与领导的认同,年仅二十几岁的裴师在嵊泗中医界已是初露声名。

2012 年嵊泗县中医院裴旭海工作室成立,裴师根据海岛人民群众实际情况,带领大家在实践中不断钻研中医技法,提升诊疗水平。面瘫、偏头痛、颈源性眩晕、退行性骨关节炎、肩周炎、难治性颈椎病、腰椎间盘突出等这些往日在老百姓眼里的疑难杂症,都能得到有效的中医治疗。海岛人民群众在亲身体验中,对中医的功效广泛赞誉。裴师专家门诊经常一号难求,工作室门庭若市的场面早已成为嵊泗县中医院独特的风景线。身兼繁忙行政工作的裴师从不推诿患者,宁可牺牲自己的休息时间也要尽可能让患者得到及时的诊治。"以平淡的心态对待得失,以豁达的胸怀看待名利,以奉献的精神服务社会",这是裴师从医以来始终坚持的座右铭。他高深的诊疗技艺,亲切爽朗的性格,总能得到患者的信任,在海岛群众中口口相传。在裴师和同事们的医治下,海岛人民群众得到了有效治疗,嵊泗县中医院和裴旭海工作室在群众中树立起了美好的形象,"哪里不舒服了去中医院找裴医师推拿针灸"成为海岛群众共同的心声,患者的信任和托付,也给了裴师和同事们极大的鼓励,裴师也总是叮嘱年轻医生们"我们的中医要一代代传承,要坚持在实践中学习积累,把根扎在患者中间"。裴师倡导的"用中医担起医者的使命,用中医造福海岛基层群众"也成为嵊泗中医人心中的理想目标和信念追求。

二、师传部分

1. 理法结合,诊疗清晰

从医 20 余载,历经寒暑,以诚之心,救人之疾,厚积薄发,再归来已是硕果满树。拥有广博扎实理论和手法基础的裴师在 20 多年的临床实践中,早已形成了具有自身风格的、系统的、清晰的诊疗思路和操作准则。

(1) 以柔克刚,重而不滞:推拿学与中国古代哲学和中国传统文化息息相关,受到儒家"以和贵"、道家"贵柔""柔弱胜刚强"思想的影响。筋在古代泛指人体软组织,所谓"柔和",是指手法要轻而不浮,犹如行云流水,自然舒畅,患者既感到舒适又能起到致病的作用。柔和正如《道德经》中所指"坚强者,死徒;柔弱者,生之徒",其目的是柔以致气,以柔克刚,重而不滞,用力不可生硬粗暴或用蛮力,变换动作要自然,推拿不是用力越大越好。裴师强调在临床中 24 小时内的急性软组织损伤慎用手法治疗,如有出血倾向的则禁用手法治疗。在软组织损伤后的 24~48 小时内酌情用轻柔和缓的手法治疗。对于年老体弱的患者应该以柔和的手法治疗为主,或者搭配针刺、艾灸和物理疗法等综合治疗。

《易经》云:"刚柔相推,而生变化。"裴师要求我们在推拿手法的运用操作中熟练掌握刚柔的转变,要注重柔和为贵、刚柔相济、柔中透刚,柔和当先,刚透其中。裴师指导我们练习推拿手法时要"重形而非重力",基础阶段的手法要以练习推拿的姿势形态为主,严格按照书本规范要求操作,不可因追求手法力道而失去了手法的形态。他认为只有打下标准扎实的基础才能有刚柔相济的手法,否则一切都是空谈。

(2) 好用拉伸,舒筋活络:在高科技现代化的时代背景下人们的工作更加细分化,在周而复始单一重复的劳动生产中,人体中那些被过度使用的肌肉关节就会出现疲劳、损伤。而关节肌肉拉伸能缓解肌肉紧张,恢复肌肉的正常功能,舒缓关节紧张,增加关节活动范围,纠正肌肉的不平衡,促进整体功能的发挥与运动自由度,减少身体的酸痛,促进血液循环,提高平衡性与稳定性等。

裴师深受滚法推拿流派的影响,主张"治骨先治筋"的学术思想。近 30 年的临床"治筋"经验,使裴师深刻体会到拉伸在推拿治疗过程中的重要性。从而使其在临床操作过程中从原先的单纯运用"滚""推""按""拿"等基础推拿手法来"静态治筋",向后来的结合肌肉关节拉伸手法来"动态治筋"发生转变。以颈椎病的拉伸治疗为例:

1) 颈椎后侧仰 45°拉伸法一:以左侧为例,患者取坐位,术者站于患者左后方,将患者头部向右上前方仰头 45°,面向右侧,术者右手掌置于患者左侧颞前部,左手肘置于患者左肩前上部,双手反方向相对用力,持续 10~15 秒,反复操作 3~5 次。此法适用于胸锁乳突肌、前斜角肌痉挛。

2) 颈椎后侧仰 45°拉伸法二:以左侧为例,患者取坐位,术者站于患者左后方,将患者头部向左上前方仰头 45°,面向左侧,术者右手掌置于患者左侧额前部,左手肘置于患者左肩前上部,双手反方向相对用力,持续 10~15 秒,反复操作 3~5 次。此法着重用于胸锁乳突肌痉挛。

3) 颈椎前侧屈 45°拉伸法:以左侧为例,患者取坐位,术者站于患者左后方,将患者头部向右前方屈曲 45°,面向右侧,术者右手掌置于患者左侧颞后部,左手肘置于患者左肩前内侧,双手反方向相对用力,持续 10～15 秒,反复操作 3～5 次。此法适用于斜方肌、头半棘肌、后斜角肌、小菱形肌痉挛。

4) 颈椎侧屈拉伸法:以左侧为例,患者取坐位,术者站于患者左后方,将患者头部向右侧屈曲,面朝前方,术者右手掌置于患者左耳上方,左手肘置于患者左肩上部,双手反方向相对用力,持续 10～15 秒,反复操作 3～5 次。此法适用于中斜角肌、肩胛提肌、头夹肌、耳后肌痉挛。

5) 肩关节前屈上举拉伸法:以左侧为例,患者取坐位,术者站于患者左后方,术者以左手抓住患者左手肘将患者左肩关节前屈上举过头顶,右手掌面顶住患者左侧肩胛骨内侧,相向用力,持续 10～15 秒,反复操作 3～5 次。此法适用于胸大肌、胸小肌、前锯肌痉挛。

6) 上肢内收拉伸法:以左侧为例,患者取坐位,术者站于患者左后方,将患者左手环绕过胸前置于右侧肩上,术者右手掌置于患者左手肘外部,左手掌置于患者右侧肩关节上部,右手向左,左手向右,双手相对用力,持续 10～15 秒,反复操作 3～5 次。此法适用于冈下肌、小圆肌、大圆肌、上后锯肌痉挛。

(3) 尤善正骨,动中求正:正骨手法在裴师的推拿治疗中可谓是灵魂所在。裴师常用手法如下。颈部:斜扳法、旋转扳法、龙氏仰卧摇正法;胸部:抱颈提升法、俯冲按压法、扩胸牵引法、仰卧位对抗复位法;腰部:斜扳法、直腰和弯腰旋转扳法、后伸扳法等。不管是传统的推拿扳法还是新兴的现代正骨手法裴师都是成竹于胸。治疗落枕、关节轻度错位扭伤、脊柱滑膜嵌顿、脊柱关节紊乱等疾病只要裴师上手一扳基本都能一次治愈。对于慢性关节退变、椎间盘突出等疾病也能有立竿见影的显著疗效。裴师在运用正骨手法时提倡"四要"原则:一是要明确诊断,精准定位。明确诊断,确定大概病变部位,然后通过触诊定位出具体病变的关节节段,最后做出精准的正骨操作。不同的疾病会有相似的临床症状(如颈椎病和上段胸椎紊乱都会有同侧上肢放射痛),而错误诊断下的正骨就会出现但听其响而未见其效的尴尬场面。二是要根据不同的部位来选择长杠杆扳法或是短杠杆扳法来治疗。推拿手法根据其动作形态,分为六大类,而正骨手法属于运动关节类手法,更是杠杆力学与手法的有机结合。从力学角度分析,在扳法的分类上,可根据施力点与目标作用关节的距离远近而划分为长杠杆扳法和短杠杆扳法两大类。①长杠杆扳法:是指由于施力位置与目标作用节段之间有着较长的力矩,目标作用节段的手法力随着杠杆力矩的增加而增加,在较省力的情况下就能完成操作的扳法。适用于颈椎和腰椎的整复。如传统的颈腰椎斜扳法、冯氏定点旋转扳法及龙氏颈椎正骨十法(除俯卧冲压法外)均为长杠杆扳法。②短杠杆扳法:是指在目标作用节段直接施力的手法,通常以目标节段的棘突、横突或关节突为骨杠杆。一般多用于胸椎关节的整复,如胸椎按压法和旋转按压法。长杠杆扳法由于力的放大作用,减轻了局部的发力,但在力的传输过程中可能造成脊柱内外神经、血管组织的机械性损伤;而短杠杆扳法是对病变节段的直接按压,需要较大的局部受力,这也容易造成局部组织的施术后损伤性反应。所以正确地选择施术手法,能够避免不必要的治疗风险。三是要明确扳法中的定点与动点。定点通常为病变节段关节的某个部位(如棘突、关节突等)。在长杠杆扳法中动点根据实施者发力的大小或者用力的习惯可以发生改变,而在短杠杆扳法中动点则是病变骨本身。四是要遵循"动中求正"的治疗理念。裴师说:"扳法虽好但却不是万能的,其中风险也需引起重视。"在临床中裴师对于三类患者会慎用扳法:年老或年幼体弱的患者;急性损伤伴有较严重组织水肿炎症渗出或神经根水肿的患者;先天关节畸形或者骨折没有愈合的患者。这三类使用扳法会有较大的损伤风险。关节错位它会有自我回复的趋势,因损伤后肌肉的痉挛牵拉力大于自动回复力所以关节难以自复。而年老体弱的患者骨质疏松关节退变严重,年幼的患者骨骼发育不全关节很不稳定故不能用扳法,但两者肌肉强度低只需给予适当的被动活动错位关节即能使其复位;急性损伤的关节如行暴力扳法患者因疼痛和恐惧产生抵抗,会加大肌肉损伤和关节炎症水肿,给予被动运动放松肌肉、减少肌肉牵拉力的同时适当活动关节加大回复力就能助其复位。所以在不用正骨手法的情况下取而代之的是在安全范围内做最大限度的摇法、抖法,即根据不同的错位方式改变用力的方向,通过多次调整关节生理性运动的方向,在不使用"闪动力"的情况下达到关节整复的目的。"法之所施,使患者不知其苦,方称为手法也。"

(4) 精于解剖,意在诊疗:早在《灵枢·经水》中就记载:"若夫八尺之士,皮肉在此,外可度量切循而得之。其死,可解剖而视之。其脏之坚脆,腑之大小,谷之多少,脉之长短,血之清浊……皆有大数。"本篇提出了"解剖"的概念,这是解剖在中医经典中最早的出处。虽然我们的先辈很早就有解剖的概念,但由于封建迷信、社会环境、权力地位等因素的影响,古代医家具有较强的保守意识,他们的解剖活动大多是为了验证前人的理论成果,一达目的即终止研究。针灸、推拿虽然是祖国医学的重要组成部分,但对于发展至今的针灸推拿学来讲,古代解剖学还远远不够精细。由于针灸推拿是通过非药物的手段来调节人体生理功能,又被称为"自然医学",逐渐被全世界所接受。随着针灸推拿医学的逐步全球化,其自身需要且正在不断地被完善,尤其需要更加精确的解剖学基础。裴师说:"对于我们针推医者来讲生在现代是幸运的,现代的解剖学能为我们提供诊断的依据,辅助我们制订治疗方案,还能评估疾病的预后。一个合格的针推医生必须精通解剖学。"所以解剖学始终贯穿裴师的整个诊疗过程。他会先根据患者的疼痛部位确定大致的损伤部位,然后通过功能或感觉障碍判断具体损伤的肌肉或关节,通过查体摸查压痛点和结节判断损伤的性质,最后根据病情制订治疗方案。

以诊疗腰大肌损伤为例:腰痛的原因有很多,我们可以根据解剖部位和功能障碍来确定是否是腰大肌损伤。腰大肌以肌齿形式起自第1~4腰椎椎体及横突,向下在通过肌腔隙前与髂肌被包裹在髂腰筋膜内,汇成一腱后止于大腿根部内侧的股骨小转子。腰大肌具有屈髋、使大腿向骨盆靠拢和外旋股骨的作用。然后查体时可以根据其生理特点检查其主要损伤着力点:第4腰椎椎体及横突处、肌腔隙处、股骨小转子处,其疼痛也就发生在此三处。还有就是第3腰椎椎体及横突处。查体时,该处可有压痛、局部紧张,疼痛还可沿腰大肌的走向一直牵涉到大腿根部内侧股骨小转子其附着点处。由此发生的腰腿痛症状可以与坐骨神经性腰腿痛鉴别,患者除有疼痛向大腿根部放射外,还具有髋膝伸直、后伸等功能障碍。手法治疗时因其肌肉的走向和生理位置分上下两部分治疗。先让患者呈俯卧屈髋屈膝体位,最大限度使上段肌肉接近体表然后以滚法、按揉法放松上段肌肉,然后让患者仰卧,患侧下肢屈膝屈髋,置于健侧膝关节处呈"4"字形,医者在腹股沟处触摸到股动脉,在股动脉内侧深按压触摸到骨性凸起即为股骨小转子,用拇指在股骨小转子处点进行按揉放松。最后根据该肌肉的特性,嘱咐患者注意平时坐姿,不能跷二郎腿,少做类似跨栏的运动。

因为人体解剖复杂难学,所以裴师教了我们一个小技巧,用肌肉的起止点来记忆肌肉的形态和功能。他说肌肉的起止点可以分为点状或者线状两种,从而可以把肌肉分为条状和面状两种。只要清晰地了解肌肉的起止点就能在体表绘画出其肌肉形状,而肌肉的功能基本都是收缩带动关节或器官运动,从而就能大致想象出该肌肉的生理功能。因此,只要掌握了肌肉的起止点就基本上掌握了肌肉的大小、形状和功能。

(5)辅助膏摩,行气止痛:膏摩疗法是一种中医传统疗法,是指将中药膏剂涂抹于治疗部位上,再施以推摩类手法,加强发挥推拿按摩和药物作用的方法。其治疗作用广泛,能疏通经络,宣通肺气,调达营卫,抗御外邪,提高免疫力,激发人体的自然抗病能力,可对血管性头痛和小儿反复呼吸道感染达到治疗和预防的目的。裴师尤好运用膏摩行气止痛之力治疗急性期的肌肉关节类疾病。肌肉关节类疾病急性期的病变大多都是以软组织充血、肿胀、渗出为主,由于充血、水肿的压迫和牵张、渗出物以及炎性产物的刺激,导致局部剧烈疼痛。裴师认为肌肉关节类疾病急性期的治则是行气止痛,以消除局部组织的水肿、炎症、渗出,改善疼痛症状为主。过了急性期则需要活血通络治疗,以松解肌肉筋膜粘连、消除结节等改善肌肉关节功能障碍为主。所以裴师临床上遇到急性期肌肉关节类疾病时来一手丝滑的膏摩手法必不可少,如急性期的肩峰下滑囊炎、肩周炎、膝骨关节炎、腕踝关节扭伤、腰肌劳损等,其止痛效果显著。

(6)推药结合,事半功倍:临床中患者因性别、年龄、工作等因素影响所表现症状也会比较复杂,对于单用针灸推拿难以治愈的患者,裴师常会结合中药方剂综合治疗。除了一些常规的推拿科处方外,裴师在治疗较为疑难的疾病时也能根据四诊合参达到药到病除的效果。

(7)祛风散寒,温通经络:温针灸具有祛风散寒、回阳救逆、温通经络的作用,也可用于预防保健。裴师作为"嵊泗温针灸"的传承人在多年的临床应用中,对其中奥妙深有感悟。人体发病大多由外伤六邪(嵊泗风、寒、湿邪尤甚),内伤劳损,以及人过中年后的气血渐衰导致人体经脉闭阻、气滞血瘀而皮肉筋节劳损、五脏六腑功能亏虚。人体正常生命活动赖于气血的作用,气血津液在经脉中运行,赖气的推动功能,因"寒则气收""热则气疾"等诸如此类的原因,都可影响气血的运行,变生为病。气温则血滑,气寒则血涩。因此用温气之法治疗气血流行不畅之症,此为对症施法。这点早在《灵枢·刺节真邪》中就有论述:"脉中之血,凝而留止,弗之火调,弗能取之。"《灵枢·禁服》又云:"陷下者,脉血结于中,血寒,故宜灸之。""嵊泗温针灸"通过针体传导艾灸之温热通达穴位之深部,刺激穴位经络,促进气血运行,温经散寒,疏通经络,而病则能康愈。

(8) 防治结合,因病而异:在临床上有的疾病容易反复发作,迁延难愈如颈、腰椎间盘突出症,有的疾病病程周期长,患者依从性差如肩周炎。这些都会提高患者的就医时间和费用。裴师注重患者的自我康复,常会根据患者个体情况为其制订康复保健操,帮助其更快康复和预防复发。以颈腰部康复操为例:

踮起脚尖、脚后跟,躯干拉直,脖子伸长下巴往上抬。把后背整个的肌肉拉直,相当于自我牵引,每日做三五分钟,适用于颈椎生理曲度变直。

两手侧平举,往后张开到最大限度,同时上举5°,保持10秒,每日50次,适用于冈上肌、肩胛提肌、菱形肌等肌肉劳损。

两手交叉放在枕后部,保持双眼平视前方,手向前用力,头向后用力。适用于头半棘肌、头夹肌、颈夹肌劳损和颈椎生理曲度变直。

双肩慢慢提起,颈部尽量往下缩,停留片刻后,慢慢还原自然;然后再将双肩用力往下沉,头颈部向上拔伸,停留片刻后,双肩放松,并自然呼气。反复做4次。适用于冈上肌、肩胛提肌、斜方肌、颈后三角等肌肉劳损。

腰背疼痛患者康复训练的基础是加强腰、背、腹肌肌力训练。腰、背、腹肌强壮后,在站立、坐位或睡眠时均保持良好的张力,维持脊柱良好的中立位。在运动时,保护及控制脊柱不至于超过正常屈伸范围,增加脊柱的稳定性和灵活性,减少腰部软组织损伤的机会。然后可针对性加康复操。

俯卧位保持髋关节紧贴地面,同时保持下腰部及臀部放松,双手撑地,保持肘关节伸直,使腰后伸,双目平视前方,适用于腰部生理曲度变直,以及背阔肌、竖脊肌、下后锯肌等肌肉劳损。

双膝并拢跪地,臀部置于脚后跟,双目看向地面,然后双手撑地并向前伸,使上体尽可能地向前伸展,适用于中段腰椎的牵引。

仰卧位,屈双膝,然后臀部向脚后跟方向滑,腹部向下压使腰背尽量贴近地面。适用于腰部生理曲度过大。

仰卧位,臀部下垫一枕头屈髋屈膝,双手抱住双膝,并做极致屈髋动作。适用于腰椎椎体不稳。

仰卧位,一腿伸直,另一腿屈膝,双手抱住屈膝腿做极致屈髋动作。适用于坐骨神经痛。

睡眠时臀部下垫枕矫正腰骶角过大,腰部垫枕矫正腰部生理曲度变直。

2. 注重科研,硕果累累

虽然是富有 20 多年经验的资深专家医生,但裴师始终坚持业务学习不放松,总是积极参加省、市的各种学习和培训,并通过与兄弟医院的交流、学习,将省内外推拿学科发展的新技术、新方法运用于临床。2012 年以来,他以"裴旭海工作室"为平台,言传身教,以身示范,带领徒弟们以中医为根本,以学习为动力,积极进取,刻苦钻研,不断积累经验,取得丰硕的成果。工作室先后开展了"骨盆源性脊柱紊乱的诊断与治疗技术研究及推广""滚揉提牵四步推拿法治疗膝骨性关节炎""拉伸推拿法治疗颈椎病临床观察""推拿治疗小儿抽动秽语综合征临床观察"等科研项目,并多次获得县科技进步奖,在省级杂志上发表论文近 10 篇。裴师总是对年轻医生说"中医传了几千年,我们想把它发扬光大,必须要不断创新,要学习、吸收各家所长,中医之路是永无止境的"。在他的努力下提高了科室整体的治疗水平,提高了诊治效果,在他的精心指导下,年轻医师们也逐渐成长起来,针灸推拿科的业务也不断发展,逐渐形成了患者信得过的医疗品牌,受到海岛老百姓的广泛认可。2014 年,针灸推拿科被列为县级重点学科建设项目,2016 年被浙江省总工会授予"工人先锋号"的称号。

3. 守正创新,打破窠臼

创新是裴师对中医这门国粹执着的信念和不懈的追求,他总说,任何事物都在随时代不断变化,中医也是如此,必须与时俱进,让中医的功效经得起时间的考验。在裴师的推拿生涯里除了一些"规范化"的治疗方法以外,也常会有异于常规的治疗手段。以裴师治疗交感神经型颈椎病为例:交感神经型颈椎病是颈椎病中的一种,常见的临床症状有颈肩部酸痛、睡眠不佳、头晕头痛、视物模糊、心悸、胃部不适、血压异常等。这些症状决定了交感神经型颈椎病容易误诊、漏诊的特性。因此,交感神经型颈椎病患者常就诊于心血管科、耳鼻喉科,甚至由于找不到病因而焦虑求助于心理科,给患者的工作和生活带来了很大的影响。交感神经型颈椎病的治疗通常是先进行颈部肌肉放松,然后做颈部牵引拉伸,最后整复颈部错位关节。而裴师除了这些常规治疗以外还会加上头面部的治疗如侧头部的扫散法、额部的抹法、面部的大鱼际揉法等。通过反馈调节的方法配合治疗,效果显著。

4. 言传身教,孜孜不倦

"在嵊泗做医疗工作,你不要想着能挣多少钱而是要想如何能把病看好把患者治好。"这是笔者初见裴师时他对我说的第一句话,笔者想这句话他能够记一辈子。工作上加班加点、任劳任怨;工作中本就繁忙的他对于规范消毒,拔针逐穴按压,天冷先熨烫火罐口等这类的小事他都会事无巨细地去做;工作后积极电话回访患者病情发展并告知注意事项等。这些都是裴师身体力行地教导我们,想要成为一个医生就必须先有医德。老百姓把信任托付给我们,我们更要对得起老百姓的这份信任,无愧中医这门国粹在老百姓心中的特殊地位。

新人进科室后主动向医务科申请向裴师跟师 3 个月是我们科室独有的传统。在这宝贵的 3 个月时间里裴师会考察新人的理论知识,改进新人的推拿手法,补充新人的专业能力,丰富新人的临床诊疗经验。嵊泗县地偏人稀,裴师都会珍惜每一例少见病症,每每遇见少见病例,都会全面教导我们疾病的分析、诊断、治疗和注意事项,一有新的技术项目就会毫无保留地从理论到操作手把手地教给我们每一个人。在我们的成长过程中,遇到困惑和问题时,裴师也总是乐于给我们解惑和帮助,他总是说"我也是这样从年轻过来的,只要你们肯钻研,肯学习,相信以后会比我做得更好"。裴师的鼓励和鞭策,总能给我们很大的前行力量,一想到裴师当年也是一名医科高才生,20 多年扎根海岛,他的这份坚守是我们心中很深的感动,也给我们一个信念,不管在哪里,都是为患者治病,都在用我们的青春发散光和热,海岛老百姓需要中医,需要我们,这是我们学医者光荣的使命。

2012 年 9 月裴旭海工作室成立了。该工作室由裴师主持工作,现有成员共 9 人。重视临床,传承创新,开展"中医师带徒"工作、"中医适宜技术推广工作",裴师充分发挥共产党员的先锋模范作用,加强对团队成员的学习和培训,对青年医师进行临床带教,每个月举行团队成员的工作例会,开展病例讨论、心得交流,开拓新项目、新技术。融汇中西医理论及诊疗方法用诸实践,对常见病多发病积淀了坚实而丰厚的基础。针对海岛居民腰椎间盘突出症、颈椎病、卒中后遗症等好发疾病的突出问题,集合团队优势力量,试行单病种临床路径管理,提高了诊疗的质量,切实减轻了患者负担,引发了良好的社会反响。近年来裴旭海工作室还承担了乡镇定向中医师培养的跟诊实习任务,肩负起了为嵊泗乡镇中医药发展培养更多人才的艰巨任务。裴旭海工作室成立以来在人才培养和业务能力建设上发挥了长效作用,实现了业务提高和群众口碑的双丰收。

在我们这些徒弟们眼中,裴师就是从医职业生涯中的引航灯塔,我们相信只要跟着他散发出的"勤奋""专业""严谨""高尚""纪律""奉献"的光辉,我们的专业之路就能顺利到达更远的地方,让中医之光灿烂绽放。

三、徒承部分

跟裴师学习的这么多年里,笔者的专业成长主要经历 3 个阶段。①裴师帮笔者矫正推拿基础手法,教导笔者疾病的诊疗思路,帮笔者打下一个推拿科医师该有的基础。②在熟练掌握基础手法后,开始模仿裴师的诊疗思路和治疗手法。③由于每位患者身体素质、工作生活习惯的不同导致他们虽然病症相同但还是会有个体差异,这就要求我们医师在手法治疗的时候也要有针对性地治疗,所以裴师说仅仅只是模仿而缺乏对疾病本身的理解所做出的治疗就像是开盲盒,开中了有效,开不中疗效就差。所以笔者目前的阶段就是要求自己不管遇到什么病症都要抓住疾病的重点来做针对性治疗。以治疗骶髂关节错位的手法复位为例。之前在针对这类病症治疗时,笔者基本都是以腰骶部温针灸治疗配合手法放松最后以蛙式四步法和腰部斜扳法复位收尾,基本没有区分。现阶段笔者会根据患者的长短腿情况及骨盆正位片先去判断患者骶髂关节错位的具体方向,然后采用斜扳法复位时做出对应的定位和复位方向。首先让患者健侧卧位,患者健侧下肢前伸30°,患侧下肢屈曲,术者立于正面一手扶于患者肩部固定。如果患者髂骨内旋则骶髂关节相对分离且髂骨相对于骶骨向后突起,故另一手定点于髂后上棘外侧,整复时其发力方向则是垂直地面向下;如果髂骨外旋则髂骨相对于骶骨向内则另一手定点于髂骨外缘,发力方向则为水平向前;如果髂骨前倾,则定位于坐骨结节复位时向前上方发力;如果髂骨后倾则定位于髂后上棘,发力方向则为水平向前。以上手法的整复看似相差无几,实则有较为明显的疗效差异。

能跟随裴师学习是何其幸运,在他的教导下不仅能少走弯路,又能在专业领域上更快速成长。笔者会循着裴师的脚印,学习他的知识经验、医风医德,让不断进步的自己来更好地服务嵊泗的患者。

下 篇

后学风采篇

胡俊华

▶ **个人简介**

胡俊华,女,主任医师,毕业于浙江大学医学院,1998年入职舟山市中医院,2003年开始从事中西医结合肾病科,目前担任肾病科科主任。深受中医氛围熏陶,对中医药产生了浓厚的兴趣,2003年开始西学中,先后师从舟山市名中医王亚娟主任和天津国医大师张大宁教授,曾至杭州市中医院肾病科、天津中医研究院进修学习,门诊跟多位知名中医专家如上海中医药大学附属曙光医院陈刚主任、浙江省立同德医院鲁盈主任、天津中医研究院范军主任等临证抄方,通过不断的学习积累和临证实践,打下了较好的中医理论和诊治技能的基础。担任浙江中医药学会肾脏病分会委员、浙江中西医结合学会肾脏病分会青年委员、浙江医师协会风湿病分会委员、舟山医学会肾病分会委员、内分泌分会委员。从事肾脏病、糖尿病、风湿病的诊疗工作,擅长中西医结合治疗各类肾脏疾病、糖尿病及痛风等,主持或参与多项省市级医学科研课题,发表论文多篇。

1. 跟王师心得

10余年来笔者一直跟随舟山市名中医王亚娟主任学习,6年前正式拜王师门下。王师学贯中西,临床经验丰富,治学严谨,为人宽厚,多年来对笔者帮助很大。王师在各种肾脏病、消渴病以及相关并发症治疗方面颇有建树,尤其善于治疗慢性肾衰竭、消渴病肾病、消渴病。王师总结多年临床实践经验,形成了一套独特的学术思想,自拟肾衰方、消渴益肾方等验方,疗效肯定。

王师在长期临床实践的基础上,逐步形成了一套自己的中医肾病辨证理论,在识病—辨证—治病诊疗思维指导下,将这套理论贯穿于肾病科常见病的诊治中,对慢性肾衰竭进行了临床系统研究,认为慢性肾衰竭的病理基础是痰瘀互结、肾微癥积,其病机演变规律往往呈肾风—肾虚肾络瘀痹—肾微癥积—肾劳—溺毒,因此本病正虚邪实的病机贯穿疾病的始终,且虚实两者互为因果,形成恶性循环,反复发作,逐渐加重,所以对于本病要早诊断,早治疗。慢性肾衰竭的病机为本虚标实,本虚是指脾肾气虚,标实是指湿浊、血瘀,治疗大法应是扶正泄浊。王师自拟肾衰方中有黄芪、白术、茯苓、山药、土茯苓、制大黄、积雪草、六月雪、淫羊藿、川芎、莪术、甘草、生山楂等。黄芪为君药,能补三焦之气,又能实卫气固表;白术、茯苓、山药健脾气固护后天之本;川芎、莪术、山楂活血化瘀通经络,增加肾血流量;土茯苓、制大黄、六月雪、积雪草泄热化浊,排毒;淫羊藿温肾制约寒凉之性。王师认为治疗本病首先注意调理脾肾,固护阴阳,降浊解毒,祛邪扶正,只有正气存,临床症状才能减轻。蛋白尿是导致肾病进展的主要危险因素,所以降低蛋白尿的治疗是减轻肾衰竭进展的主要治疗方法,王师在长期的临床实践中发现舟山属海岛地区,风湿内扰于肾加重病情者非常多见,风湿干扰肾的封藏职能,临床有蛋白尿、血尿精微物质随尿下泄;干扰肾主水液、司开阖和泌别清浊职能,临床有尿少、水肿、夜尿多或浊毒内留;干扰肾络,导致气血运行受阻,肾局部瘀血及微癥积形成,进而导致肾劳—肾体萎缩—逐步失去肾的各种气化功能—溺毒。因此王师在治疗肾病中尤注重祛风除湿药的使用,如鬼见羽、清风藤、徐长卿、海风藤等药,入肾络祛风除湿,清除毛细血管壁免疫复合物及增生系膜基质,治疗肾病综合征顽固性蛋白尿及延缓肾纤维化。

王师治疗消渴病多年,积累患者无数,见消渴患者久病多合并肾脏病变,且西医治疗手段缺乏,故潜心钻研,结合自己多年的临床工作经验,拟定了消渴益肾方。王师认为消渴病其本为阴亏、久病致虚,导致气虚,气虚又致血瘀,从而发生微血管病变典型改变——微循环障碍、微血管瘤形成和微血管基底膜增厚,因此将益气、滋阴、活血通络作为消渴病肾病气阴两虚型的治疗大法。在药物选择上王师根据现代药理学中药的研究资料及大量的临床应用观察,将辨病与辨证相结合,筛选出九味中药:黄芪、芡实、莪术、川芎、牛蒡子、五味子、葛根、枸杞子、山茱萸,即消渴益肾方。方中以黄芪为君药,以益气为先导,使气旺则血行。现代药理研究认为黄芪可明显减少蛋白尿。而臣药莪术、川芎则有免疫调节功能,同时有不同程度降血脂作用和降低尿蛋白的作用;佐药牛蒡子味苦、辛,性寒,有清胃热、护肾、清肝火、降低血糖及肝糖原代谢作用;五味子在临床上具有调节胰高血糖素及糖化血红蛋白的作用。使药葛根含葛根素,有生津降糖、降低血黏度、抑制血小板聚集、降低血栓素水平、改善微循环功效;芡实具有益气健脾之功效;枸杞子、山茱萸具有滋肾阴,降血糖的功能。

【验案】田某,男,47岁,2019年6月11日初诊。主诉:口干、多饮4年,消瘦伴尿中多沫10余日。患者4年前无明显诱因出现口干、多饮,于当地医院查空腹血糖15.8 mmol/L,诊断为2型糖尿病,予口服二甲双胍0.5 g,3次/日,皮下注射甘精胰岛素睡前12 U,治疗数月后间断复查血糖,一直在6.0 mmol/L左右,后停用降糖药。自诉数年来间断复查血糖及尿蛋白无异常。近10日感尿中泡沫多,体重下降。刻下:口干、咽干,乏力,食后腹胀,夜寐差,视物模糊,腰膝酸软,小便有泡沫,大便偏干。舌暗红、苔白腻,脉细弦。辅助检查:尿微量白蛋白115.2 mg/L,尿常规示尿蛋白++,肾功能正常,糖化血红蛋白7.1%,空腹血糖8.1 mmol/L。中医诊断:消渴病肾病(气阴两虚兼血瘀)。施以健脾益气、搜风通络、化瘀消癥。方药:黄芪30 g、山茱萸10 g、枸杞子15 g、莪术15 g、川芎15 g、地龙10 g、葛根10 g、牛蒡子10 g、五味子6 g、芡实15 g、金樱子15 g、鬼箭羽15 g、麦冬20 g、玉竹20 g、白术15 g、山药15 g、茯苓15 g、龙骨(先煎)15 g、牡蛎(先煎)30 g,14剂,日1剂,水煎服,分早晚餐后温服。2019年6月25日二诊:患者诉口干咽干乏力好转,食后腹胀、视物模糊等缓解,小便泡沫减少,大便可,仍略感腰部酸困,睡眠不佳,舌暗红,苔白腻,脉细弦。空腹血糖7.6 mmol/L,尿常规示尿蛋白+,尿微量白蛋白76.4 mg/L,予上方加千年健20 g、酸枣仁15 g,14剂,煎服法同前。

按语:本案患者为中年男性,以口干、咽干、乏力、食后腹胀、夜寐差、视物模糊、腰膝酸软、尿中泡沫为主要表现,王师认为,本病病位在肾络,病因是气阴两虚、血瘀。久病入络,导致肾失开阖,脾失健运,精微物质外泄,可见尿中泡沫。治当健脾益气养阴以扶正,活血消癥以祛邪,其中重用黄芪补气,合莪术、川芎、地龙等,其意不在活血,而在于借其活血之力通络,枸杞子、五味子、金樱子、芡实补肾固精,加鬼箭羽、白术、茯苓、山药等健脾益气、活血化瘀利水;该患者口干、夜寐差症状突出,故加玉竹、麦冬益气养阴,龙骨、牡蛎以重镇安神,诸药合用组成益气养阴活血消癥方,共奏益气活血、消癥通络、畅达血运之效。

2. 跟张师心得

笔者于2021年岁末拜师国医大师张大宁,后赴天津中医研究院跟师学习。张师是我国中医肾脏病学泰斗级大师,治疗各种肾脏病有着卓越的疗效。张师已近耄耋之年,仍坚持临床工作第一线,对待患者一视同仁、奉为至亲,临床工作仔细认真、一丝不苟,令人敬佩。张师提出的"心-肾轴心系统学说""肾虚血瘀论""补肾活血法"等理论早已被中西医学术界所公认,通过深入诊室的学习和交流,更深地感悟了老师的学术思想,体会了其用药的考究。

心肾相交是中医藏象学说中的重要理论。为了更好地说明心肾之间的关系及其在人体生理、病理上的重要作用,张师提出"心-肾轴心系统学说"。"心-肾系统"表示在心为主导的条件下,心肾互相促进、互相制约的相对平衡的关系;"轴心"表示此系统在人体的生理活动和病理变化中起着重要的轴心作用。心-肾轴心系统的相对平衡有赖于心肾两脏活动的正常,心火下降,相交于肾也就是神经中枢通过下丘脑、垂体对肾上腺皮质和性腺的调节机制,即大脑皮质-下丘脑-垂体-肾上腺皮质系统和大脑皮质-下丘脑-垂体-性腺系统。而肾水上升,上达于心,则是指肾上腺皮质激素和性腺通过垂体或直接作用于神经中枢的机制。在神经体液调节中,神经中枢起主要作用,体液处于从属地位,这和中医学中,肾与命门从属于君主之官——心的调节之下是相同的。张师又认为"心-肾轴心系统"功能失调的第一阶段是肾阴虚即命门火亢期及君相火上炎期,也就是肾上腺皮质系统偏盛导致阴虚内热;"心-肾轴心系统"功能失调的第二阶段是肾阳虚,命门火衰及心肾阳俱虚期,也就是垂体-肾上腺皮质功能减退导致神经中枢兴奋性下降,符合阳虚则寒的观点。张师这个"心-肾轴心系统"理论对学西医出生的我来说有很大启发,疾病治疗过程中要着眼整体,调理体质。中医是一门独特的医学科学体系,和西医有许多相通之处,等着我们去发现和挖掘。

张师认为各种疾病、不同病症中,不但存在着肾虚血瘀的共性,随着病情的发展,腑气不通、浊毒内蕴也是普遍存在的病理学基础,所以在治疗各类肾病中将"补肾-活血-排毒"的思路贯穿始终。张师补肾选用不燥不热的冬虫夏草为主药,并根据辨证选用补骨脂、女贞子、墨旱莲、杜仲、覆盆子、仙茅、淫羊藿等。重用黄芪是其用药的另一特点,黄芪用量一般 30~60 g,甚至用至 90~120 g,黄芪具有补肾益气健脾的功效,对消除蛋白尿有特效。在活血化瘀药上大剂量使用川芎、丹参、赤芍、五灵脂、蒲黄等,并特异性地选用一些温性的活血破血药如三棱、莪术等,改善肾血流微循环,防治肾小球纤维化。在排毒治疗方面,张师独创了各种炭类药在慢性肾衰竭中的使用,如大黄炭、海藻炭等,对减轻体内毒素蓄积疗效很好。

此外,张师在行气药使用上有独特见解,认为柴胡行全身之气,乌药行下焦之气,大腹皮行气利水兼通便,在肾病治疗中有气行则血行、血行、浊行之妙功。在健脾固摄药的应用上善用白术、芡实、金樱子、莲肉、覆盆子、煅牡蛎等,具有修补肾小球滤过膜、降低蛋白尿和调节钙磷代谢的作用。

【验案】白某,女,54岁,2022年6月21日初诊。主诉:3个月前因运动后自觉腰痛乏力,就诊于当地医院,查尿常规、双肾B超均未见异常;生化全套提示尿素氮7.92 mmol/L,肌酐146.6 μmol/L,诊断为"慢性肾功能不全",予对症治疗,但上症未见缓解,故慕名来院。刻下:腰酸,乏力,寐差,尿素氮6.33 mmol/L,肌酐165.5 μmol/L。舌暗,苔白,脉沉。中医诊断:肾劳(脾肾气虚,瘀血内滞)。施以健脾补肾、活血化瘀、利湿泄浊。方药:生黄芪120 g、丹参30 g、川芎30 g、三棱30 g、莪术30 g、柴胡30 g、土茯苓30 g、荠菜花30 g、赤芍30 g、黄芪炭30 g、败酱草60 g、大黄30 g、大黄炭60 g、蒲公英30 g、海藻炭30 g、白术30 g、酸枣仁30 g、远志30 g、茯神30 g,5剂,3日1剂,水煎服。2022年7月6日二诊:患者述腰酸乏力症状减轻,夜寐安,复查肌酐126 μmol/L,尿素氮6.27 mmol/L。症状及理化指标均有改善,故守方治疗。

按语:慢性肾衰竭是多种肾病的后期表现,属中医学"关格""肾劳""水肿"等病症的范畴。张师认为"脾肾衰败、湿毒潴留、瘀血阻络"是本病病机之关键,以"补肾活血、降逆排毒"为基本治疗大法,以大剂量生黄芪及丹参、川芎、三棱、五灵脂、蒲黄炭、黄芪炭、茵陈、半枝莲等为主药组成"肾衰方"。并以其为基本方临证加减,临床取得很好疗效。本案患者寐差,为心神失养所致,故加用酸枣仁、远志、茯神等以宁心安神。

3. 跟陈师心得

陈刚教授是上海中医药大学附属曙光医院肾病科主任医师,是肾病界名医何立群教授的弟子,笔者有幸跟陈师门诊抄方1年余,对于他应用"四蚕汤"降蛋白尿、"抗纤灵方"抗肾脏纤维化、延缓肾功能进展感触较深。笔者用此二方治疗慢性肾功能不全合并蛋白尿的患者,取得较满意疗效。

【验案】刘某,女,57岁,2022年10月7日初诊。主诉:双下肢浮肿伴小便泡沫多半个月。查24尿蛋白定量2.58 g,血肌酐160 μmol/L,伴腰膝酸软、夜尿频多。刻下:腰酸、神疲、乏力,胃纳不佳,舌质淡,苔薄黄腻,脉细。中医诊断:肾衰病(脾肾两虚兼瘀浊内停)。施以健脾益肾、活血利湿。方药:丹参

30 g、制大黄 10 g、当归 10 g、怀牛膝 15 g、桃仁 10 g、茯苓 15 g、车前草 10 g、泽兰 12 g、党参 15 g、黄芪 30 g、淫羊藿 15 g、蝉蜕 6 g、蚕茧壳 15 g、僵蚕 10 g、蚕沙(包煎)10 g、鬼箭羽 15 g,14 剂 日 1 剂,水煎服,并嘱患者优质低蛋白饮食,控制血压,禁用肾毒性药物,注意休息。2022 年 10 月 22 日二诊:患者自诉乏力、双下肢浮肿明显减轻,仍有腰膝酸软,查血肌酐 137 μmol/L,24 小时尿蛋白定量 1.61 g,将上方制大黄调整为 15 g,加杜仲 10 g,续断 10 g,续服 14 剂,2022 年 11 月 15 日三诊:患者自觉无神疲乏力症状,体力好,饮食可,舌质淡,苔薄,脉细,查血肌酐 116 μmol/L,24 小时尿蛋白定量 1.13 g,续服中药,隔日 1 剂,病情至今稳定。

按语:"抗纤灵方"以黄芪、淫羊藿为君药,黄芪性微温,功能补气升阳、利水消肿、固表生津,淫羊藿性温,温肾壮阳、强健腰膝,两者相合,补肾健脾、益气温阳以求其本。再以丹参、桃仁、怀牛膝三药为臣,丹参善于活血祛瘀、凉血散结,有一味丹参,功同四物之说,为活血化瘀要药;桃仁功能破血行瘀、润燥滑肠、善泄血分之壅滞;怀牛膝性善下行,有活血通经之能,又善补益肝肾、利尿通淋,三药相济,共谋活血祛瘀、消积通络以求其标。制大黄力猛善行,有斩关夺将之力,功效攻破积滞、活血祛瘀、凉血止血、泻热解毒、通泄祛浊,为中医治疗关格证的要药,为本方佐药。"四蚕汤"方中蝉蜕疏风清热,僵蚕祛风化痰散结,蚕茧壳祛风利水化瘀,蚕沙祛风除湿。四味药皆性咸,而咸能入肾,既能祛外风,又能搜内风,既有引药入肾之意,又能起到通络化痰、利水化瘀之效。

综上所述,中医博大精深,笔者之所学是沧海一粟而已。学中医绝对不是浅尝辄止就能领悟到的,需要下苦功夫,多看书,多实践,多总结,还要不断学习前辈的经验。中医是磨炼人心性的一门学问,没有足够耐心和信心是绝对学不好的。笔者的中医之路起步不久,很多方面属于懵懂状态,希望在前辈的帮助和教诲下能坚持下去。

龚 炳

▶**个人简介**

    龚炳,男,副主任中医师,毕业于广州中医药大学,全国中医临床特色技术传承骨干人才培养对象,先后师从浙江省名中医李飞泽教授、绍派伤寒传人沈元良教授和天津国医大师张大宁教授,有良好的中医理论和诊治技能的基础。当选浙江省中医药学会体质分会委员,浙江省康复医学会心脏介入与心衰康复专业委员会青年委员,舟山市医学会心身医学专业委员会委员。从事中医临床和心血管疾病诊疗工作20年,擅长中西医结合治疗心脑血管疾病及疑难杂症,参与多项省市级医学科研课题,发表学术论文多篇。

1. 跟李师心得

    笔者于10余年前师从浙江省名中医李飞泽教授,多年来在李师的谆谆教导下,收获颇丰。李师高尚的医德医风、渊博的学识、严谨的治学态度、丰富的临床经验和亲切仁厚的人格均是我们的楷模。李师熟谙中医典籍,旁及诸子百家之说,结合长期大量的临床实践,形成了一套独特的学术思想,对心血管疾病、慢性肾病及不寐、汗证、水气病等部分杂病的诊治均有较高造诣。

    李师擅长运用经方治疗心系疾病,且师古而不泥古,结合脏腑、气血辨证,博采众长,形成了自己的特色。同时李师又创拟了多个中医验方,临床中取得良效。在心系疾病的治疗上,李师认为"阳微阴弦"是对胸痹病机的高度概括,同时"阳微阴弦"的脉象是与病机密切相关的,临床上见寸脉微、尺脉弦就要考虑患者有上焦阳虚与下焦阴盛的病机存在,故而治疗上,李师治以宣阳通痹、祛除外邪为主,常选用瓜蒌薤白汤。心系疾病中后期,瘀阻脉络,血行凝滞,留瘀日久,心气痹阻,治以活血化瘀、通脉止痛,常予血府逐瘀汤加减应用。在心系疾病终末期常表现为心力衰竭,其诊治上谨守"心之阳虚气弱"之基本病机,同时重视"血瘀水停"的病理表现,针对阳气亏虚、水瘀互结型心衰病拟创了益气振心汤,组方:黄芪、附子、党参、淫羊藿、猪苓、茯苓、葶苈子、车前子、丹参等。在心悸病的治疗上,兼顾心神失养的问题,针对气阴两虚兼有血瘀者,李师拟创了益气通络汤,组方:炒党参、南沙参、北沙参、麦冬、五味子、石菖蒲、薤白、当归、川芎等。李师认为迟脉证的病机应从"迟由二因,心虚失养,心被邪干"立论,其中"心虚"应包含心阳之虚和肾中元阳之虚,"邪干"则以瘀血阻滞心络为主,治疗上当以温通心络、温补肾阳、温窦振心为原则,创立了通络温窦汤,全方由桂枝、鹿角胶、淫羊藿、地鳖虫、全蝎、地龙六味药物组成。李师在治疗心系疾病的同时,经常结合病情加入宁心安神之品,因心藏神,心病则心神不宁。李师认为现代医学的"双心概念"实则阐述了中医学"心主神明"的概念,故而结合李师的理念及临床实践,自拟舒郁定悸汤改善多种心脏病伴抑郁状态,并完成相关课题研究。

【验案】乐某,女,39 岁,于 2019 年 3 月 31 日初诊。主诉:心悸 1 周。1 周前无明显诱因出现心悸不适,偶有胸闷隐痛,乏力易疲,口干,胃纳可,夜寐欠安,眠浅易醒,二便通畅,经行量少暗红有血块,舌红,苔薄黄,脉细。动态心电图示平均心率 72 次/分,室性期前收缩 1 348 次/24 h,房性期前收缩 1 次/24 h,心肌酶谱正常。西医诊断:心律失常,室性期前收缩。中医诊断:心悸(气阴两虚兼有血瘀)。治以益气养阴、活血通络。方药:炒党参 10 g、北沙参 10 g、南沙参 10 g、麦冬 10 g、五味子 5 g、石菖蒲 10 g、薤白 20 g、桂枝 10 g、当归 10 g、川芎 10 g、赤芍 10 g、丹参 10 g、甘松 10 g、茶树根 30 g、炙甘草 5 g,7 剂,日 1 剂,水煎服,分早晚餐后温服。2019 年 4 月 7 日二诊:诉上症减轻,口干缓解,夜寐尚安,苔薄白,脉细,治疗予中药上方加红景天 20 g,7 剂,日 1 剂,水煎服,分早晚餐后温服。2019 年 4 月 16 日三诊:诉病情稳定,大便偏干,治疗予中药上方加火麻仁 10 g,7 剂,日 1 剂,水煎服,分早晚餐后温服。

按语:心悸是以心中急剧跳动,惊慌不安,甚则不能自主为主要临床表现的一种病证。心悸的病位主要在心,由于心神失养,心神动摇,而悸动不安。心悸的病性主要有虚实两方面。虚者为气血阴阳亏虚、心失所养、心神不宁而致。实者多由痰火扰心、水饮凌心及瘀血阻脉而引起。而临床常见虚实夹杂病证,针对气阴两虚兼有血瘀者,李师自拟益气通络汤,方中炒党参补气健脾,南沙参、北沙参、麦冬养阴生津,清心除烦,五味子敛肺宁心,丹参、当归、川芎、赤芍养血和血,活血通经。石菖蒲、薤白、桂枝通阳散结,行气导滞。茶树根强心利尿,活血调经,主治心脏病及心律失常。甘松理气止痛,现代研究可改善心肌缺血及心律失常。诸药合用,共奏益气养阴、化瘀通络之功效。

2. 跟沈师心得

笔者在绍兴市中医院绍派伤寒学习时,跟师沈元良教授,沈师善用羚角钩藤汤(此处羚羊角用水牛角代替)治疗肝阳化风、肝火上炎导致的眩晕头痛病,此方为俞根初所创,原方只有治法"凉肝息风",并未见主治记载,后世常作为热极动风证的治疗。沈师将其引用延伸,常获良效。然沈师在治疗此类疾病时又不拘泥于羚角钩藤汤,根据舌苔薄腻、痰湿与否、内风情况,沈师也甄选天麻钩藤饮、镇肝息风汤,运用之妙存乎一心。不寐笔者在临床中经常遇到,一般总投以安神助眠之品,疗效差强人意。一日跟师中遇到一不寐患者,精神紧张、性情急躁,口苦心烦,舌红苔腻,脉弦滑数。沈师辨证胆热痰阻、痰火扰心,给予蒿芩清胆汤加减,二诊诉睡眠显著好转。随着跟师时间增加,笔者发现沈师常把蒿芩清胆汤妙用于多种疾病,包括呼吸、消化、心血管、内分泌、脑病等多系统,有是证用是药,异病同治,这果然是中医诊疗的特色和优势,但如何准确辨证确实需要笔者去不断学习和积累。

沈师常会为一两味药反复斟酌,有时为了提高疗效,更多时候可能是为了减少药费、改善口感,沈师常为患者着想,告知笔者患者很不容易,不但承受病痛,还要承担经济压力,医者须为患者考虑多一点。沈师的患者很多,但他从不吝啬抽出时间和患者聊聊家常,宁可自己晚点下班,他说这样能缓解患者的心理负担,确实很多愁眉苦脸来的患者,回去时心情好多了,这样也能利于病情好转。沈师和患者的关系都很好,一点感觉不到现在所谓的医患紧张。

在绍派伤寒跟师期间,通过临床实践和医籍研读,笔者再次领略了绍派伤寒名方"蒿芩清胆汤"的妙用。笔者认识到,蒿芩清胆汤方证发于手足少阳经,病位累及三焦、胆、胃、心。临床应用本方要抓住胆热犯胃、湿热痰浊中阻的病机,属热重于湿者,以寒热往来、寒轻热重、胸胁胀闷、纳呆、口苦、舌红、苔腻、脉弦滑为证治要点。据此,笔者将其用于外感发热常取得良效。

【验案】方某,男,42岁,2021年6月15日初诊。主诉:恶寒发热10日。患者10日前淋雨后出现恶寒发热,寒轻热重,下午热甚,体温38.5~39.8℃,头身痛,伴有口苦咽干,心烦喜呕,呕吐黄色黏液,全身乏力,纳差,大便干,小便短赤,无流涕、喷嚏、咳嗽等上感症状。当地医院中西药退热治疗无明显好转,时轻时重,反复发作。西医检查三大常规、胸部 X 线片、B 超、查找疟原虫等均未见异常。发热门诊请笔者会诊,当时症见患者烦躁不安,颜面潮红,全身皮肤灼热,测体温 39.8℃,脉弦数而滑,舌质红,苔黄腻。西医诊断:发热。中医诊断:外感发热(少阳湿热)。治以清泄胆热、和胃降逆。予蒿芩清胆汤加减。方药:青蒿 20 g、黄芩 15 g、淡竹茹 15 g、姜半夏 10 g、生枳壳 10 g、广陈皮 10 g、赤茯苓 20 g、碧玉散(包煎)6 g、栀子 10 g、地骨皮 15 g、淡竹叶 6 g,3 剂,日 1 剂,水煎服,分早晚餐后温服。2021 年 6 月 18 日二诊:患者症状缓解,已无恶寒高热、呕逆,要求再投药方,以防复发。体温 36.8℃,精神好转,无烦躁,脉弦略数,舌质红,苔薄黄。上方去栀子、淡竹叶,3 剂,日 1 剂,水煎服,分早晚餐后温服。6 剂而告痊愈,随访 3 个月未复发。

按语:该患者反复高热,曾在中医门诊口服中药,大致为银翘散加减。笔者考虑患者发热恶寒头痛等表证未解,复有大便干、小便赤、口苦、呕逆等里证,实为少阳半表半里,辨证属少阳湿热。治以清泄胆热、和胃降逆。小柴胡汤尽管也能和解少阳,但清热化痰和胃之功显然不及蒿芩清胆汤,故方用蒿芩清胆汤加减。临床应用本方要抓住胆热犯胃、湿热痰浊中阻的病机,属热重于湿者。

3. 跟张师心得

笔者于 2021 年岁末拜师国医大师张大宁教授,后赴天津跟师学习,张师在治疗慢性肾炎、蛋白尿、血尿、早期肾功能不全等方面有独到之处,疗效显著。通过深入诊室的学习及交流,更深地感悟了张师的学术思想,体会了诊疗的精髓,感受了用药的考究。

张师是我国著名的中医肾病学家,他提出的补肾活血法治疗慢性肾衰竭临床疗效显著。慢性肾衰竭主要由各种肾病日久发展而来。张师认为其发病主要有内外两方面的因素,内因主要为肾气亏虚,外因多为各种邪气侵犯肾脏。肾病日久及脾,致使脾肾阳衰,气化不及,升清降浊功能失司,不能及时运化水液及排泄毒物,而使湿浊、湿热、瘀血和尿毒潴留,形成因虚致实、虚中夹实的复杂病证。其证型多样,临床以脾肾阳虚、肝肾阴虚、湿毒内停、气滞血瘀、肝风内动等证较为常见。张师提出临床辨证施治须紧抓三病机,即肾虚、血瘀与湿毒,因为"虚、瘀、毒"的逐渐加重才是慢性肾衰竭病情进展的根本原因。随着病情的发展,逐渐形成以肾虚血瘀为本、湿毒为标的病证。故治疗上张师倡导以"补肾活血法"为指导思想,临床以补肾固涩、活血破瘀、升清降浊相结合。

张师以平补肾气为基础,喜用生黄芪、冬虫夏草、白术、补骨脂等,补肾的同时根据患者病情选用覆盆子、金樱子、五味子、芡实等以收涩固精。慢性肾衰竭患者因肾气亏虚失于固涩,可出现血尿、蛋白尿等精微物质流失的症状,进而加重肾气虚损。张师临床治疗擅长补肾与固涩相结合,在补肾的基础上加用金樱子、芡实等收涩药物以增加肾之固涩能力。即所谓的"补精贵知积,只补不知固,入仍不敷出,乃是空补"。

慢性肾衰竭的病理基础是肾脏的纤维化,中医认为是发生在肾内的微型癥积。张师临床常用三棱、莪术此类药破血逐瘀、消癥化积,配伍丹参、川芎延缓慢性肾衰竭患者肾脏的纤维化,最终达到提高临床疗效的目的。

因肾虚失于气化,则湿邪内生,湿邪久郁化热,湿热瘀相合化为湿毒。临床可见恶心呕吐、皮肤瘙痒,甚则神昏中风等症。张师临床喜用大黄通腑泄下,蒲黄炭、海藻炭、大黄炭等炭剂吸附体内毒素,常用白花蛇舌草、半枝莲、土茯苓、蒲公英、败酱草、茵陈、青蒿等清利湿热。因慢性肾衰竭患者多脾肾两虚,脾气上升,可恢复脾肾升降出入的功能,并运化水谷精微、化生气血。张师临床降浊排毒的同时常用升麻来升举清阳。《本草汇言》云:"升麻,散表升阳之剂也。如内伤元气,脾胃衰败,下陷至阴之分,升麻能疗之。此升解之药……下陷可举,内伏可托。"

【验案】陈某,女,51岁,2022年7月20日初诊。主诉:腰痛伴镜下血尿2年,加重1月余。患者2年前外院诊断为肾小球肾炎,持续尿潜血(+++)至今,时感腰酸腰痛,尿色深,偶出现眼睑水肿,未系统治疗。刻下:尿色深如茶,腰部酸痛,乏力,眼睑水肿,双下肢无水肿,无尿频、尿痛,大便溏。舌暗有瘀斑,舌底静脉迂曲,苔白,脉沉细。2022年7月12日查尿常规:潜血(+++),蛋白质(−),红细胞395.2个/μL。西医诊断:慢性肾炎。中医诊断:尿血(脾肾亏虚兼血瘀)。治以补肾活血、升提固涩。方药:生黄芪90 g、党参30 g、炒白术30 g、川芎30 g、五味子60 g、茯苓30 g、太子参30 g、升麻10 g、覆盆子30 g、诃子肉30 g、吴茱萸10 g、仙鹤草60 g、杜仲炭30 g、三七粉(分6次冲)12 g、补骨脂30 g,10剂,每3日服1剂,水煎2次共取汁1 800 mL,每次服用300 mL,早晚餐后温服。2022年8月23日二诊:患者尿色变浅,腰痛明显减轻,偶感乏力,眼睑浮肿消退,纳可,大便调。舌暗红,苔白,脉沉细。查尿常规:潜血(+),红细胞105.4个/μL。上方去诃子肉,加金樱子30 g以益肾固精,10剂,煎服法同前。2022 年 9 月 25 日三诊:患者尿色恢复正常,未诉腰痛、乏力,尿常规:潜血(-)。嘱上方中药继服 6 周以巩固疗效,随访半年,病情未复发。

按语:本案患者年过半百,肾气亏虚,腰脊失养,不荣则痛,故见腰部酸痛;肾虚封藏失司,脾虚固摄无权,精血失摄而见小便色深;脾主四肢,脾虚则肌肉失养而见乏力;久病有瘀,故见舌暗有瘀斑、舌底静脉迂曲、苔白、脉沉细等虚、瘀之舌脉象。张师重用生黄芪以补气升阳,四君子汤加减以益气健脾,三七活血化瘀止血,覆盆子、金樱子补肾固精,仙鹤草止血兼补虚,四神丸加减以温肾涩肠,升麻升提清阳,合生黄芪、党参上提下陷之中气,增强补气固涩之功。全方共奏补肾健脾、升提固涩之功,取得显效。

综上所述,在学习任何一门学科时,最宝贵的就是能得到前人的指导和教诲,在坚定自己学习目标的同时,也能加深自己的理解层面,扩展自己的知识领域。中医讲究传承,又重视创新,笔者的中医之路也是不断学习大师们的经验,并将宝贵经验运用于临床实践中,提高自己的中医诊疗水平,更好地服务患者。中医的博大精深,绝对不是浅尝辄止就能领悟到的,需要长期的积累和接触,这是一个积累的过程,也是一个成长的过程。

刘中良

▶ **个人简介**

　　刘中良，男，1982 年 3 月生，主任中医师，医学博士，中共党员。擅长肿瘤的中西医结合治疗，中医内科疑难杂症的经方治疗。目前为浙江中医药大硕士研究生导师；2016 年度舟山市 111 人才工程第三层次培养人才；浙江省"杏林工程"中青年名中医培养对象；浙江省 551 人才培养工程"医坛新秀"培养对象；2021 年舟山市青年科技英才奖；发表 SCI 论文 10 篇、中文期刊论文 30 余篇。舟山市中医药学会络病分会第一届委员会常务委员；浙江省中医药学会中医基础理论分会第六届委员会常务委员；浙江省中医药学会中医临床研究分会第二届委员会委员；浙江省中西医结合学会科普工作分会第四届委员会委员；浙江省中医药学会肿瘤分会第六届青年委员；浙江省中西医结合学会肿瘤专业委员会第六届青年委员。

　　从医道路是偶然、曲折和幸运的。青少年时代从来没有考虑过从事医学，直到高中时代父亲因肺癌去世后给我的触动很大，癌症患者痛苦的生活质量，以及绝望的治疗前景深深地触动了当时年轻的我，即使辍学后从事过电子维修 3 年，但对于父亲生病后的经历和失望的治疗结局仍耿耿于怀，晚期肿瘤患者医学就不能有更好的作为吗？当时我对肿瘤领域的治疗现状一无所知，并且带有偏见地认为晚期肿瘤的化疗毫无前途，迫切希望有朝一日自己能够更深入地了解这方面的知识，并可以帮助像父亲这样的患者减轻痛苦，改善生活质量，延长生命。带着这样的愿景，再次回到了学堂，在高考的时候报考了中医。

　　然而理想是丰满的，现实却是骨感的，进入大学一年级的学习，发现我反而更喜欢西医清楚的逻辑性，因为中医哲学思维和传统知识的缺乏，当时很难理解中医古典的思维方式、艰涩的理论框架，只是机械地死记硬背知识点，应付考试，虽然考试成绩还不错，但当时发自内心地排斥中医，慢慢地背离了我的初衷。听很多师兄师姐说毕业后考研可以转西医学，当时想着既来之则安之，到时候考研转变专业(当时中医是可以考西医研究生的)。

年轻,总是幼稚的,但又是具有不可预见性的,亦是可塑的,这不是我们的过错,只是经历和知识的局限所致。大学二年级的时候一次偶然的机会,我被分配到山西中医学院传统中医班(师承班),在学习中医理论和基础知识的同时,较一般的本科生而言,有更多时间跟随全国老中医药专家学术经验继承工作指导老师、中华中医药外治学会副主任委员赵尚华教授学习,通过临床侍诊,赵师高超的医术,严谨的学术精神,完美的人格魅力深深地在我心中埋下了中医的种子。其从传统中医文化、周易与中医,以及经典中医书籍的内容出发,结合临床经验,把我们课本的知识灵活运用,为我打开了理解中医的一扇门,并让我不知不觉爱上了中医。通过亲眼看到的其临床治疗肿瘤的疗效,再次燃起我学习中医、专研中医的梦想。

由排斥中医到爱上中医,并开始学习经典,看各种流派的中医书籍,感觉中医知识浩瀚如大海,深邃如星辰。自觉中医无所不能,无所不达。"经方派""温病派""金元诸家""明清各大家""衷中参西派",好不快哉。然而由于临床实践的短暂,知识领悟的浅薄,浅尝辄止,最终让自己迷失了方向,甚至一度极其迷恋"火神派""扶阳派"。搞得自己言之凿凿,信誓旦旦,不知所云,犹如走火入魔。

幸得赵师的发现和指点:"年轻中医人需要广泛地学习和了解各家学派的精髓和特点,再逐渐通过临床实践、归纳、总结和升华形成适合自己的东西,既要认真传承,亦不可人云亦云;要多思考,勤临床,只有这样才能成长为合格的中医;遵古而不拘泥于古,现在中医要有创新的责任和义务。"我这个迷途的羔羊才得以回归正途,进入循序渐进地学习、实践和领悟。

1. 跟师心得

赵师认为,中医治疗肿瘤在基于现代医学对肿瘤的认识基础上,应该形成区别于其他疾病的,可以运用所有癌种的肿瘤中医辨证体系。经过多年的临床实践和治疗肿瘤经验累积和理论验证,赵师形成了针对肿瘤辨证的新体系:元宗血津复辨证法,将癌症分为元分证、宗分证、血分证、津分证、复元证五个阶段进行治疗,取得了较满意的疗效。

在赵师的介绍和帮助下,带着老师的期望,笔者来到上海中医药大学继续求学,并有幸随孟河学派传人潘朝曦老师学习,潘老师具有深厚的国学和中医传统文化功底,把孟河学派的学术思想和用药经验灵活地运用到肿瘤、疑难杂症的治疗上,其"古代天文学与中医"的知识让笔者充分体会到中国古代宇宙观和生命观的联系,并加深了笔者对中医方剂学和中医辨证思维及临床用药的理解,对其后续的临床辨思启发很多,获益匪浅。

在认真传承和学习古人和前辈的知识的基础上,为能够进一步探索中医,在老师们的教导下,笔者进入博士阶段学习,其间受教于上海名中医沈小珩教授,进一步学习现代肿瘤学和海派中医肿瘤辨证理论、经验和用药特色,把现代中医药研究理论和知识与传统中医相结合,进一步充实了中西医结合治疗肿瘤的理论知识和临床经验。

在舟山市中医院工作期间,师从浙江省名中医李飞泽老师,进一步充实了笔者在中医内科杂病、心血管疾病方面的认识和临床知识。在肿瘤治疗方面,通过跟诊舟山市名中医田义洲主任和上海中医药大学附属龙华医院肿瘤科主任、上海市名中医杨金坤老师,在肿瘤治疗的辨病与辨证相结合理论以及有效经验药对的运用方面亦获益匪浅。

经过自己的临床实践和跟师学习,使得自己在中医内科杂病,肿瘤及乳房疾病等方面取得了一定的认知,获得了一定的经验。然而对赵师和前辈的学术思想和临床经验,目前阶段的领悟还比较浅薄,临床运用有待进一步深化和提高。

2. 临证感悟

(1)《伤寒论》中的"顺势而为"思维对扶正祛邪治疗肿瘤的启示:六经辨证是《伤寒论》的核心辨证思想,其是对道教阴阳运动生命观的进一步拓展,包含深刻的中国古代哲学思想。道家宇宙观和生命观认为:阳加于阴谓之动(生机),动以阳为趋势,以阴为载体,阴阳合气运转一周(生、长、化、收、藏)即完成一个生命或物质的气化的圆运动。中医对人体生命的看法是以身体脏腑经络为载体,即阴为人体;阳驾驭阴的气化活动(能量)以维持人体的生命活动圆,人生就是一个人体器官组织逐渐消耗,气化活动逐渐衰竭导致生命运转的圆逐渐缩小到一个点随后消失的过程。而病理过程就是在内外因素干扰下的人体(阴)耗损和气化活动(阳驾驭阴)异常,导致维持圆运动的功能异常的过程。当维持"圆"的能量不足(正气),或者有邪气(寒、湿、痰、瘀、郁等)阻滞了某个层面

（如五行生克制化、六经病势变化、卫气营血的病位、气机三焦的运行等）的圆，人体就会出现疾病、为了恢复"圆"，一方面人体必然要启动激发机能去恢复正气，这一过程就会出现相应的症状反应（正气的强弱反应）。"正气存内，邪不可干"，在这个正邪斗争的过程中，何处正气不足，邪气就会稽留何处，全身正气就会调节分配，尽力去达到邪气所在部位（表、里、半表半里），通过升或降的运动来祛邪，这一过程亦会出现相应的反应，即为症。六经辨证就是根据抗邪部位（分为表、里、半表半里）与正气的虚实分为里证（阴证）、表证（阳证），表里证（气机证）。在发病过程中，邪气的强度和正气的虚弱程度决定了正邪斗争的部位层次，伤寒里面定位为六经；人体自我调节，调动正气，去往抗邪气的胜负趋势，称为病势。一般情况下人体会通过最节省能量的方式，依据病势来驱散病邪。在正气整体尚可、邪入不深的阳性疾病中要以祛邪为主。如正邪斗争在表者的太阳病、表病，以调和营卫以汗解；在邪气稍强，正气稍弱，进入半表半里的少阳病，人体调动气机以和解之法化解邪气，维护正气；当邪气刚盛，但正气亦强，正邪斗争剧烈，病情进入阳明里病，此时机体可以借助阳明腑，通过吐、清、下法导邪外出。但在人体正气亏虚明显，脏器亏虚明显，气化活动明显减弱，邪气由阳的层面进入阴，人体会处于阴性病状态，这个时候就要扶正温阳为主。如少阴病及经病，需要助阳温经法；太阴病为里病，需助阳温里法；而厥阴为阴出于阳者，阴无法完成向阳的顺接转变，急需回阳救逆。

综上，六经辨证的思维模式可以概括为在邪气干扰下，人整体的正气（能量，即为脏腑本身状态联合气化功能状态的合称）状态决定病症的虚实状态及程度；正气与邪气斗争相持的部位即为疾病的定位，即六经部位；正气与邪气斗争的结果导致的疾病转归和趋势即为病势，即正气祛邪的路径情况。三个要素正气的虚实、病位和病势通过临床症状综合反映出来。这在六经辨证的总纲里面一目了然。而药物作用于人体，并不是直接去祛邪，而是通过辅助正气，激活气化功能，开通祛邪通路，就近祛邪。宏观上讲，人体化解邪气主要包括三大方式：一是在表和在胃肠膀胱等空腔联通体外者，可以通过发汗、泻下、利尿或呕吐等方式来驱逐邪气。二是在半表半里及三焦者，可以通过正气祛邪外出和相持耗散邪气的方式，即和解法来消散邪气。三是人体正气亏虚明显，邪气陷入太深，那么理想状态上由阴到阳、由表由里到表逐渐托举邪气，最终驱散邪气，但是这需要经历更长的路径和消耗更多的能量，这就要求我们重点扶正气，只有充足的止气才能耗竭邪气,但最终部分人因止气耗竭过多,进入危险状态。但人体是一个微妙的体系,为了节省能量,在阴分的正邪斗争,在扶正的基础上,除了耗竭邪气外,人体会选择捷径来祛邪,如通过表里经络关系的脏腑或经络组织来驱散邪气。如太阴脾可以通过其在表的附属经络、表里关系的胃及连接关系的肺脏形成一个祛邪系统;少阴肾可以通过其在表的附属经络、表里关系的膀胱及连接关系的心形成一个祛邪系统;厥阴肝通过其在表的附属经络、表里关系的胆及连接关系的心包、三焦形成一个祛邪系统。人体祛邪系统遵循节约能量,采取"顺势而为"的方式。这些所有的前提是正气能够充分激活,邪退的路径是通畅的。当人体遇到邪气能够自我激活正气抗邪的时候,人体可以自行恢复,当人体自我恢复激活的能力不够时,这个时候就需要药物来辅助(或者其他的治疗方式来刺激)。药物的作用并不是直接去抗邪气,而是通过养脏腑、激活气化、疏通通路,来扶正人体的祛邪系统。

如太阳病总提纲:太阳之为病,脉浮,头项强痛而恶寒。其中"脉浮"提示正气(气血津液)汇聚体表以祛邪(病势);"恶寒或发热":正气稍弱下感邪,调动气血一体,汇聚于表(邪气所在之处)以抗邪,气化郁阻于表可见热,体内空虚则见虚怯怕冷(正气充足,分布后体内仍不虚则不见怕冷)(正气强弱);"头项强痛":正气(气血津液)汇聚于太阳经,壅塞不得出上冲于头(正邪斗争时出现症状的部位)。

"太阳病,发热,汗出,恶风,脉缓者,名为中风;或已发热,或未发热,必恶寒、体痛、呕逆、脉阴阳俱紧者,名为伤寒。"这里有无汗出是中风、伤寒鉴别方法,其本质是津液(正气)的盛衰。邪气在表,正气调派气血于表有邪之处,正邪交争,阳气被邪气蕴滞故见发热;阳热熏蒸津血,阳加于阴为之汗,汗出则邪为之出,邪阻之势消散,故见脉缓。若邪气凝滞于营血,阳气被泣,则脉势凝紧。汗不得出,正气欲更上冲祛邪,这种正气趋于表,向上、向外挺进的趋势带动胃气上逆,故见呕吐呃逆。此外,气血趋于表,脾胃气血暂时亏虚,运化减弱,也会出现呕吐的反应。体痛,邪气在表,因正气趋向于表,气血拥滞于肌肤邪气阻滞之处,不通则痛。这些都反应了正气向外、向表、向上退邪的趋势。

那么,在治疗方面针对太阳中风状态《伤寒论》如何做?

"太阳中风,阳浮而阴弱。阳浮者,热自发;阴弱者,汗自出。啬啬恶寒,淅淅恶风,翕翕发热,鼻鸣干呕者,桂枝汤主之。"脉象:阳浮阴弱,阳浮说明在表,所以发热;阴弱提示气血津液虚了,汗出所致。"恶寒""发热"是太阳病的主证;"汗出""恶风"表明气血津液虚了。以上2个条件合在一起就是太阳中风、桂枝汤证。"鼻鸣"是正气(气血津液)上壅鼻道抗邪的趋势表现;"干呕"是正气(气血津液)上壅表实里虚(暂时的,因分布异常所致)的表现。

伤寒的"顺势而为"思维对肿瘤的"扶正祛邪"具有深刻的启发作用。肿瘤的过程实际上就是"致毒因素"与人体正气斗争的结果,导致气化功能出现异常,导致"癌毒"留恋,并进一步损害人体正气,扰乱人体气化功能,最终毒耗人体的过程。癌症的过程:癌前状态、原位癌、早期、中期和晚期分别反映了正气的虚实程度,癌症的出现部位包括转移部位,反映了正邪剧烈斗争并失败的部位,由单一脏腑逐渐扩展为多部位、多脏器和多组织。

"正气存内,邪不可干"提示"正虚邪实"是肿瘤的本质;邪气内犯,邪气之所在,即为正气抗邪之所在。正气亏虚,不能奋起抗邪,何脏腑亏虚,则邪气停留所属脏腑。正气充实,则能祛邪转归,临床主要症状表现的性质则为正邪斗争的结果;癌毒之为邪,其性质往往随所处脏腑的病理属性转化,表现出不同的临床属性。正气抗邪气的出路常常为临床主要症状的表现部位。因此,临床上,中医扶正祛邪治疗思路,亦需要遵循"顺势而为"的基本原则。只不过这个"势"除了整体正气的虚实、癌症的部位及癌症的潜在转移途径外,还需要细分到各脏腑器官。在整体气化作用虚的情况下,还需要考虑各脏腑的气化功能情况。各脏腑的功能状态亦是整体气化作用的一部分,因此,在关注整体状态的前提下,还需要重视局部气化功能状态,以及各脏腑生理功能的恢复。

因此,临床上治疗肿瘤,要根据气血津液的虚损情况,恢复正气,同时根据脏腑生理特性,恢复脏腑功能以调节正气作用趋势(如肺之宣肺肃降,脾之升清降浊,胃肠之通降传导,肝胆之疏泄,肾之封藏、蒸腾气化,心之温煦、主血脉)等,同时要根据五行、表里、气血关系预防肿瘤传变,以上都属于扶正的范畴。同时根据癌毒在个体的致病特性,选择解毒抗癌药物如白花蛇舌草、半枝莲、半边莲、蛇莓、石见穿、白英;软坚散结药物如牡蛎、夏枯草、山慈菇、王不留行等;活血化瘀药物如三棱、莪术、乳香、没药等;化痰药物如贝母、白芥子等;同时要给邪气以出路,如发汗、泻下、利小便及和解法等。这都属于祛邪的范畴,达到祛邪以减轻癌毒对正气的耗损。扶正和祛邪已具备,但要激活扶正以气化,祛邪以排邪,还需要疏通气化之通路,临床需要通过恢复气机升降来增强扶正祛邪之功。

在肿瘤治疗过程中,临床上在补益各脏腑正气用药的基础上,针对各脏腑气机用药。例如,升降散用于胸部及以上部位肿瘤的气化恢复;肝胆肿瘤采用小柴胡汤或四逆散恢复肝胆的疏泄功能;脾胃肿瘤采用升麻、柴胡、厚朴、枳实、辛开苦降类方等恢复脾胃升降;肾脏肿瘤根据阴阳属性采用五苓散、猪苓汤、真武汤恢复其蒸腾气化作用,六味地黄丸加减恢复其封藏作用。

在肿瘤患者的对症处理过程中,更多的是处理脏腑功能受损而出现的气化功能转状态,以及脏腑耗损的恢复处理,概括起来即症状的改善处理。前者更多采用六经辨证,后者采用脏腑和八纲辨证。

总的来说,六经辨证"顺势而为"中的"势"是整体状态下,正邪斗争的病情的转归趋向性。而涉及肿瘤的"顺势而为"则是在整体正邪斗争的转归趋向性的基础上,更关注个体性,即各脏腑生理功能的特性。后者是基于"癌毒"特性前提下对六经辨证的"顺势而为"的具体化和升华。

(2) 治疗肺癌经验

1) "扶宗补虚,化痰祛瘀"法治疗晚期肺癌:《杂病源流犀烛·积聚癥瘕痃癖源流》对肺癌形成的病理机制作了精辟的论述,即"邪积胸中,阻塞气道,气不宣通为痰为食为血,皆得与正相搏,邪既胜,正不得而制之,遂结成形而有块"。张景岳则明确认为:"肺积主要由于正气虚损,形而有块。"阴阳失调,邪毒乘虚入肺,肺失宣降,气机不利,血行不畅,津失输布,聚而为痰,痰凝气滞,瘀阻脉络,致痰气血瘀毒胶结,日久而成肺积。因此,肺癌形成离不开虚、郁、痰、瘀。

宗气是由水谷精微化生之气和肺吸入之气而成,积于胸中,贯心脉而行呼吸。故五脏六腑之气是由宗气结合本脏之气而成,宗气是人体气血运行的主体、寒温调节的机关,肢体活动和呼吸声音的动力。故其受到损害则全身的各种功能都会受到影响,而发生全身广泛繁杂的症状(伤及各脏腑)。

癌毒侵袭宗气之最突出的表现是会发生各种不断增生的结块、瘤体。晚期肺癌患者常因为宗气不足导致肺气不足,痰浊阻肺,宣降不利,气因痰阻,瘀血内生,痰瘀相互搏结,壅塞气道,临床见胸闷、气短、咳痰,血阻于心脉,而见心慌、胸闷等症。常见证属宗气不足伴痰瘀阻络证,治以健脾补肺,化痰行瘀为主。扶正方面根据临床实际,从肺、脾入手,兼顾补肾,常用补肺汤、玉屏风散、补中益气汤、四君子汤、六君子汤、沙参麦冬汤等;在攻邪方面善用苏子、清半夏、陈皮、前胡清肺化痰;杏仁、紫菀、款冬花止咳;当归、川朴、檀香、红参、地龙补气行气,活血通络;半枝莲、半边莲、龙葵、三石方(石见穿、石打穿、石上柏)凉血解毒;全蝎、蜈蚣、天龙通络散结;升降散、三拗汤等宣降肺气;甘草调和诸药。临床上实证明显者以祛邪为主,虚证明显者以补虚为主,加大补虚力度,以防祛邪伤正,此法应贯穿于患者治疗的始终。

2) 晚期非小细胞肺癌中医治疗采取恢复肺脏生理功能与抗癌毒相结合:对于癌症而言,正气亏虚,癌毒内干可能是其基本病机,对于肿瘤的治疗,"扶正祛邪"是基本共识,气滞、痰凝、血瘀是基本病理产物。

针对晚期非小细胞肺癌,不同学者基本均遵循了正虚邪实的基本观点,但认识重点不一样。即使是晚期非小细胞肺癌在其疾病治疗的不同阶段中,病机也是会发生变化的,这导致单一的病机学说在临床指导上没有普遍和具体的指导性,需要对晚期非小细胞肺癌的病机认识有一个更深层次的归纳和分析。

晚期非小细胞肺癌的处方特点如下。肺癌作为肿瘤的一种之所以区别于别的肿瘤,是因为每个肿瘤或每一类肿瘤都具有各自大致相同的生物、病理、生化特性和发生发展规律,且大量的基础和临床试验表明某类或某个中药对某一类肿瘤有疗效作用,但是药物的作用点不一样,有的倾向于增强免疫功能,有的可以抑制肿瘤细胞增殖、诱导肿瘤细胞分化和凋亡、防止转移;有的可以逆转多药耐药;有的可以抑制自由基、调节神经内分泌;有的有放疗增敏作用和化疗减毒作用等。因此在临床上出现了"有是病用是药"的以辨病为主的处方原则。另外的观点认为中医的根本就是辨证论治,因此对于肺癌的治疗均以四诊信息为基础,进行辨证论治,"有是证用是药",这也是中医的优势所在。但是四诊信息的收集和分析往往因人而异,特别是对于疾病的局部认识往往有历史局限性,得到的辨证结果因人而异。临床上因症状表现不明显,常常会出现"无证可辨"的情况,同时对证的认识缺乏统客观一的标准,或是证对病缺乏针对性等导致辨证论治疗效受到影响。另外,一种综合观点是辨病与辨证相结合,以辨证为基础,针对疾病特点联合辨证。这种处方思路目前得到广泛应用,但是取舍不当,往往得不偿失,最终影响辨证的疗效。综上所述,晚期非小细胞肺癌正气亏虚是根本,邪实是标。晚期非小细胞肺癌作为一个疾病,必定有其根本的特征,以及疾病发生发展的源流和本质。而关于病机方面阴虚、气虚、气阴两虚、痰瘀、癌毒、伏气等的论述,各有其偏重,任何一方均不能代表晚期非小细胞肺癌的根本特点。需要从中医对肺的生理病理认识出发,进一步发掘其病机的根本所在。在治疗过程中需以辨证为基础,结合辨病治疗。养肺消积方在这一方面做了有效的尝试。

养肺消积方遣方思路及其理论依据如下。肺为娇脏,为气之主,喜润,为储痰之器,主治节;肺为五脏六腑之华盖,五脏气机失衡,常常会上逆干肺。肺之功能异常,常常会导致气血津液输布异常,痰浊血瘀内阻,这一认识是我们治疗一切肺病的基本出发点。因此在治疗上我们必须着重以恢复肺主气、喜润恶燥、主气机宣发肃降、主治节等生理特点为根本出发点,同时兼顾其生理失常导致病理因素内阻的特点,以四诊为基础,根据每个人体质侧重不同、疾病治疗的不同阶段、不同季节变化来确定治法用药,而不是机械地"有是病,定是病机"。同时鉴于古人对癌认识的局限性,因此必须辨证与辨病相结合,借鉴现代研究的有用内容,针对癌症的特殊性质,适当地使用一些具有抗癌作用的中药,但必须均衡其药性,不能影响全局的辨证方向。这一点正是养肺消积方组方出发点。

养肺消积方主要由黄芪、白术(苍术)、防风、南沙参、北沙参、麦冬、薏苡仁、鸡内金、石上柏、夏枯草、白花蛇舌草、陈皮、佛手、八月札等组成。其组方及加减思路分析如下。

第一,肺之喜润,固华盖之功,杜痰之源。养肺消积方以黄芪为君药,补气扶正,白术、南沙参、北沙参为臣药,益气健脾养阴润肺,佐以防风祛内外不平之邪气,以补肺御邪,护娇脏,以固华盖屏障之功。南沙参、北沙参兼能化痰,以附肺为娇脏之特性;联合陈皮、佛手调畅气机,能运化药石之功,复肺气宣降之功,二者联合为用起到固本祛邪的作用。薏苡仁、鸡内金健脾消食,运化肺之母,以清肺痰之源。

第二,疏肝解郁,同调金木,有序亢制。国外研究显示高发抑郁的肿瘤有乳腺癌、胰腺癌等,发病率高达34%~50%。抑郁状态对肿瘤患者临床治疗和疗效有一定的影响。肺主气,主治节,肝主疏泄,共同调理气机运行有度。"承乃制,亢则害",肺脏亏虚,不能治节,气机运行失常,加之抑郁状态导致肝之疏泄失常,肝气郁结反侮肺金,进一步造成肺脏受累。同时《黄帝内经》认为"木郁达之",《医方论》曰"凡郁病必先气病,气得流通,郁于何有?",故郁证治疗上以疏肝解郁为基础方法。因此临床上综合治疗组在养肺消积的基础上常常配以梅花、玫瑰花、郁金、八月札等理气,白芍、枸杞子等柔肝,共达疏肝理气解郁之功,同调金木,防止或缓解肝木侮金,以减轻抑郁状态对肺癌的影响。

第三,甘润平和,动静相辅,升降有序。针对临床上的不同症状,在辨证用药时,注重"肺为娇脏,喜润恶燥,主宣降"的特点,用药甘润平和,慎用燥烈峻猛之药。如咳嗽用杏仁、桔梗、厚朴、半夏宣降肺气以止咳,配合百合、桑白皮润肺止咳,散润相补,宣降动静结合,共奏止咳之功。痰浊内蕴用半夏、浙贝母、白芥子、瓜蒌皮、理气辛温燥痰,配合沙参甘润化痰,攻守兼备,共奏化痰而不燥阴之功。情志抑郁应用性味平和之玫瑰花、梅花、郁金理气,白芍、生地黄等柔肝,肝体肝用兼顾,慎用柴胡,以防劫阴;寐差用合欢皮理气安神,配合首乌藤、酸枣仁养血安神,气血兼顾动静结合。血虚用女贞子、墨旱莲、熟地黄滋补精血,配当归、生地黄养血活血,达到养血而无壅滞之过。咳血用白茅根凉血止血,配合三七粉、生蒲黄活血止血,无止血而助瘀之弊。便秘用望江南、麻子仁、玄参配合枳实润肠增液润滑肠道,理气以助传递之功。腹泻用芡实固涩、山药健脾运化水湿,运化固涩结合,共奏止泻之功。反胃用竹茹、半夏降逆止呕,配合凤凰衣补养脾胃。用药甘润平和,不燥肺阴,不伤肺气;动静结合使得养而不滞邪,气机运行而不耗正气;宣降同司升降有序。

第四,辨病辨证结合,分明主次,因时制宜。针对气阴两虚重用黄芪、白术、南沙参、北沙参,气候湿气偏盛时白术改苍术;阴虚偏盛加用百合、生地黄;热盛加黄芩、人中黄等;气滞用枳实、延胡索、香橼、厚朴等;血瘀证用生蒲黄、三七粉等;痰湿用半夏、贝母、茯苓、苍术等;针对癌毒内聚的特性,予石上柏、夏枯草、白花蛇舌草软坚散结,全蝎、蜈蚣解毒抗癌。现代药理研究显示这些药具有抗肿瘤功效。同时根据肿瘤转移部位和兼夹病的不同,在辨证的基础上采用不同的药物。如脑转移伴颅内高压症状如恶心呕吐、头晕头痛,则用石菖蒲、远志、益智仁醒神开窍,天麻、葛根改善脑供血,茯苓、泽泻利水降低颅内压等;骨转移,则用补骨脂、蛇床子、骨碎补等,现代研究这些药可以抑制和改善骨破坏;淋巴结转移,则用三棱、莪术、牡蛎等;肺部感染,则用鸭跖草、黄芩、蒲公英等;骨髓抑制,则用升麻、虎杖、鸡血藤、仙鹤草、女贞子、墨旱莲、当归、生地黄、熟地黄等。春夏季节注意湿气的治疗;秋冬季节顾护阴液,用药根据季节特性适当调整。养肺消积方的治疗过程充分体现了辨病辨证相结合、辨证为主、因时制宜的特点。

第五,根据化疗阶段不同加减用药。养肺消积方根据化疗的不同阶段,采用不同的加减变化。化疗阶段:扶正为主兼对症处理,如健脾助消化、止呕、助眠安神等。维持阶段:扶正与抗癌并重。抗癌中药如全蝎、石上柏、夏枯草等适量运用。缓慢进展阶段:抗癌祛邪为主兼顾扶正。全蝎、石上柏、夏枯草、白花蛇舌草、三棱、莪术等抗癌药物酌情增加剂量。

3. 验案举隅

【验案 1】李某,男,66 岁,农民,2018 年 6 月 3 日初诊。主诉:贲门癌根治术后 9 个月,胃脘部满闷不适 3 个月。患者近 3 个月来常感胃脘部胀闷不适,伴胸骨后灼热不适,泛酸,胃脘处无压痛,大便干溏不调。胃镜检查示食管下段及食管胃吻合口充血,伴糜烂,考虑反流性食管炎。外院曾口服奥美拉唑、铝碳酸镁片、多潘立酮等药物治疗,改善不明显。刻下:胃脘部痞满不适,进食凉则加重,按之不痛,胃纳差,时有恶心泛酸,口苦口黏,大便溏或时有黏滞不爽,每日 3～4 次,舌红,苔白腻稍黄,脉滑数。西医诊断:贲门癌术后,反流性食管炎。中医诊断:痞满(中焦脾胃升降失司,寒热错杂痞塞中焦)。治以辛开苦降、平调寒热、健脾和胃。方予半夏泻心汤加减,方药:姜半夏 20 g、黄芩 15 g、干姜 9 g、川连 9 g、党参 20 g、炙甘草 6 g、大枣 12 g、炒麦芽 15 g、炒谷芽 15 g、石韦 30 g、香附 10 g、神曲 10 g、威灵仙 15 g、煅瓦楞子 30 g,7 剂,日 1 剂,水煎服,分早晚餐后温服。2018 年 6 月 10 日二诊:用药 1 周后胃脘痞满改善明显,胸骨后烧灼感较前减轻,仍时有泛酸,恶心,大便日 1 次,成形,胃纳较前改善,舌红,苔根部稍黄腻,效不更放,原方加浙贝母 15 g、蒲公英 15 g,继服 10 剂,煎服法同前。2018 年 6 月 20 日三诊:胃脘胀满消失,胃纳可,恶心泛酸明显减少,大便成形,稍软,舌淡红,苔白,脉稍数。原方去石韦、香附、威灵仙、蒲公英,加白扁豆 30 g、山药 30 g,7 剂,日 1 剂,水煎服,分早晚餐后温服。上药随症加减治疗 1 个月后,所诉症状基本消失,胃脘部无明显不适,纳寐可,二便调。

按语:痞满之为病,《黄帝内经》中多有描述,称为胃痞、痞塞。其基本病机为正虚、痰湿、饮食不节、情志不调等因素导致脾胃升降失司,浊气不降,清气不升,壅塞于胃所致,临床多见胸脘痞塞、满闷不适。《伤寒论》中对本病的描述较为详细"但满而不痛者,此为痞""心下痞,按之濡"。定义了"痞满"的基本概念。明确本病的基本病机是正虚邪气内陷中焦,中焦气机升降失司,采用寒热并用、辛开苦降的治疗法则。《金匮要略方论·呕吐哕下利病脉证治》言:"呕而肠鸣,心下痞者,半夏泻心汤主之。"原方为小柴胡汤误下后,脾胃亏虚,邪气内陷,人体气机升降失调,阳升不降,则上为热,下为寒或清阳不升,浊阴不降,所用泻心汤诸方为后世常用之方。寒热之邪痞塞中焦,脾胃升降失司,故见恶心、呕吐等胃气不降、肠鸣、下利等脾气不升的症状。方中姜半夏降水气,和胃气;干姜健脾中阳;川连、黄芩降热;党参、炙甘草、大枣健脾养胃以扶正;石韦、香附为治疗胃脘胀闷不适的经验药对,有理气化湿消痞之功效。炒谷芽、炒麦芽健脾消食;威灵仙、蒲公英、浙贝母、煅瓦楞子为治疗胃溃疡之经验方,清热解毒,和胃抑酸。全方共奏辛开苦降、健脾和胃之功。本方随症加减可以治疗消化道诸多疾病,确有疗效。

【验案 2】虞某,女,41 岁,职员,2018 年 5 月 11 日初诊。主诉:双乳刺痛 1 年余伴右乳内一肿块。患者 1 年前出现双乳疼痛明显,曾刺痛,右侧乳房可扪及一肿块,劳累后增大,有随月经而消长的现象,经期恶心,头晕,乳房胀痛,肿块近 1 年来逐渐增大,并且左侧乳房内出现新的肿块,经 B 超检查提示乳腺增生伴结节,BI-RADS 3 级,建议行手术治疗。患者拒绝。要求先行中药治疗。遂来舟山市中医院肿瘤科门诊治疗,刻下:胸胁胀痛,食欲不振,苔薄白,脉弦细。查体:右侧外上象限 40 mm×50 mm 肿块,不规则,可活动,左侧外上象限见 30 mm×40 mm 活动性肿块,质韧,隐痛。西医诊断:乳腺腺病。中医诊断:乳癖(肝郁痰凝)。治以疏肝理气,化痰散结。予逍遥蒌贝散加减,方药:柴胡 12 g、当归 12 g、白芍 12 g、郁金 10 g、炒白术 12 g、香附 10 g、瓜蒌子 10 g、瓜蒌皮 10 g、浙贝母 15 g、生牡蛎(先煎)30 g、夏枯草 15 g、鳖甲(先煎)12 g、赤芍 10 g、红花 10 g、陈皮 10 g、三棱 10 g、莪术 10 g,14 剂,日 1 剂,水煎服,分早晚餐后温服。2018 年 5 月 25 日二诊:服上药 2 周后,左侧肿块减半,右侧缩小约三分之一,质地较软,时有微痛,胸背部时有不适,上药继续服 6 周,诸症消失。2019 年 10 月 21 日随访,未见复发。

按语《疡科心得集》认为乳癖"良由肝气不舒郁结而成……治法不必治胃,治肝而肿自消矣。逍遥散去生姜,加瓜蒌、半夏、陈皮、人参主之。方中瓜蒌、半夏专治胸中积痰,去肿尤易消也"。本案使用的逍遥蒌贝散是吾师赵尚华老先生之经验方,屡试不爽。

王 磊

个人简介

王磊,男,副主任中医师,2004年毕业于浙江中医学院。现任浙江省中医药学会针刀医学分会委员、舟山市医学会康复专业委员会委员。擅长运用针灸、针刀、推拿、正骨等方法治疗颈椎病、颈性眩晕、偏头痛、面瘫、腰椎间盘突出、膝骨关节炎、肩周炎、网球肘、腱鞘炎、失眠、卒中后遗症、产后尿失禁、产后骶髂关节紊乱、痛经、便秘、儿童假性近视、青少年特发性脊柱侧弯等各种疾病。

1999年考入浙江中医学院,在校期间系统学习了中医基础理论、中药、方剂、针灸、推拿、骨伤、西医内外科等医学知识,先后在杭州市富阳中医骨伤医院及杭州市中医院实习1年,丰富了自己的实操能力。毕业后在舟山市妇女儿童医院针推科工作,时值科室业务发展,与上海中医药大学附属岳阳中西医结合医院协作,有幸跟从沈国权教授、吕强主任等学习。在工作中勤于思考、注重实践,多次参加省内学习班进行交流学习,在手法治疗脊柱病及针灸治疗内科疾病如失眠、胃脘痛、头晕头痛、尿潴留等中积累了相当多的经验。工作实践之外,也积极参与科研工作,先后参与浙江省中医药管理局课题2项,发表省级论文近10篇。

1. 跟师心得

参加工作以来,笔者先后跟师上海中医药大学附属岳阳中西医结合医院沈国权教授、吕强主任,舟山市妇幼儿童医院周海平主任、王宏南主任等学习。沈国权教授的短杠杆微调手法提高了手法安全性和精确性。临证中,此手法治疗颈椎间盘突出症、颈性眩晕、寰枢关节半脱位、寰枕关节半脱位、腰椎间盘突出症、腰椎滑脱症和骶髂关节半脱位等脊柱疾病,此手法精巧、简洁、见效迅速。吕强主任在中医传统推拿技术基础上,以振荡理论为指导,配合中医功法锻炼,通过推拿和导引技术治疗脊柱病为主的颈腰痛、眩晕病、筋膜病等脊柱运动系统疾病以及失眠等内科疾病。周海平主任治疗颈椎病方面,独创天柱穴点按法,有效缓解肩胛提肌的痉挛,使颈部的牵拉感瞬间缓解,收到立竿见影的效果。王宏南主任"颈三针"治疗方法,能够改善脑供血,有利于治疗颈性眩晕及失眠等疾病。

2. 临证感悟

针灸治疗首重辨证。针灸是一门系统的学科,而不只是一种技术或者疗法,针灸需要在中医理论指导下进行辨证论治。笔者在针灸治疗中,结合患者症状、舌苔、脉象,四诊合参,将中医的阴阳、五行、脏腑理论运用于针灸的辨证治疗中。在临床实践中,针灸的辨证方法常用八纲辨证、脏腑辨证、经络辨证及气血辨证等,只有在此基础上进行取穴配伍及行针运针、虚实补泻,才能获得好的疗效。正如《灵枢·刺节真邪论》所云:"用针者,必先察其经络之虚实,切而循之,按而弹之,视其动应者,乃后取之而下之。"

针刺选穴灵活多样。疾病治疗选穴可以是多样化的。在脏腑病治疗中,通过辨证选穴,如气血虚可以取血海、气海、足三里;气滞可以取行间、太冲、合谷;胆腑实热可以取阳陵泉、内庭、侠溪;寒证可以取太溪、关元、肾俞等。在治疗运动系统疾病时,针刺部位除了传统腧穴外,笔者还经常运用肌肉起止点,并结合筋膜学说和激痛点理论进行针刺。如起止点针刺法治疗肩胛提肌劳损,排针法治疗髂胫束综合征,刃针治疗肩周炎等。

推拿正骨强调整体观。笔者认为推拿正骨不能腰痛治腰、脚痛治脚,如很多膝关节疼痛是由腰椎问题引起,因此要有整体观,从源头出发治疗。此外,许多看似内科疾病也与脊柱疾病有关。任何脊椎的不正常移位会对神经、骨骼肌肉、消化、内分泌等系统造成连锁反应,因此,在正骨时需要整体考虑。如有些患者胸闷心慌,经内科检查无异常,这可以通过调整胸椎后关节来治疗。反复发作的胸椎后关节紊乱又可以通过调整骶髂关节来治疗。部分膝关节疼痛,也可以通过调整骶髂关节来治疗。

3. 验案举隅

【验案1】张某,女,32岁,教师。反复腹痛、大便不成形次数增多1年,伴有形寒肢冷、倦怠乏力、腰膝酸软、食欲不振等症状,平时工作压力大,精神容易紧张,腹部B超及大便常规等检查无异常。

患者取侧卧位,取头针胃区(相当于额旁2线,由瞳孔中央向上从发际线引平行于前后正中线的2 cm长的直线)和头针肠区(额旁3线下缘向下引2 cm

长的直线）。针与头皮呈30°角快速将针刺于皮下,达到该区的应有长度,然后运针,只捻转不提插,每分钟捻转200次以上,进针后捻转1分钟,留针30分钟。每日1次,7日为1个疗程,共治疗4个疗程,疗程间休息2日。

体针取太冲、足三里、三阴交、天枢、上巨虚、水分。太冲施以泻法,足三里施以补法,余穴则平补平泻,留针30分钟。每日1次,7日为1个疗程,共治疗4个疗程,疗程间休息2日。

将头针组和体针组的针刺方法相结合,头针及体针同时操作。7日为1个疗程,共治疗4个疗程,疗程间休息2日。

按语:腹泻型肠易激综合征属于中医学"腹泻""腹痛""郁证"等范畴。其病位在大肠,与脾、胃、肝关系密切。《景岳全书·泄泻》曰:"泄泻之本,无不由于脾胃。"《医方考》云:"泻责之脾,痛责之肝,肝责之实,脾责之虚,脾虚肝实故令痛泻。"可见脾虚为腹泻型肠易激综合征的发病基础。《景岳全书·泄泻》曰:"凡遇怒气便作泄泻者,必先以怒时夹食,致伤脾胃,故但有所犯,即随触而发,此肝脾二脏病也。盖以肝木克土,脾气受伤使然。使脾气本强,即有肝邪,未必能入,今即易伤,则脾气非强可知矣。"可见肝失疏泄、脾胃虚弱是本病发病的主要病机,治疗当以行气解郁、疏肝健脾为基本原则,使患者情志得畅、肝脾调和、统摄有固、肠道传化正常。有研究表明脑-肠交互作用异常可以影响肠道对各种应激的运动反应,使肠道的敏感性增强,从而出现腹痛、大便形状及次数的改变。故调理中枢神经系统,可达到缓解心理压力、减轻腹部症状、提高患者生存质量的效果。

【验案2】王某,男,41岁,公务员。反复右侧颈肩部酸胀伴活动不利3年,再发1周,右侧第1～4颈椎横突处、肩胛骨内侧缘上部及肩胛骨上角有压痛点,肩胛骨上提或内旋上肢后伸疼痛加剧,有长期伏案史。

针刺取穴:肩胛提肌的起点处(上4个颈椎横突的后结节部)、肩胛提肌的止点处(肩胛骨上角)、风池、天宗、肩中俞。操作:患者取坐位,穴位常规消毒,针具取0.25 mm×40 mm毫针。肩胛提肌的止点处予平刺,肩胛提肌的起点处、风池、天宗、肩中俞予直刺,得气后用提插捻转泻法,留针30分钟后取针,每日1次,10次为1个疗程。手法治疗:患者取端坐位,颈肩部尽量放松,医者立于患者身后用轻柔手法、一指禅推法在患侧颈肩部放松局部肌肉5分钟,要求局部有温热感,配合轻缓的头部前屈、后伸及左右旋转活动2分钟。再用拇指点按风池、天宗、肩中俞、肩井等穴,每次1分钟,以患者有酸胀感为度。肩胛提肌劳损多伴有颈椎小关节的紊乱,运用斜扳法可以调整颈椎序列,在放松颈部肌肉后,医者一手抵住患者头后部,另一手抵住对侧下颌部,使头向一侧旋转至最大限度时,双手同时用力向相反方向扳动,当听到"咔嗒"的声音,即为斜扳成功,但不要勉强求得弹响的声音。再用拿法提拿颈、肩部或弹拨紧张的肌肉,使之逐渐放松。最后用叩法结束治疗以达到舒筋活血之目的。

按语:肩胛提肌劳损是临床较为常见的一种肩颈部软组织损伤性疾病,以中青年伏案工作者居多。肩胛提肌起自上4个颈椎横突的后结节,止于肩胛骨脊柱缘内侧角的上部。由于长期低头并稍转向一侧的姿势及局部受凉,局部发生肌痉挛和疼痛,其损伤处气滞血瘀,经脉不通,日久变性粘连,这种损伤多发生在肩胛提肌的起止点处。针刺能止痛消炎、行气活血、疏通经脉;推拿能行气活血、舒筋活络、剥离粘连。

【验案3】刘某,男,30岁,体力劳动者。大腿外侧疼痛1个月,膝关节屈伸动作时,髌骨外侧有疼痛感和摩擦音,尤其在屈膝30°时最明显;阔筋膜张肌、髂胫束沿线有明显压痛,并可触及条索状结节;髋关节有不同程度的弹响,髂胫束试验阳性。

使用排刺法加电针。患者取侧卧位,患侧朝上屈膝屈髋,常规消毒。自髂前上棘外侧到胫骨外侧髁之间的髂胫束沿线取10～12个进针点,采用华佗牌一次性针灸针,在髂前上棘外侧到股骨大转子之间用0.4 mm×75 mm毫针直刺2～3寸,在股骨大转子到胫骨外侧髁之间用0.3 mm×40 mm毫针直刺1～1.5寸,以泄法为主。采用华佗SDZ-V型电针仪电刺激,每组导线两端接邻近两枚针灸针,共接5～6组,波形为疏密波。每次刺激25分钟,每日1次,7次为1个疗程,共治疗2个疗程。

按语:髂胫束摩擦综合征在中医可归为"筋痹""筋伤"范畴,多为外伤或长期劳损导致经脉受损,气血运行不畅,不通则痛所致。针刺可以疏通经络,活血化瘀,加电针可以镇静止痛、促进血液循环、调整肌张力。髂胫束是一条厚带状纤维结缔组织,根据其结构特点在其沿线使用10～12穴的排刺法取代常规的针刺法,可以增加整条髂胫束的血液循环和整体降低其肌张力,有效消除局部炎症,减轻疼痛。

江明辉

▶个人简介

    江明辉,男,1986年月生,浙江中医药大学硕士,中西医结合临床专业,副主任医师,现任舟山市普陀区白沙岛卫生院院长。江明辉自进入江西中医学院学习以后,就对中医产生了浓厚兴趣,在校期间,除学好规定课程之外,喜读中医经典及各大中医名家著作,成绩优异,屡获校级奖学金,在课业之外,还主动申请跟随伍炳彩等江西名老中医抄方学习,打下了良好的中医基础。2008年8月自江西中医学院毕业后,经当时普陀区卫生局招录,下海岛到登步乡卫生院工作,2010年8月至2012年4月期间,又受委派,远赴南太平洋担任普陀远洋船队医生,在海岛、大洋上,没有中药,江明辉就利用针灸、刮痧、穴位贴敷等中医适宜技术为岛上老年人、远洋渔民解除病痛,经常取得满意疗效。例如,治疗登步岛一渔民,腰痛伴腿麻长达半年之久,口服活血止痛药、外用伤膏、输液治疗,各种办法均试过,效果不明显,江明辉采用委中放血加针灸治疗1周后,腰痛大为缓解,且几年内未再复发;在太平洋上,不少远洋渔民均为初次出海,晕船甚剧,头晕恶心、饮食不思,极为痛苦,江明辉采用针刺百会、风池、头维等穴,配合耳穴压豆及生姜水代茶饮治疗,大多获得明显改善,有效帮助年轻远洋渔民尽快适应海上生活,投入生产;另治一远洋渔民,因受坠海受惊后突发心悸,予美托洛尔片口服无明显改善,遂针刺内关、神门、厥阴、膻中等穴后,配合心理疏导,逐渐平复。从太平洋回来后,2013年江明辉到舟山市中医院行中医全科转岗培训1年,其间先后跟随李飞泽、冯昌汉等名老中医抄方学习,跟诊之余,精心整理抄方笔记,每遇困惑之处,辄先自行查阅资料和中医经典,以求解惑,仍有不解之处,则大胆求教跟诊老师,跟诊与反思结合,不放过每一个问题,如此反复,中医辨证论治水平得到了明显提高。中医转岗培训结束后,回到基层继续从事中西医结合工作,先后任普陀区登步乡卫生院副院长、朱家尖街道社区卫生服务中心副主任、白沙岛卫生院院长等职,2020年被朱家央街道社区卫生服务中心聘为中西医结合副主任医师,在基层海岛中医药条件不足的情况下,通过虚拟中药房、中医适宜技术等方式,尽力为海岛基层群众提供中医药服务,擅长用中医及中西医结合的方法治疗社区常见病、多发病,尤其是老年性疾病,如外感发热咳嗽,慢性胃肠疾病,头晕、心悸、高血压等心脑血管病,睡眠障碍,以及痛风、皮疹、带状疱疹等皮肤关节疾病。

在繁忙的工作和临床之余,江明辉时刻不忘提升自己,2017~2018年又再次跟师李飞泽名老中医学习,2018~2021年在浙江中医药大学同等学力申请硕士学位班学习,并跟随杭州西溪医院肝病专家、博士生导师、杭州市名中医包剑锋学习中西医结合肝病诊治,2021~2023年再次跟诊冯昌汉老中医,学习经方及针药结合。略有闲暇,手不释卷,时时温习中医经典,阅读历代名家著作,于经方尤为喜好,对现代经方大家黄煌、胡希恕等的著作多有涉猎,遇中医前辈,则虚心求教,与普陀区老中医王正平等老先生往来甚多,屡受教诲,受益良多。

1. 临证感悟

(1) 信中医,爱中医,用中医:当前中医面临的突出问题就是中医信心不足,现代中医医生大多出自中医院校,尽管具备一定的理论基础,但是缺乏中医临床训练,又深受占优势地位的西医影响,对中医的理论基础、疗效严重缺乏自信,往往走上了中医西化的道路。要做一个好中医的前提是要树立中医自信,中医理论经过几千年的洗礼和不断发展,其科学性和生命力是毋庸置疑的,其疗效也是确切的,作为中医人须有强大的自信。有了自信,还需要热爱,只有热爱中医,才会有持久的动力去不断学习,不断提高,才能在中医道路上爬坡过坎,突破困难和瓶颈,甘于寂寞,不断前行。最后,一个好的中医还必须在实践上下功夫,也就是要敢用、会用、善用中医,不单善于用中医的方法解决临床问题,解除患者病痛,还要善用中医来保养生命,维护健康,甚至用中医来指导自己的人生,用中医的理念和方法来指导生活实践,因为中医来自中国古代哲学,其中许多道理对于人生和生活也是很有指导意义的。

(2) 多读经典,多拜名师:中医是需要终身学习的,自古以来,历代中医大家留下的中医著作汗牛充栋,要尽读之几乎是不可能的,关于中医读书方法,历代中医大家的论述也很多,但总而言之,还是需要从中医经典入手,在结合自己的工作需要和兴趣,重点选择某一门类或者学术派别的书目进行系统阅读,但中医经典始终是基础,是重中之重,须反复诵习,反复体悟,宋代名相赵普有"半部论语治天下"之言,古代中医大家也有不少持一部《黄帝内经》或《伤寒论》治百病、成大家的,可以说悟透一两部中医经典,对于中医之路来讲是受益无穷的。当然,中医须明理,更须实践,中医之理有许多微妙之处,在实践上更有许多细微之处,中医人除了要多读书、多明理之外,更需要在实践中多拜"明师",以求指点,强调"明师"而非"名师",指的是中医须谦虚受教,所谓"求知若渴,谦虚若愚",但凡人有一样强于我,皆可为我师,拜师求教不单是要拜名气大的老师,只要是在中医方面有独到领悟,有真才实学的,都应虚怀待之,以师礼求教。

(3) 中西医结合,不排除现代科学:现在的医疗环境与古代相比,已有质的差别,现代医学的发展为人类健康带来巨大益处的同时,也对人们的健康观念、健康行为产生了巨大的影响,一个现代中医如果故步自封,漠视现代医学的巨大成就和巨大影响,很容易变得夜郎自大,作茧自缚,甚至对自身中医生涯产生反噬作用。现代中医人应在保持中医特色、秉承中医思维的前提下,拥抱现代医学和现代科学,应对现代医学知识有较好的掌握,应充分利用现代医学在诊断、病理方面的优势,辅助明确诊断和判断预后,甚至辅助判断疗效,以减少医疗差错,保障医疗安全;充分利用现代病理、药理研究结果,辅助临床辨证和用药;充分利用现代科学的实验和统计方法,来总结和提炼临床经验,形成可复制、可推广的学术成果,造福更广大的人群,推动中医的进步和发展。

(4) 注重整体,综合施治:中医的精髓在于整体观念,人体五脏六腑、皮肤孔窍是一个整体,人与其所致的天地、气候和社会环境皆可视为一个整体,中医人不可丢弃整体观这个法宝。在临床上,要注意脏腑间互相影响、互相制约的关系,注意整体施治,动态调治,正如《伤寒论》所言"见肝之病,知肝传脾,当先实脾",中医在治疗上不能头痛医头,脚痛医脚,当辨证论治,整体施治。在综合施治上,一方面中医的治法是多样的,古有六艺砭、针、灸、药、导引、按跷,现代的中医治法更是多样,不同的治法各有所长,现代中医人应主动掌握多种治疗方法和手段,以丰富自己的治疗手段,提高治疗效果;另一方面,许多疾病单靠医生治疗往往效果欠佳,或者容易反复,须采取药物治疗、生活方式调养、情绪调整、自我养生保健等多种方式,综合治疗,方能取得最佳疗效和持久疗效,中医在治病的同时,应同时注意帮助患者调整不良生活方式,保持心态平和,加强养生保健,帮助患者增强抗病力,维持长久健康。

2. 验案举隅

【验案1】钟某,男,66岁,退休职工,普陀区朱家尖人,2017年8月14日初诊。主诉:小腿静脉炎伴溃疡2年余。患者自诉右小腿明显肿大,小腿后面可见一溃疡,面积约5 cm×5 cm,创面暗红,渗液较多,少量流脓,曾到上海等大医院就诊,无明显缓解,近1年来反复发作,每日须到医院换药,苦不堪言,遂来求中医治疗。患者体型壮实,面黑疲乏貌,舌暗红,苔黄腻,脉弦略数。中医诊断:血痹(湿热下注,瘀血阻络)。治以活血化瘀,清利湿热。方用桂枝茯苓丸合四妙勇安汤加减,方药:黄芪30 g、桂枝10 g、土茯苓30 g、桃仁10 g、牡丹皮10 g、赤芍15 g、金银花25 g、当归10 g、玄参10 g、甘草6 g,5剂,日1剂,水煎服,分早晚餐后温服。2017年8月21日二诊:患者服上方后,右小腿肿胀好转,渗液明显减少,无流脓,舌暗红,黄腻苔减,脉弦。上方黄芪改45 g,加砂仁(后下)3 g,5剂,日1剂,水煎服,分早晚餐后温服。2017年8月28日三诊:患者小腿肿胀无明显肿胀,疮面较前收缩,渗液已无,偶有腹胀,舌暗红,苔薄黄,上方中金银花改10 g、黄芪改30 g,加威灵仙10 g、炒麦芽15 g,7剂,日1剂,水煎服,分早晚餐后温服。2017年9月4日四诊:患者小腿无明显肿胀,疮面明显收缩,部分结痂,无渗液,无流脓,自诉1周只换过1次药,本周舌暗红,苔薄黄,守上方,再服7剂。后随访,患者小腿溃疡基本消退,无明显不适,1年内未再复发。

【验案2】张某,女,73岁,普陀白沙岛人,家庭妇女,2022年7月24日初诊。主诉:反复呕吐2月余。自诉近2个月来无明显诱因下出现反复呕吐,呕吐清水及胃内容物,进食后必呕吐,胃纳差,伴乏力、头晕、便溏,日3~4次,半个月前曾住院1周,各项检查无明显异常,出院后呕吐如旧,因反复呕吐不能进食,日渐消瘦乏力舌淡胖,中稍腻,脉弦。腹诊:心下稍痞。患者有糖尿病及精神疾病病史多年,本欲再次住院治疗,经人劝说试行中医治疗。中医诊断:呕吐(脾虚饮停,气机失调)。治以健脾化饮,降逆止呕。方予小半夏汤及温胆汤加减,方药:半夏15 g、干姜9 g、茯苓15 g、陈皮12 g、枳壳10 g、竹茹10 g、炒白术10 g、杏仁10 g、炙甘草6 g,5剂,日1剂,水煎服,分早晚餐后温服。2022年7月30日二诊:患者服上方后第2日,呕吐减少,5剂服完后,呕吐全止,诉饮食无味,予香砂六君子汤加焦三仙,5剂调补,并嘱适当加强营养,特别是加强鱼、蛋等优质蛋白摄入。后随访,胃纳好转,精神大增,呕吐症再未复发。

【验案3】金某,女,26岁,机关工作人员,2023年1月16日初诊。主诉:新冠阳性已转阴,咳嗽1周余。症见阵发性呛咳,甚剧,频咳后胸背疼痛,咳痰不多,色白,偶有痰中带血。舌淡水滑,苔白略厚,口周可见痤疮,色淡。中医诊断:咳嗽(痰湿阻滞,中焦失运)。治以祛湿化痰,健运中焦。予三仁汤合半夏厚朴汤加减,方药:藿香10g、苍术10g、陈皮10g、茯苓10g、半夏10g、厚朴6g、杏仁10g、枇杷叶(包煎)10g、豆蔻粉(后下)6g、滑石粉(包煎)10g、薏苡仁30g、乌梅9g、甘草5g,3剂,日1剂,水煎服,分早晚餐后温服。2023年1月20日二诊:患者服上方3剂后,咳嗽大为好转,偶有咳嗽,稍有乏力,口周痤疮减少,腻苔减,转化痰湿。方药:陈皮10g、半夏10g、茯苓10g、枳壳10g、竹茹10g、当归10g、干姜5g、细辛3g、五味子6g、仙鹤草40g、炙甘草6g,3剂,日1剂,水煎服,分早晚餐后温服。患者服3剂后,咳嗽解,乏力好转,无明显不适。

【验案4】崔某,女,6岁,学龄前儿童,2022年7月16日初诊。主诉:全身瘙痒1周。家属诉患儿素有慢性荨麻疹病史,1周前又作,浑身瘙痒难忍,一抓就红,3日前住院治疗,予抗过敏治疗后无明显好转,要求中医治疗。刻下:患儿浑身上下可见红色抓痕,舌红苔白,脉弦数。中医诊断:风疹(风邪犯表,兼有血热)。治以祛风解表,凉血止痒。方用消风散加减,方药:荆芥10g、防风9g、知母10g、生石膏(先煎)30g、牛蒡子10g、生地黄10g、胡麻仁10g蝉蜕6g、牡丹皮10g、紫草6g、通草3g、当归6g、白鲜皮10g、浮萍10g、炙甘草5g,4剂,日1剂,水煎服,分早晚餐后温服。家属诉服上方1剂后,皮肤瘙痒明显好转,服4剂后,皮肤瘙痒解,无明显不适,嘱少食辛辣食物,半年后随访,未再复发。

谢　琼

▶ **个人简介**

　　谢琼,女,浙江省舟山市人,硕士研究生,2014年毕业于浙江中医药大学中医妇科学专业。舟山市中医院主治中医师,舟山市中青年临床名中医项目培养对象。现任浙江省中医药学会中医妇科分会青年委员,浙江省中医药学会生殖医学分会青年委员,浙江省中西医结合学会科普分会青年委员,舟山市医学会骨质疏松与骨矿盐疾病分会秘书,舟山市伦理质控中心委员,舟山市健康教育教师团成员,李飞泽全国名老中医药专家传承工作室骨干成员等。

　　从医10余年来,一直从事中医临床、科研及教学工作;始终坚持以整体观念和辨证论治的方法指导临床和科研工作,注重四诊合参;在辨证论治基础上,倡导中西医结合,优势互补,注重创新;重视中医养生,用药注重后天"脾胃"和先天之本"肾"的调护,强调"正气存内,邪不可干"的治疗观,并践行着"大医精诚"的传统医德。

1. 跟师心得

　　笔者在研究生期间,跟师浙江裘氏妇科传人吴燕平主任中医师学习3年,深得真传。工作后,又跟师何氏妇科流派第五代代表性传承人章勤主任中医师研习中医,收获颇丰。两位老师为人谦和,潜心治学,辨证细致,用药精简,疗效卓著,师恩似海,影响一生。

　　笔者承裘氏妇科、何氏妇科流派之精华,秉承恩师医技,兼收并蓄,临证辨病,每有新意。但是她认为,医学在发展,中医学应吸取现代科学技术和诊断手段,借以提高临床疗效,并由此探讨中医中药的秘密。结合自己多年的临证实践,认为妇科经带、不孕等疾病多离不开肝肾不足、冲任失调之病机,诊治上也要充分考虑肝肾同治,调补冲任。具体到临证用药,则肝肾同治在月经不同时期发挥着不同的作用,如经前患者肝气偏旺,治则偏于疏肝理气、调理冲任;经后阴血亏虚,肾气不足,则着重于滋补肝肾,以培其本。针对不孕患者,则除调治月经外,在排卵期前后,还酌加温肾培元助孕之品,如仙茅、淫羊藿、巴戟天、蛇床子、石菖蒲等品。同时,谢琼常在疏肝清肝之品中酌加女贞子、桑椹、菟丝子、续断、桑寄生等滋补肝肾之品;在补肾方中又常佐柴胡、制香附、青皮、川楝子、路路通等疏利冲任、理气通滞之品。

2. 验案举隅

【验案】李某,28 岁,已婚,2021 年 10 月 26 日初诊。患者结婚 3 年,同居未避孕而未孕,月经稀发,需口服黄体酮。末次月经 2021 年 8 月 24 日,为口服黄体酮而转,现又有两月余月经未转。腰膝酸软,乏力,两乳胀痛,乳头作痛,2021 年曾行双乳房纤维瘤切除术。苔薄白,脉弦细。B 超提示双卵巢偏小,子宫偏小。促卵泡激素 100.49 U/L,黄体生成素 41.13 U/L,雌二醇 101.30 pmol/L。诊断:卵巢早衰。中医诊断:不孕(肾虚肝郁)。治宜温阳暖宫、填精益肾兼疏肝理气。方药:仙茅 10 g、淫羊藿 15 g、胡芦巴 10 g、巴戟天 15 g、枸杞子 15 g、菟丝子 10 g、鹿角片(先煎)15 g、川牛膝 10 g、怀牛膝 10 g、蒺藜 15 g、橘核 10 g、麦芽 15 g、肉桂(后下)3 g、炒当归 10 g、赤芍 10 g、白芍 10 g、川芎 10 g、熟地黄 15 g,14 剂,日 1 剂,水煎服,分早晚餐后温服。并予雌二醇每日 0.25 mg,每个月连用 21 日,嘱其共服药 3 个月后停用。2021 年 11 月 16 日二诊:服中药 14 剂及西药同时治疗后,感乳胀及乳头作痛好转,月经仍未转,腰酸乏力较前减轻,脉舌同前。治守前意:仙茅 10 g、淫羊藿 15 g、胡芦巴 10 g、巴戟天 15 g、枸杞子 15 g、菟丝子 10 g、鹿角片(先煎)15 g、川牛膝 10 g、怀牛膝 10 g、蒺藜 15 g、橘核 10 g、麦芽 15 g、肉桂(后下)3 g、炒当归 10 g、赤芍 10 g、白芍 10 g、川芎 10 g、肉苁蓉 15 g,14 剂,日 1 剂,水煎服,分早晚餐后温服。中药上方随症加减,连续服用,西药服用 3 个月后停服。其间 B 超监测有卵泡发育。共计治疗 9 个月。促卵泡激素 33.46 U/L,黄体生成素 24.12 U/L,雌二醇 530.8 pmo/L,孕酮 3.72 nmol/L。月经能自转,测基础体温有高温相,B 超监测有发育成熟卵泡排出。于 2022 年 7 月尿查人绒毛膜促性腺激素(HCG)阳性,而后观察保胎 3 个月,随访至 2023 年 3 月,生育一女婴,母女平安。产后卵巢功能正常,月经按期而转。

按语:卵巢早衰的中医治疗,应从温肾着手。初诊、二诊均用裘氏经验方"桂仙汤"(仙茅、淫羊藿、肉桂、肉苁蓉、巴戟天、丹参、紫河车、紫石英、山茱荑)合"蒺麦散"(蒺藜、八月札、小青皮、橘核、橘络、蒲公英、大麦芽、制香附、柴胡、薄荷)、"四物汤"化裁。现代药理研究发现,补肾类中药,山茱萸、女贞子能抑制免疫功能亢进;续断、紫石英、鹿角片能助子宫发育;淫羊藿、仙茅、巴戟天有提高卵巢 HCG 和黄体生成素受体的功能,调节女性激素从而调节基础体温。通过温阳补肾,改善体质,激发肾主生殖的功能,促使卵巢功能恢复,促进排卵。同时结合西医治疗,及时补充身体内不足的雌、孕激素,不仅使患者通过每个月一次的人工月经,达到心理上的安慰,而且能防止泌尿生殖道过早萎缩,保证性生活的正常进行,也维持了血内脂代谢、骨代谢的正常进行,防止其他系统的退行性改变。此类卵巢早衰性不孕,患者病情复杂、病程较长,辨证正确,坚持数月必能显效。

孙文斌

▶ **个人简介**

　　孙文斌,男,1973年3月生,中医学博士,曾任浙江普陀医院中医科主任,副主任中医师。自幼热爱传统文化,对中医亦心向往之,1990年考入浙江中医学院(中医学本科),自此开始走上了中医之路。1995年毕业后,并不能如意地从事中医工作,挂着中医的头衔,做的是西医的工作,而临床会遇到许多西医解决不了的问题,未免又动起了提高自己中医技术的念头。21世纪初,在上海中医药大学附属曙光医院进修肾病科之时,看到众多慢性肾病甚至尿毒症的患者在中医药的帮助下又可以健康生活的实例,进一步兴起了继续钻研中医以在疑难杂症上有所成就的想法。自后复入浙江中医药大学就读硕士、博士,有幸拜于浙江中医药大学原副校长、中华中医药学会方剂分会主任委员、第二届全国名中医连建伟教授门下,无论在仲景学说还是李东垣、叶天士等名家学术思想方面,都得到了连教授许多极有裨益的指导,而跟师出诊之时,耳闻目睹了连教授处方用药之举重若轻、患者所患苦痛冰消瓦解,极大地提高了自己的医疗学术水平和对中医药的热爱及信心。后又跟从已故本地名医陈炳银先生为师,对中医因地制宜、因时制宜的重要性有了实际的认识,在如何运用中医药内服外用治疗常见病、多发病,以及青少年发育生长用药的应用等经验方面都获得了有价值的传承。其后,又有幸跟从浙江省名老中医冯昌汉主任中医师门诊,虽然时间不长,但对经方的威力和针药结合的重要性有了进一步的认知。

1. 临证感悟

　　(1) 必须建立对中医的信心:回想本科刚毕业的时候,偶尔用中药方治愈了几例患者,有一例用牵正散加味仅仅3日就治愈了周围性面瘫患者,但对中医的信心却并没有随之增强,反而人云亦云,认为中医是落后无用的医学。这其中既有学校教育存在的不足之处,也有自身对中医钻研不够、跟从治病高效的名师不够、所见案例不多等各种原因。而经过长期的跟师出诊、读各家医案直至自己多年的临床实践，才真正建立起对中医的信心，发现不单单是对功能性的疾病，中医药有着独特的调理佳效，而且在许多疑难杂症、西医认为无法逆转或者需要动刀的器质性病变，包括这几年的"大疫"等各个方面，中医药都会收到预料之外的奇效。

中医界内部的一句话"没有治不好的病，只有治不好病的医生"，许多人认为是不科学、不客观的，但临床经验丰富之后，才会视此为至理。反思以往或成功或失败的案例，发现失败无非这么几点：自己水平不行（包括书读得不够、辨证不准、知道的特效方太少）、疗程不够、中药剂量不到位、中药质量不好，决定疗效的并不是中医本身，而是医者或者其他因素。孙文斌曾治一例疑难病，一学生头发屑多，不是一般得多，多得如同以前石灰糊墙年代久远了会块状往下脱落，乃至严重影响她的学习和人际交往，按其脉滑数，查其舌暗红，予三黄泻心汤加味，大概一两个月后症状无明显改善，当时因为年轻而信心渐失，建议另访他医，患者家属却仍然带其每周报到，又坚持了 2 个月，症状渐缓而至豁然而解，头发干净几乎无屑。这个病例正如古语所言"病来如山倒，病去如抽丝"，中医师要知道这个道理，也要告诉患者及家属。回首所遇到的疑难杂症，只有少数是所谓的应手而效，大部分还是靠坚持用药而取得满意效果，所以不应该被名中医经验里那些覆杯而愈的特殊案例所迷惑，以致自己一旦不能取得速效就会失去对中医药的信心，失去了"坚持就会胜利"的信心会导致许多本来可以治愈的患者抱憾而归。

另外，自古以来中医有"剂量是不传之秘"的说法，其实不是"不传"，只是因为中医的优势之一就是"因人制宜"，按流行现代语言就是"个性化制订方案"。病轻药重、病重药轻都不容易获得佳效，尤其在现代，中药的质量堪忧，当疗效不好，但自信辨证准确的基础上，不妨加大药量，当然前提还是要安全第一。孙文斌曾治过一例疲劳综合征，乏力感已严重影响其工作生活，西医检查却查不出原因，上海、杭州看了不少地方，甚至曾每 2 周 1 次到杭州找名医开中药，坚持了半年余仍然乏效，直到有一次误打误撞找到了孙文斌，按其脉软而无力，舌淡苔白，予方补中益气汤加附子理中丸合其他温阳化湿之品，看了看以前各名医给他的处方，也有用过附子，但几克而已，考虑遍治无效必须突破常规，遂用附子起始量 15 g，1 周后复诊有效，渐增至 30 g，后又渐增，但叮嘱要久煎 1 小时以上,最大剂量大概 60 g 不到,只要久煎一两小时,效果好而无不良反应,此人病得渐愈。当然附子毕竟是毒药,且每个人对药的反应都会不同,一般宜从 3~6 g 小剂量起步,个别阳虚典型者,或者曾经用过热药的,才可以起始就剂量大一些,10 g 左右一般问题都不大,当然辨证一定要明确。当建立起了对中医的信心后,就敢用重药治一些以前往西医推的病,如急性阑尾炎,以前都让患者去西医外科手术了,后来遇到一例高龄患者,B 超提示阑尾肿胀,因为其曾经多次胸腹部手术,拒绝再去外科,就用了大剂量金银花(最多时 90 g)合大黄丹皮汤而治愈。又如补中益气汤可以治疗许多疾病,有些病如重症肌无力就需要用大剂量参芪类药物才能取得显效,最大曾经把生黄芪用到一剂超过 200 g,但在临床经验不足的时候,药的剂量还是渐加比较合适。

另外,中药的服法对疗效也有着一定的影响,如新冠感染前后,用开三阳、调气机法,以小柴胡汤、麻杏石甘汤、升降散合方,治疗流行性感冒包括新冠高热,从幼童到 80 余岁之人,无不一两日可退热,其中诀窍之一是高热严重者,服药参照以前温病家的日三夜一法频繁服用,以使有效药量持续作用,另外一个就是热邪重者加大生石膏剂量,尤其脉数而有力、口干舌燥阳明证明显者,石膏五六十克但用无妨,就是说热邪严重者,石膏一日量就可以用至 120 g,如果药证相对,寒凉药和热邪相应抵消,正气反而不易伤,消化道反应就很小,所谓"有故无殒,亦无殒也",但应该中病即止,热退脉缓就要减服药频率和剂量,不然消化道不良反应就容易出现。所以中医药被称为"慢郎中"是一种不了解中医的说法,慢可能是针对需要坚持疗程的慢性病而言,或者只是因为没有掌握快的方法,如退热还可以用针刺耳尖、三商穴放血,有些数小时就可以退,不一定就比西医的退烧药慢。中医在其他急救方面也存在一定的快、效、简、廉的优势。

中医药的信心是建立在临床基础上的,而对于新步入中医之门的行医者,临床疗效又往往需要建立在对中医的信心之上。

(2)中西医要有机结合:有机结合就是中医、西医都要"活"着才能结合,也就是要在各自的大脑(思维模式)都存在的基础上结合。如果把西医的思维模式硬装到中医身上,中医就形存意亡了,就不是有机结合了,中医的许许多多的优势就难以显现出其威力来了。如各种结节、息肉、肿瘤等,按照西医思维,除了动刀,只能定期观察等大了再割,器质性疾病没有逆转可能。而按照中医思维,《灵枢·决气》言:"余闻人有精、气、津、液、血、脉,余意以为一气耳。"在传统文化的思维模式下,万物一气,有形物只是无形之气的凝聚,结节之类无非气滞、寒凝、痰瘀等邪气的聚集,只要辨证准确,处方精到,以方药化解之就可以逆转。不建立中医独有思维,以西医思维就不会想到用中药来解决,而中西医粗糙结合的思维模式,用散结之草药堆砌,不辨寒热虚实痰瘀,效果也不会好。

又如呼吸道炎症所致咳嗽,按照受西医影响的思维方式,无非清热解毒化痰止咳,疗效就不一定好,反而会失去对中医的信心。其实中医治咳,尤其急性咳嗽,要先祛外感风邪,如麻黄、荆芥之类,再辨寒热虚实痰燥等分方对治。临床遇到素体阳虚者的咳嗽,起始方就是小青龙汤,多数日即缓,如果用清热解毒所谓消炎药,必定迁延难愈。有的时候,患者也可以做医生的老师,曾经遇到过几例,说感冒咳嗽吃了医院配的感冒药反而会更加难受、咳更加严重,干熬着却好得快,西医思维模式下开的感冒药无非是清开灵、蒲地蓝等清热药,素体阳虚者或者感寒邪者用了这些药当然会更加难受,而这种情况用麻黄、桂枝、荆芥、防风之类就好得快。所以中医治病一定要用自己的思维模式。

(3)古方可以治今病:导师连建伟教授曾在中医泰斗岳美中先生门下,岳老有"专用古方治病,时起大症"之言。耳濡目染之下,自己临床遇到疑难杂症也常考虑通过经方解决。孙文斌曾以大柴胡汤加麦门冬汤治愈一例短期内进行性增大的多发性肺结节患者,其在 2020 年 3 月复查时发现肺结节最大者已1.7 cm,外院怀疑恶变,建议手术,因患者重度阻塞性肺气肿,考虑手术有较大风险,且家庭经济相对困难,辗转至孙文斌处保守治疗,按腹诊舌查脉,因胸胁苦满、心下满、便干,遂予大柴胡汤,因上气、口咽干燥加麦门冬汤,观其舌,前端形小而尖,加生牡蛎、麦冬,生牡蛎剂量 30～60 g,数月后复查,结节缩小,至2021 年 1 月复查肺 CT 示多发性肺结节均消失。

经方多可起沉疴,尤其在辨证精确的基础上,其有效率和愈病的快捷性都要远强于时方。而六经辨证不仅适合于外感,同样适用于内伤杂病。如皮肤病,若辨为太阳表证,麻黄桂枝各半汤就可以用;若辨为阳明证,则白虎、承气等可以取效。六经之分主要建立在表里寒热虚实之上,涉及经络、脏腑、地界、气化等,但不宜过于把它玄虚烦琐化,单纯为理论而理论,是中医学被认为难学的原因之一。

学说最终还是为临床服务的,从表里寒热来分辨六经,依六经辨证来用经方,再加上方证相对,就可以有效地解决许多病症。如泻心汤按照里阳热实之阳明经方来用,不管是各类出血症、高血压、睡眠障碍、情志失调等,只要辨为此证,用之就有效。

但是临床久了,也会发现一些证是比较隐匿不容易辨的。如曾遇到一例心律失常、心力衰竭的患者,舌红脉速、乏力口干心悸,从脏腑和八纲辨证入手,考虑心之气阴两虚,予天王补心丹加减,总是乏效,几周后才想起以前给他治疗过腹股沟斜疝,老年人疝气,多为气虚阳衰,细询冬季略有手脚凉的表现,遂从少阴寒化证辨,改为真武汤合炙甘草汤,症状即开始好转,心悸乏力均快速改善,数月后复查心脏彩超,左室射血分数较原来的44%恢复至47%,原有心室心房的扩大亦有大幅度好转。舌红不一定是桂枝、附子的禁忌,诸如此类经验必须要临床积累方能悟得,行医越久,总感觉缺憾越多。

又如哮喘或者咳嗽变异性哮喘,有的时候虽然痰是黄的,但是伏痰在不少情况下还是需要"温药和之",需要用到射干麻黄汤、小青龙汤等,就不能简单地根据热痰而用清化药,当然有热象可以加生石膏或者合小柴胡汤。

(4) 勤求古训和博采众方的结合:西医的病名众多,虽然古方可以治今病,但是近现代不少临床大家已经实践出来许多行之有效的针对现代病种的特效方,就没有必要固执于经方、时方之别,拿来用就可以。例如,魏长春老先生的六二清肺汤,治疗肺热的支气管炎、肺炎,效果就非常好,这次新冠疫情,把它和小柴胡汤变方合用,治疗辨为燥热伤肺的一些新冠后咳嗽,有时候3~5剂就显效。朱仁康老先生的皮炎汤、滋阴除湿汤等,有时候原方不怎么加减,对一些皮炎、湿疹也可以短期速效。所以中医其实就是经验和理论的结合,理论非常重要,《黄帝内经》《伤寒杂病论》等基本观点都必须烂熟于心,才能建立起独立自主从而行之有效的中医学思维模式;而经验传承也同等重要,如同武侠书里名门正派的弟子不一定打得过街头惯打的独行侠,实践打出来的经验很多时候可以取得让人瞠目结舌的效果,所以古今临床家的医论医案、经验教训等对我们临床都是非常有裨益的。

(5) 针药结合可以提高疗效:受冯昌汉老中医的影响,对董氏针灸进行了实践研究,因为其穴位多为经外奇穴,多在手足,所以大胆施用,发现疗效超过平常针法,而且其对行针要求不高,当然还是需要通过搓小棍练习指力,这样进针就少有痛感。对于关节筋骨疼痛等所谓"外病",针的疗程和疗效都要优于中药,往往服药数周乏效的,用针数次可解决,如正筋、正宗穴治疗颈椎病,肾关、肩三针治疗肩周炎等均有速效,当然针药结合则效果更加理想。而放血疗法也可以取得立竿见影之效,如有一个外伤后小腿局部麻木患者,医院看了不少,西药中药花费数千元而无效,予局部放血拔罐,一次显效,二次愈。

(6)"天人合一"理论的重要性:以前跟师讲究一年四季都要跟,因为一年四季的发病和用药都有各自的特色,如春为肝木之季,气机多升发,就容易见到肝阳上亢或者邪热在上焦、皮表等的疾病,用药也常用辛凉清轻如桑叶、菊花、金银花、连翘等,这些是中医学里天人合一的表现。

另外,临床久了会发现,某一段时间,某类病或者病症会比较多见,这个就牵涉到了中医的五运六气学说。例如,2022年为壬寅年,其岁运为木运太过,少阳相火司天,厥阴风木在泉,整体就是木火较旺,故热性病多,有不少患者自诉从来不会怕热,这一年却怕热得很,除了气温关系,和运气学说、天人合一学说大有关系,在2022年治疗失眠用苦寒结合甘寒如黄连、黄芩、栀子、天冬、麦冬等,使用频率远比往年多,效果也大致都不错。而此次2022年底的新冠疫情流行,所见病例寒湿证少,燥热证多,和当时时节、地域等不无关系。

2023癸卯年,岁运为火运不及,阳明燥金司天,少阴君火在泉,今年气候会整体偏燥,即使阴雨天,诉说口干舌燥的人还是不少,今年治疗咳嗽用清燥的方子也大都效果不错。

因此,五运六气可以有效指导处方用药,尤其对于高频率出现的类似病或者证,或者体质相对弱或者敏感的人,考虑运气因素来诊治,往往会取得比较满意的效果。而陈无择的运气方看似难以理解,遇到常法效果不佳的时候用之,疗效颇奇,如2023年用审平汤治疗失眠、盗汗等,大都获得一定疗效,近期就有一例是外院遍治数月的盗汗,浮小麦之类大剂量使用都无效,第一次用清肺养心敛汗固表等也无效,第二次用看似平淡的审平汤,患者复诊大叹早来几个月就好了。

"天",不单单指运气学说中的大时空,还包括生活的小环境,处方用药要考虑当地的饮食起居环境,如舟山地处海岛,湿气较重,民众嗜食海鲜,所以痰湿所致疾病比较多,湿易伤脾,腌物过咸伤胃,脾胃不好的患者也会比较多,所以在海岛地区东垣、丹溪之方颇有用武之处。

(7)气是中医学的根基:气血津液、阴阳学说等都是中医学的理论基础,而其实质却都是气的各种形态及其运动规律,所以自古名医都重视调体内气机来治疗疾病。例如,叶天士是温病学派主要开创者,吴鞠通《温病条辨》的不少方子是他的,他的处方大多是从调气机入手,孙文斌的博士论文就是研究其处方用药如何注重调气机的,感觉对临床也有着非常大的帮助。近现代临床大家赵绍琴先生也喜欢从调气机的角度来治疗许多疾病,如祛风药结合清热凉血治疗慢性肾病、尿毒症等,升降散治疗便秘、睡眠障碍、血压异常等,往往都有很好的疗效。而"内伤法东垣",其代表方补中益气汤,画龙点睛之药不是人参、黄芪而是升麻、柴胡,如果患者疲乏明显,甚至易短气,右寸关或弱或浮,则单用黄芪、人参,量再大也不一定显效,若加上少许升麻、柴胡却数剂可收佳效。临床中发现舟山地区中气弱者不少,原因如前述,东垣补中益气汤、调中益气汤、清暑益气汤、升阳散火汤等多可辨证施用,比单纯蛮补提效不少。曾经治疗一例严重的干燥综合征患者,先用养阴法无效,改于补中益气汤加味,疗效就明显出来了。

"甘温除大热"、虚人外感不忌补,这些都是西医思维难以理解的理论,用东垣方都亲试获效,感叹"古人诚不欺我"的同时,也感叹现代中医学教育的缺憾,院校教育把许多中医学的精微当糟粕弃之,使中医学子茫茫然而不知所往。如中医药的升降浮沉学说,在"废医存药"者眼里,就是必废之"伪科学",然而,如前述之升麻、柴胡等,在李东垣补中益气汤里是不可或缺的;又如牛膝、赭石等,在民国临床大家张锡纯先生的镇肝熄风汤里,此类重镇下潜药是主力药,治疗各种肝阳上亢之病包括眩晕、失眠等其效如神,如脉弦头晕者有时候用天麻、钩藤等效果不理想,大剂量的沉潜药一用,往往复诊其脉弦即转缓。中医学的一些所谓"老朽古旧、玄虚糟粕",很多时候却是临床取得高效的诀窍,只能说现代科学还在继续发展之中,有些目前科学尚无法解释的东西应该用科学求实的精神来承认以进一步研究。

2. 验案举隅

【验案】刘某,男,58 岁,2015 年 8 月就诊。主诉:发热 2 周余。患者 2 周前开会时坐在空调正下方,当时即感脊背寒冷,当晚出现高热,伴寒战,无咳嗽、咳痰,无腹痛、腹泻等症,至医院就诊,除了原有糖尿病病史的一些生化异常,其他均未发现明显异常,考虑病毒性感染,予抗病毒及退热对症治疗,高热退后,体温一直停留在 38℃ 左右长达 2 周之久,查各项理化指标均无明显异常,遂请中医会诊,症见:精神尚可,面唇不红,声音适中,反应灵敏,自述颈部背脊紧绷

当代舟山岐黄传承录

274

怕冷,汗少近无,无口干口苦,无胁腹不适,大便通,小便不甚黄,诊脉三部略浮偏紧。中医诊断:太阳伤寒病(葛根汤证)。建议避空调,予葛根汤原方,方药:葛根 12 g、生麻黄 9 g、桂枝 6 g、生白芍 6 g、炙甘草 6 g、生姜 6 g、大枣 12 g,3 剂,日 1 剂,水煎服,分早晚餐后温服。数日后随访,告知已痊愈。

按语:此患者据其诱因,是感受寒冷;望其面唇不红,询其无口干口苦、无胁腹不适、大便通畅、小便不黄,则少阳、阳明证即里热可排除,体温表显示有热并不一定中医辨证就有里热;精神尚可、声音适中、反应灵敏,则阴证依据不足;颈与背脊为太阳之部位,拘急寒冷是因为"寒主收引";脉浮提示病仍在表,脉紧示寒;诸证合参,"太阳病,项背强几几,无汗恶风者,葛根汤主之",虽然时当酷暑,但长期处人工寒冷环境,所感寒邪不得出,所以 2 周仍在太阳,当用辛温发汗,医嘱避风寒,汗出病即愈。怪病大多需要用经方,此为一例。

傅燕儿

▶个人简介

傅燕儿,女,中医内科副主任医师,浙江省中医药学会内科分会第七届青年委员会委员,浙江省中西医结合学会第五届神经内科专业委员会睡眠学组委员。2004 年毕业于上海中医药大学中医系,2015 考入上海中医药大学研究生院,师从陈丽云教授攻读医史文献专业。近 20 年来一直在嵊泗县人民医院、嵊泗县中医院从事中医科临床门诊工作。2020 年舟山市中医院进修期间跟从浙江省名中医、全国老中医药专家学术经验继承工作指导老师、浙江中医药大学教授及硕士生导师、舟山市资深拔尖人才李飞泽主任中医师学习,在跟师期间深受李师教诲:在临证中不可拘泥于一家一派之说,应博采众长,坚持实事求是,收集病症应细致、耐心,不可马虎、敷衍,要将辨证论治放在临证的首位。

主持并完成县级课题一项,开展院级新项目、新技术 3 项。黄连增液汤作为治疗更年期失眠症的院内协定方进行推广使用,在患者中具有一定的认可度。在内、妇、儿科疾病如急慢性咳嗽、慢性胃炎、胃食管反流、慢性腹泻、高脂血症、睡眠障碍、原发性痛经、慢性盆腔炎、多囊卵巢综合征、更年期综合征、小儿厌食等治疗上,颇有心得且治疗效果确切;并在恶性肿瘤术后调治及缓解子宫腺肌病的出血性疼痛、控制子宫腺肌瘤增生等疑难疾病的治疗上收效显著。

1. 临证感悟

笔者在临床门诊中始终坚持将患者的病症采集放在首位,"望闻问切"四诊从不敷衍,对病症尽可能全面地收集,并结合老师的经验,在疾病的治疗上颇具成效。在临床上将传统的中医辨证论治思想与西医的生理病理、诊断、治疗等知识互参,在坚持传统"望闻问切"的中医诊疗手法上,运用西医的现代化检查技术,对传统疾病的诊断进行完善,将西医的"病",与中医的"证"进行参照,并将中医的体质学说作为诊疗的有效补充,指导遣方用药。在门诊中坚持一人一方,因时因地因人制宜,以经方为主,结合现代药理知识,擅于对时方进行化裁。注重中西医结合,在扩展诊疗思路的同时,扩大用药方式,以内服、外用的方式提高临床诊疗效果。

李师从医30余年,临床经验丰富,作为学生,能够有机会跟师学习,是很珍贵的机会。在以后的临床中,需牢记老师教诲,积极临证,刻苦钻研,不断探索,守正创新,用心体会、悉心感悟老师的宝贵经验与临床思维,进一步提高自己的专业理论水平和临床实践能力,发扬老师严谨的治学态度和不辞辛劳的敬业精神与高尚的医德。

2. 验案举隅

【验案1】盛某,男,31岁,2020年2月12日初诊。主诉:口腔溃疡反复发作数月,近又见复作2日。患者口腔溃疡疼痛明显,影响进食。素易疲倦,时伴见口干以夜间明显,唇干,脱皮,大便干结,3日一行,小便黄。查体:口颊内侧黏膜有见数粒散在溃疡,色红,有见白色脓点。舌质红嫩,苔薄,脉细数。中医诊断:口糜(阴虚火旺)。治以滋阴降火兼清热毒。方药:玄参15 g、麦冬15 g、生地黄15 g、藿香6 g、石膏(先煎)15 g、防风3 g、蒲公英15 g、野菊花10 g、金银花15 g、连翘9 g、怀牛膝10 g、升麻6 g、柴胡9 g、贯众10 g、仙鹤草15 g、生甘草10 g,7剂,日1剂,分早晚餐后温服。2020年2月24日二诊:服上方后患者溃疡明显好转,疼痛止,可正常进食,食酸辣略有刺激感,唇干、脱皮已痊愈。近2日外出作业(渔民)偶感风寒,有见咳痰,大便畅,一日一行,质软,小便略黄。舌质偏红,苔薄,脉细。前方加枇杷叶(包煎)15 g,7剂,日1剂,分早晚餐后温服。2020年3月9日三诊:患者服药后口腔溃疡已痊愈,停药后未见有复作。外出作业疲乏感较以往明显改善,今在其家人催促下来院复诊。诊其脉象平稳,和缓有力,纳食佳,夜寐馨,二便自调,嘱其饮食清淡,戒辛辣烟酒,早睡,以日常调适收功。

按语:口糜即口腔溃疡,为临床常见疾病,以口舌、牙龈等处的糜烂生疮为主要表现,好发于各个年龄段,多以火热之邪为主。《黄帝内经》明确指出:诸痛痒疮,皆属于心(火)。火热之邪烦劳则张,日久邪火伤阴导致阴虚火旺,故稍稍疲乏即易反复发作,导致日久缠绵难愈。李师常教导我们:中医治病,不管是方证治疗还是脏腑辨证,最主要的还是看疗效。临床上口腔溃疡多见上热下寒之证,故多用甘草泻心汤。但在此案中,患者因工作原因,经常夜寐甚晚,导致体内阴液亏虚;且正当年盛,火热有余,火邪会进一步耗灼阴液,导致阴亏于内的本质,出现舌质嫩红、脉细等阴虚的症状。故在治疗用药上以"增液汤"为底方,滋补阴液以灭虚火扶正治其本。因"口为脾之外窍",故又以"泻黄散"为引经药方,为诸药之舟楫,引药入病位,清泻脾热,针对发病部位进行治疗。口干、唇干、脱皮、大便干、小便黄,溃疡红肿、疼痛明显为火热之象,且出现明显的脓点,为热毒鸱张致血腐肉败,故选用蒲公英、野菊花、金银花、连翘、升麻、柴胡、贯众等清热解毒药物气血双清,直折其热势,针对溃疡急性期红肿热痛明显而应用,同时现代药理研究发现这些清热解毒药具有良好的抗病毒、消炎作用,联合使用可加强药效。仙鹤草又名脱力草,具有补气强壮作用的同时还具有解毒消肿之功,可用于疔疮痈肿,且该药药性"平",不会助火生热,故在此用之取其两用之法而不用顾虑其会助火生热。方中生甘草用了 10 g,除了作为佐药调和药性外,也是取其益气、清热解毒的作用。且现代药理研究发现甘草对于黏膜破损具有良好的修复作用。诸药合用,其效如桴。7 剂已见效。二诊时,患者有见咳,稍加枇杷叶清肺降逆肺气、化痰止咳,余守方如前以清残毒。三诊时患者诸症平,体质尚可,故未予药。嘱其生活、饮食、作息调适以养护阴液,防虚火内扰。

【验案2】毛某,女,79 岁,2020 年 2 月 12 日初诊。主诉:妇科 B 超发现宫腔内混合团块 3 日,要求中药治疗。患者近 4 年来腹痛频作,可自行缓解。近日自觉下腹鼓胀膨隆,伴见带下色黄量较多,遂于昨日前往嵊泗县人民医院妇产科诊治。B 超提示子宫增大,宫腔内见混合光团,88 mm×65 mm,以液性为主,内可见中等回声,未见明显血流信号。刻下:伴见腰骶部酸胀不适,晨起见口干苦,易疲乏,胃纳尚可,二便自调。查体:患者形体偏瘦小,面色㿠白虚浮,精神委顿,腹部膨隆,按压疼痛不明显。舌质偏红,苔薄腻,脉沉弦。西医诊断:老年性阴道炎。予西药栓剂外用治疗(具体不详)。中医诊断:积聚(积证,正虚湿聚)。治以补益气血、行气利水。方药:生黄芪40 g、山药20 g、升麻6 g、猪苓15 g、白术 10 g、泽泻 10 g、车前子(包煎)15 g、薏苡仁 15 g、白芍 15 g、莪术30 g、马鞭草 15 g、徐长卿 15 g、半枝莲 15 g、半边莲 15 g、白花蛇舌草15 g、柴胡 9 g、黄芩 9 g、肉桂(后下)3 g,7 剂,日 1 剂,分早晚餐后温服。2020 年 2 月19 日二诊:患者服上方后无明显不适,自觉精神较前好转,腹痛腰酸未作,口干仍见,口苦瘥。查其面色转亮,诊舌脉如前。上方加鸡内金15 g,倍薏苡仁量至30 g,5剂,日1剂,分早晚餐后温服。2020年3月13日三诊:患者服上方后感觉下腹部如虫行,小便明显较前增多,色清,大便正常,胃纳可,夜寐尚安,舌质淡红,苔薄,脉弦。上方增山药、马鞭草剂量均至30 g,7剂,日1剂,分早晚餐后温服。后患者来院诉服药后肚子鼓胀感消失,且精神爽利,自觉无不适,于舟山市第三人民医院行B超,示宫腔少量积液。

按语: 本案属于中医学"积聚",亦称"癥瘕",病机乃"水毒气结聚于内"(《诸病源候论·水蛊候》)、"经络痞涩,水气停聚,在于腹内"(《诸病源候论·水癥候》)、"诸湿肿满皆属脾"(《素问·至真要大论》)。李师在临床中对于"积聚"类病症多从八纲辨证出发,常由气血入手。在本案中水为阴邪,善聚于下焦。患者年届近八十,气血已衰,因礼佛多以素食为主,饮食偏于清淡,脾肾功能亏虚受损,气化不利致水停于腹中,故见腹部膨胀。面色㿠白、易疲乏少气亦为脾气虚之外候。拟方以温阳化气利水的"五苓散"和补气的"补中益气汤"为底方,利水湿的同时补气健脾以助湿行。因有见带下色黄,考虑为湿邪日久化热,故用半边莲、半枝莲、白花蛇舌草等具有清热利水同时现代药理研究具有消炎作用的药物进行治疗。方中以肉桂3 g易五苓散之桂枝,因未见四肢肿胀症状,水湿之邪局于下焦之局部,故用守下焦的肉桂代之。一求其化瘀散结之功,二用其药性"热",以防大队寒凉药物伤其肾气,且可助药物运化。二诊中加大薏苡仁用量以增其利湿之功,且薏苡仁亦有健脾之效,药性偏寒,不用担心会助热,生地黄养阴,防止大量苦寒药物伤阴,鸡内金可健脾消导化癥积。三诊患者诉肚中有虫行感,小便增多,故知药对症,加大马鞭草利水之功,同时加大山药用量进一步顾护脾阴,以期邪去而不伤正。后患者于上级医院复诊,宫腔内已无水湿储留,自亦觉中药治疗之神奇。

【验案3】 谢某,女,57岁,2021年7月9日初诊。主诉:耳鸣2月余。安静时耳鸣明显,音调偏低,听力正常,有颈椎病病史,疲乏不耐劳,颈部板滞感影响睡眠,胃纳尚可,二便自调。于他处就诊多次未见改善故转诊我处。外院查头颅CT未见异常。查舌质偏红暗,苔少,脉细涩。中医诊断:耳鸣(气虚血瘀)。治以益气活血通窍。方药:桃仁10 g、赤芍15 g、红花10 g、当归10 g、川芎10 g、葛根30 g、丹参30 g、黄芪60 g、地龙10 g、枳壳15 g、天麻10 g、半夏15 g、黄连6 g、升麻6 g,5剂,日1剂,分早晚餐后温服。2021年7月13日二诊：患者诉服药后疲劳感减轻，耳鸣发作频次较前明显减少，音调如旧，颈部拘紧感缓解，余症如前。舌脉如前，知药对症，效不更方，5剂，日1剂，分早晚餐后温服。2021年7月25日三诊：患者随访，诉耳鸣止，余症平。

按语：《素问玄机原病式》所谓"耳鸣有声，非妄闻也"之流。耳鸣是指患者在周围环境中无相应声源或电刺激存在的情况下，自觉耳内鸣响的听觉紊乱现象，有时兼有耳聋，常伴或不伴有听力下降，睡眠障碍、心烦、恼怒、注意力无法集中、焦虑、抑郁等不良心理反应。临床上大多较难治疗。一般可分为客观性耳鸣和主观性耳鸣两类。客观性耳鸣，其表现耳鸣声为断续性，大多与心跳、脉搏有同步的节奏，一般是耳周围的声源所致。主观性耳鸣或如蝉鸣蚊噪，或似风雨潮汐，但多呈连续声音，此类耳鸣为耳病所致。李师治疗耳鸣擅于从病症结合的角度，全面剖析症状，并不拘泥于传统的补肾、补中气、顾护脾胃等治疗方式，认为颈椎病引起的局部血管功能的障碍亦会引起耳鸣的出现。在临床中善用活血药进行治疗，重用黄芪改善头部血供，补气化瘀，营养耳窍。本案患者耳鸣判断为客观性耳鸣，并有颈椎病病史，所以耳鸣之本源在于颈椎病。南朝宋·刘义庆《世说新语》云："传说魏时殿前大钟无故大鸣，人皆异之，以问张华，华曰：'此蜀郡铜山崩，故钟鸣应之耳'。寻蜀郡上其事，果如华言。""铜山东崩，洛钟西应"在这就是指患者耳鸣是出于颈椎病的影响。颈椎为病，瘀血阻塞，耳窍闭塞故耳中鸣响，病出耳中，源在血脉。又宗《医林改错》"耳孔内有小管，管外有瘀血靠挤管闭"说法抓住血瘀证候，涩脉为血瘀之脉象，故以活血化瘀治本。桃仁、赤芍、红花、当归、川芎、丹参活血化瘀；患者兼具神疲之象，为气虚无力推动血液运行而加重瘀滞，故治当以益气治其标，加大黄芪用量，取其益气之功的同时兼能"升气"（《医学衷中参西录》）；五官都是清窍，不能容有邪气留滞，有则发病，所以治疗上要以还其空清为要，天麻、升麻载药上行头目，为诸药之舟楫，助药祛邪。据现代药理研究表明葛根具有扩张脑血管和改善微循环，提高局部微血流量的作用，故二诊加大葛根用量，以增其疗效。全方以整体观念为体，益气活血通窍为用，用药虽仅14味，但药少精当，配伍精巧，起效迅速，效如桴鼓。

郑小平

▶ 个人简介

郑小平，女，1977年11月生，大学本科学历，现任普陀医院妇科副主任，主任中医师，浙江省基层名中医。现任浙江省中西医结合学会第七届妇产科专业委员会青年委员会委员、浙江省针灸学会第一届妇产科专业委员会委员、浙江省社会办医第一届妇产科专委会委员、"同心-共铸中国心"妇产科专家委员会舟山分会委员。2001年于浙江省中医药大学中医临床专业毕业后，先后在普陀中医院、普陀医院从事中西医结合妇科工作，病房、门诊两兼顾，曾先后到杭州市第一人民医院西医妇科、杭州市中医院中医妇科等进修学习，对妇科常见病、多发病及疑难病诊治有着丰富的临床经验，擅长运用中西医结合方法治疗先兆流产、习惯性流产、盆腔炎、异常子宫出血、子宫内膜异位症、多囊卵巢综合征、绝经前后诸证、恶露不净、妊娠剧吐等病症，同时熟练主刀传统开腹手术及腹腔镜、宫腔镜、宫腹腔镜联合下各类妇科微创手术。在一、二级医学期刊上发表学术论文10余篇，其中《利凡诺尔联合米非司酮引产临床观察》《中西医结合治疗慢性盆腔炎的疗效观》《散结镇痛汤治疗子宫内膜异位症合并不孕临床观察》《中药联合甲氨蝶呤治疗剖宫产疤痕妊娠临床研究》《补肾活血调经汤治疗40例多囊卵巢综合征的效果观察》获普陀区优秀论文二等奖。承担区级课题"舟山海岛女性宫腔粘连切除术后使用手术防粘连液联合人工周期及中药口服对预防粘连再发的临床研究"一项，参与区级课题"UAE对比药物治疗妇科子宫腺肌病的临床疗效研究"一项。

2019年在医院推荐下，进入了浙江省中医药传承与创新"十百千"人才工程省级基层名中医培养对象的队伍中，通过自学、网络学习及集中理论授课，认真研读中医经典理论《黄帝内经》《伤寒论》《金匮要略》《温病学》，继承和挖掘中医经典理论精华，每个季度撰写一篇读书笔记。每年深入中医妇科名医工作室学习，跟随名医临诊，参与整理名医学术资料，学习名中医独特的临床经验，整

下篇 后学风采篇

281

理撰写读书笔记。其间,有幸结识省级名中医章勤老师,并每半个月进入章勤名中医工作室跟随章老师临证,在累计半年的跟师过程中,受益匪浅。

在临床实践中,章勤老师擅长运用中医药治疗妇科各种急慢性疾病,尤其是月经病、不孕症、妊娠相关疾病、绝经前后诸证及疑难杂症,她不仅精通中医,而且有相当丰富的西医妇科学知识及临床经验,善于把自己行医多年的临床诊疗经验上升为理论,用于指导学生工作。在章勤老师的悉心指导下,坚定了对中医药的信心,开阔了中医思维,中医诊疗技术得到了很大提高。

经过 3 年培养,经典研习、跟师临证,中医理论和中医药服务水平得到质的飞跃,在之后临床实践中,不断运用中西医结合、辨病与辨证结合的方法,在中西医结合妇科临床上积累了丰富的经验,成为临床疗效显著的基层名中医,年专家门诊诊治的患者数达 3800 余人次。

1. 临证感悟

不孕是妇科常见的多发病、疑难病,其中输卵管因素引起的不孕占首位。输卵管不孕主要原因是输卵管急、慢性炎症,盆腔炎性疾病后遗症,输卵管发育不全,子宫内膜异位症等,其中输卵管阻塞、粘连引起的不孕病程缠绵难愈,给患者身心健康带来很大的痛苦。

输卵管在中医上属"胞宫"范畴,位居下焦少腹,为足厥阴肝经经过。中医学认为感受外邪,邪客胞宫;或情志失调,气失宣行,瘀滞胞脉;或反复刮宫、频繁流产、经期同房等直接损伤冲任,导致瘀血阻滞,胞脉不通,则导致输卵管阻塞而不孕。章勤老师认为不孕不育病位主要责之肝、脾、肾,发病机制主要是瘀血阻滞冲任、胞络,累及肾、肝、脾三脏,使其不能摄精受孕。若胞脉瘀阻,肝气失宣,肾精亏损,则不能摄精成孕,因而本病存在着"肾虚"的方面。临床所见,每每病因交互,病机错杂,虚实夹杂,证候多样,气滞血瘀、寒凝血瘀、湿热瘀阻,不论气滞、寒凝、湿热或因虚致瘀,其最终病理产物为瘀血,瘀阻胞脉而致不孕。故血瘀是本病的病机关键,且与肝、脾、肾三脏密切相关。

输卵管不孕的西医治疗方法按大类分为药物、手术、内镜治疗等,但不管是现代传统的药物治疗,还是先进的手术治疗,都有其不足之处,无法满足患者的需求。中医采用内服中药、直肠给药、中药外敷、针灸、中药离子导入、穴位贴敷、周期治疗等,治法多样,用药灵活。中医内治法方法简单,疗效明显,易被患者接受。

治疗输卵管不孕的思路是从根本上解除病因,缓解症状,为以后受孕打下坚实基础。故其最终目的是促其受孕。每发于人工流产或宫腔其他手术之后,多因摄生不慎,或术中感染,湿毒内侵,胞脉瘀滞所致。章勤老师于术后胞络"未病"之时,即予化瘀生新,佐以解毒、利湿,防瘀血停留,外邪内侵;对于胞络已阻者,则强调把握好扶正祛邪的主次关系,不能一味清热解毒,中药内服用药过于寒凉,终使宫寒不孕。故在辨证基础上,要注意益气健脾,暖宫助孕,行瘀通滞,以增加受孕率。

治疗方法上,归纳为以下两大要点:一要专病专方,随症加减。主要有清热化湿、活血化瘀、凉血散结、通络止痛,如因子宫内膜异位引起输卵管不孕,多用五灵脂、生蒲黄、水蛭、地鳖虫等软坚散结、活血化瘀、理气止痛药物。二要谨守病机,综合治疗。在治疗输卵管不孕时,在临床上通常把西医诊断方法与中医学辨证思路相结合,中医治疗要求谨守病机,综合治疗,采用中药内服、灌肠、联合中药外敷等方法进行。

总之,经临床研究,输卵管不孕的综合治疗效果颇佳,辨证治疗固然要紧,但在清热活血的基础上,必须考虑宫腔的内膜,不能伤其输卵管黏膜细胞,要注意正气,注意暖宫,意在微微生火,温煦胞宫土壤,有助于今后受孕。

2. 验案举隅

【验案】李某,女,30岁,2022年4月30日初诊。主诉:婚后2年未避孕未孕1年余。婚后夫妻同居2年,正常性生活,但一直未孕,半年前输卵管造影提示"双侧输卵管通而欠畅,盆腔弥散欠均匀"。平时月经规则,4～7日/28～30日,经量中等,无痛经,近4年经量偏少,末次月经2022年4月22日。在婚前有性生活史6年余,生育史0-0-3-0,均为人工流产,末次流产在4年前,之后未再孕。舌暗苔薄,脉细弦。妇科检查:宫颈轻度柱状上皮异位、无接触出血及举痛;子宫附件均无压痛。宫颈液基细胞学检查(TCT)及人乳头瘤病毒(HPV)均为阴性。中医诊断:不孕(肾气亏虚,湿热夹瘀)。治法:补肾益气,清热化瘀。方用当归芍药散加减,方药:生黄芪15 g、炒白术10 g、当归15 g、川芎10 g、红藤30 g、败酱草30 g、重楼10 g、薏苡仁30 g、茯苓10 g、泽泻10 g、通草6 g、皂角刺10 g、路路通15 g、三棱10 g、莪术10 g、淫羊藿15 g、菟丝子30 g、枸杞子15 g、甘草5 g、香附10 g,7剂,日1剂,分早晚餐后温服。另:红藤汤加减每晚睡前100 mL恒温保留灌肠。2022年5月7日二诊:宫颈管分泌物支原体、衣原体阳性,淋球菌、细菌培养阴性,阴超提示子宫内膜厚 7 mm,盆腔积液少量。支原体、衣原体感染是导致输卵管慢性炎及不孕的原因之一,在上方基础上减补肾之菟丝子、枸杞子,加清热解毒之忍冬藤 30 g、白花蛇舌草 30 g、徐长卿 15 g,共 14 剂以增强清热化痰之功;多西环素肠溶胶囊 0.1 g 口服,2 次/日,继续原方保留灌肠。2022 年 5 月 21 日三诊:月经将届,无不适,舌脉同上。经前保证血海充盈,冲任二脉旺盛,经血自来,故在原方基础上减清热之药:忍冬藤、败酱草、徐长卿、薏苡仁,而加活血化瘀之药:益母草 30 g、桃仁 10 g、川牛膝 15 g、通草 5 g、泽兰 10 g,7 剂,继续原方保留灌肠,经期停用。2022 年 5 月 28 日四诊:患者正值月经期(末次月经 2022 年 5 月 24 日),经量少,基本净,舌红苔薄黄略腻,脉弦略涩。上方去益母草、通草、泽兰、川牛膝、淫羊藿,加赤芍 10 g、桂枝 6 g,7 剂。2022 年 6 月 11 日五诊:复查宫颈管分泌物支原体、衣原体培养阴性,抗卵巢抗体弱阳性,舌淡红苔略黄,脉濡滑略涩。抗卵巢抗体弱阳性,中医以清热活血为主,故加通草、生蒲黄。继续调理、检测卵泡、促排卵,指导同房一次成功受孕。2022 年 7 月 30 日六诊:末次月经 2022 年 6 月 24 日,自测尿妊娠试验阳性,予以补肾养阴安胎。

按语:堕胎之时,湿邪内侵,瘀血留滞,伤及气血,损伤冲任胞络,与气血相搏交争,而致气血壅滞不行,故输卵管造影见双侧输卵管通而不畅;湿瘀互结,损伤胞络,耗伤气血,故难再受孕。予补肾益气,活血化瘀,通络助孕,此为中医辅助受孕的典型案例。首诊方中当归、川芎养血活血,生黄芪、炒白术、茯苓、泽泻、薏苡仁、香附补气行气,健脾利湿;三棱、莪术、皂角刺、路路通、通草活血通络;红藤、败酱草、重楼清热利湿;淫羊藿、菟丝子、枸杞子补肾益精。在化瘀通络的同时,扶正祛邪,攻补兼施,处方平正。四诊处于经期,经期是盆腔炎最易复发的时候,而经后子门闭合,血海空虚,贮藏精血,故在上方化瘀通络基础上去调经之品,加赤芍以泻肝活血、散结通络、能行血中之滞,加桂枝有温经通脉之效,在调经同时,对输卵管不通效果亦佳。

余 达

◆ **个人简介**

　　余达,男,浙江省普陀区人,2009 年毕业于天津中医药大学中医基础理论专业。2009 年起舟山市中医院肿瘤科工作至今,跟师田义洲主任中医师。2013 年至上海中医药大学附属龙华医院进修,跟师杨金坤教授及国医大师刘嘉湘。后又跟师冯昌汉老中医抄方。2021 年又拜国医大师张大宁为师。擅长中西医结合肿瘤内科及慢性咳嗽、胃肠炎、甲状腺乳腺肺结节等调治,擅长运用中医古方治疗内科疑难杂症。先后参与多项科研课题,2019 年成功申请并主持浙江省中医药管理局课题"冯昌汉拓展应用经典'小方'经验整理传承研究"。发表论文 6 篇,连续多年在院内方剂比赛中获奖,2019 年获得院学术奖,2020 年获得院医德医风奖,连续 2 年年度考核优秀。入选浙江省中医药"新苗"计划项目培养对象及省第三批中青年临床名中医培养计划,被选为舟山市中医院最美医师。2022 年入选第七批全国老中医药专家学术经验继承工作继承人,跟师李飞泽主任中医师。新冠疫情暴发以来参加舟山医院新冠突发病房抗疫工作、舟山市中医院发热门诊、新冠疫苗接种保障等工作,为舟山市的防疫抗疫工作做出了自己应有的贡献。

1. 跟师心得

　　盗汗临床一般多从阴虚火旺论治,常用方为当归六黄汤。然冯昌汉老师通过大量临床发现湿热类型的盗汗不在少数。尤其舟山地处江南海岛,气候潮湿,民多食海鲜等易生湿生热的食物,患者伸舌每多黄腻或白腻苔即是见症。此类患者用当归六黄汤多有不效。方中生地黄、熟地黄滋腻生湿碍胃,芩连柏清热燥湿泻火,对实热重者虽可暂取效于一时,但亦有苦寒败脾胃之弊,脾胃一伤,湿邪复生,湿蕴生热,湿热熏蒸,盗汗又作。对于湿热盗汗,冯师认为也不可妄使蛮力用大队止汗药物堆砌,反生敛邪之弊。冯师常从"三焦水火之通道"思想论治,认为"火郁发之""湿郁利之",常用自拟湿热盗汗方加减:栀子、淡豆豉、芦根、白茅根、白薇、地骨皮、桑叶、稽豆衣等。

冯师发现舟山地区盗汗患者属湿热证者偏多,临床用盗汗套方套法疗效不够满意。遂另辟蹊径,法温病学家治湿热病之经验,从"三焦水火之通道"思想论治盗汗,用自拟湿热盗汗方,取得佳效。这与见汗止汗的对症治疗思路迥异。"三焦水火之通道"即是"给邪以出路",体现了通因通用及治病求本的思想。冯师平素遣方用药具有辨证准确、药味少、功效宏的特点,临证常喜用小方加味或叠用治病。冯师自拟之湿热盗汗方,即是以《伤寒论》栀子豉汤、《备急千金要方》二根汤、治骨蒸潮热验方白薇地骨皮汤,单味桑叶治盗汗验方等组成。尤其妙在药物之选择上,常选用一药多效之药物:既清热又利湿,如生栀子、芦根、白茅根等;既清热又止汗,如桑叶、稽豆衣、地骨皮等;既利湿热又养阴生津,如芦根、稽豆衣等;既清气分之热,又清血分之热如栀子、白茅根、白薇、地骨皮、桑叶等。方剂整体用药上既体现上宣并清、下清并利之三焦部位特点,又兼顾湿热邪热由气入血,由血扰气,迫津外泄的卫气营血层次思想。

2. 临证感悟

笔者临床发现若要更好地发挥本方疗效,尚需据证微调,如气虚乏力显著加黄芪、仙鹤草,伴低热重用青蒿,相火妄动性欲亢进、遗精早泄加知母、黄柏,兼血分热重加牡丹皮、赤芍,湿重加薏苡仁、茵陈等,伴心悸、脏躁者加浮小麦,伴脾虚便溏减少栀子剂量并加白术、茯苓等。务使药证相符,方能取得佳效。

3. 验案举隅

【验案 1】冯某,男,61 岁,2017 年 5 月 11 日初诊。主诉:夜间反复烘热汗出 1 月余。患者 1 月余前无明显诱因下后半夜 3～4 时反复烘热汗出,汗多沾湿衣被,平素易烦热,动易汗出,肠鸣,大便略软,口黏腻不爽,无口干口苦,小便黄,胃纳可,夜寐欠安,易早醒,舌红苔白腻微黄,脉濡数。既往有十二指肠溃疡出血史。患者自诉曾在前医处服用含黄芪、浮小麦、煅龙骨、煅牡蛎等收涩中药 20 余剂无效。中医诊断:盗汗(湿遏热伏)。治以发散郁火、清利湿热。予自拟湿热盗汗方,方药:生栀子 10 g、淡豆豉 15 g、芦根 25 g、白茅根 25 g、白薇 10 g、地骨皮 10 g、桑叶 30 g、稽豆衣 10 g,5 剂,日 1 剂,水煎服,分早晚餐后温服。随访药进 3 剂,汗大减,5 剂症全消,续进 5 剂巩固。此后每年 3～4 月偶有盗汗症状复发时,患者即至笔者处转方,每次予上方加减口服 5～7 剂后即愈。

按语：中医认为汗的生理病理过程与阳气、津液、三焦、腠理相关。《灵枢·本脏》云"三焦膀胱者，腠理毫毛其应"，《素问·阴阳别论》云"阳加于阴谓之汗"。湿热郁蒸则迫津外泄，三焦所主的腠理开泄而为汗。本案患者后半夜烘热汗出，易烦热，大便略软，口黏腻不爽，小便黄，舌红苔白腻微黄，脉濡数，冯师辨证为湿遏热伏，并指出此类患者用药过于苦寒则败胃助湿，过于收涩则郁热难出湿邪难去，前医收涩之剂连服 20 余剂无效即是明证。《温病纵横》云："湿热病，湿郁热蒸，湿热弥漫于三焦之中，留连于卫气之分，且热处湿中，湿热裹结，如油入面，难解难分。而热以湿为依附，湿不去则热不清，湿去则热不能独存。"冯师认为湿热郁遏在内，不能收涩，当火郁发之，湿郁利之，先其时透热利湿，三焦水火两道分利，无邪热扰动，则不止汗而汗自止。冯师湿热盗汗方用药侧重从三焦水火之道论治，方中栀子"气浮味降"，气浮则"除热郁"，味降则"泻肝肾膀胱之火""大小肠热秘热结""三焦郁火"，并能"解郁热，行结气，其性屈曲下行，大能降火，从小便泄去"（朱丹溪）。可见一味药就具备发散三焦郁火和通利三焦水湿之功，为君药。辅以淡豆豉以助发散郁热；地骨皮治骨蒸潮热；白薇清浮热；桑叶清肝肺之火，大剂量并有止汗之功。以上诸药清透三焦火道，使邪火无以扰动津液。白茅根、芦根解决三焦水道，不使湿与热胶结难解，其中芦根宣利浅层三焦气分之湿热，白茅根清利深层营血分之湿热。稍佐稽豆衣滋阴清热，养血敛汗。诸药并用清疏三焦火道，清利三焦水道，则三焦元气畅通，气化正常，水液津液自归其道，而无邪热湿热之扰动迫蒸，自无烘热汗出之病症。

【验案 2】王某，男，52 岁，2021 年 12 月 4 日初诊。主诉：反复冬季夜间出汗 10 年。患者 10 年前无明显诱因下每年天冷入冬后凌晨 1～2 时烘热汗出不适，热汗黏滞不爽，汗出湿透衣被，症状常持续 1～2 月之久，甚为苦恼，胃纳可，二便调。舌淡红，苔白腻，脉右弱，左弦数。中医诊断：盗汗（气虚兼湿热）。治以益气固表，清热利湿。方药：生黄芪 30 g、酒萸肉 20 g、煅龙骨 30 g、煅牡蛎 30 g、桑叶 30 g、白薇 6 g、白茅根 15 g、芦根 15 g、稽豆衣 15 g、茵陈 15 g，中药颗粒剂 7 剂，水冲服，一次一盒，每日 2 次。服药后汗出即止。2023 年 1 月 12 日患者上症再作，续予冯师湿热盗汗方加减：生黄芪 30 g、桑叶 30 g、白茅根 30 g、芦根 30 g、茵陈 15 g、白薇 10 g、地骨皮 10 g、牡丹皮 10 g、稽豆衣 30 g、浮小麦 30 g、煅龙骨（先煎）30 g、煅牡蛎（先煎）30 g、知母 10 g，7 剂，日 1 剂，水煎服，分早晚餐后温服。药后即愈。

按语:患者反复盗汗10年,病程较长,舌淡、右脉弱提示气虚卫表不固,故用黄芪益气固表止汗。热汗黏滞不爽、苔腻,左脉弦数显系湿热之征,故予湿热盗汗方加减清热利湿,药后汗止症消。

【验案3】林某,女,50岁,2023年1月18日初诊。主诉:反复盗汗1周。患者系医院护士,1周前感染新冠病毒后,因人员紧缺仍在岗带病工作未行休假,后出现反复夜间盗汗不适,后半夜加重,并伴心悸心慌,自服黄芪生脉饮后,盗汗加重,并出现左眼巩膜片状出血,眼球胀感不适,口干,无畏寒发热,无气急气喘,胃纳一般,小便调,大便干。舌红赤,苔尖剥,根黄腻,脉弦数。中医诊断:盗汗(湿热)。治以清热利湿,滋阴清肝。方药:焦栀子5 g、白薇5 g、地骨皮10 g、芦根30 g、白茅根30 g、桑叶30 g、稻豆衣30 g、牡丹皮10 g、茵陈10 g、黄柏10 g、浮小麦30 g、生地黄10 g、玄参15 g、麦冬10 g、决明子10 g、菊花10 g,7剂,日1剂,水煎服,分早晚餐后温服。随访服药后盗汗即止,眼胀不适症状消失,巩膜出血明显吸收,人即感舒适。

按语:患者新冠病毒感染后盗汗心悸,邪毒湿热余邪未净,未行疏利,自认为虚,反用黄芪生脉补涩,药后引动肝火,上炎清窍,迫血妄行,而致眼肿巩膜出血。予冯师湿热盗汗方疏泄清利,酌加牡丹皮、菊花、决明子清肝明目,黄柏、茵陈清热利湿,增液汤滋阴通便给邪以出路,药后即汗止眼舒。

郝宗霞

▶ **个人简介**

　　郝宗霞,毕业于安徽中医药大学,从事中医临床工作16年,副主任中医师,师承浙江省名老中医李飞泽教授,浙江省名老中医药专家李飞泽工作室成员。擅长运用中医、中西医结合的方法治疗心脑血管疾病、老年病,对内科常见病、多发病的调治及养生保健有着丰富的临床经验。浙江省中医药学会内科分会委员,浙江省中医药学会内经分会委员。在各类学术杂志发表专业论文7篇,参与厅局级课题5项,担任《李飞泽临证经验集》编委。

1. 跟师心得

　　李飞泽老师学贯中西,知识渊博,古方时方,融会贯通,遣方用药,精练严谨。长期大量的临床积累,形成了一套独特的学术思想。特别是在治疗心脑血管疾病及内科杂病方面李师有丰富的临床经验。笔者有幸师承于李师,跟师学习多年,得恩师教导指正,受益匪浅。

　　书籍是医生的老师。李师教学严谨,要求弟子读古今医书,采众家之长,拓临证思路。作为临床医师,一方面要熟读经典,研究诸家,知常达变;另一方面崇古不泥古,衷中参西,勇于创新。要学习现代医学,掌握中西医诊疗新技术。丰富的医学理论知识才是遣方用药的基石。

　　患者是医生的老师。李师教导学生善待每一位就诊的患者,建立彼此的信任。对待患者要有共情心理,不做旁观者。善于倾听,善于发现,有时患者不经意的一个主诉或体征就是治疗的关键。树立威严,让患者严格遵从医嘱,否则患者随意更改药物煎煮方法,或者服药时间不对,甚至任意加减药物,那治疗效果会事倍功半甚至南辕北辙。

　　医案是医生的老师。李师教导学生做好每一位患者的医案记录,能详则详,典型舌苔体征以照片形式记录,进行治疗前后对比。之后再整理分类,总结出"异病同治""同病异治""一方治多病""多方治一病"等经验,治疗效果好的病案要发现其亮点,效果不佳的病案更要寻求出原因,在不断的积累中提高诊疗水平。

2. 临证感悟

(1) 注重气血,以和为要,擅治未病:《素问·调经论》指出:"人之所有者,血与气耳。"人之生以气血为本,人之病无不伤及气血。所以,"治病之要诀,在明气血"(《医林改错》)。李师认为所谓调和气血,是根据气和血运行变化,整理采取"有余泻之,不足补之"的原则,使气顺血和,气血协调。气病之治则,气虚则补,气滞则疏,气陷则升,气逆则降,气脱则固,气闭则开等。血之为病,证有血虚、血瘀、血溢、血寒、血热之分,其治疗则有补、行、止、凉之异等。气血具有互生互用的特点,气机顺畅则血行畅通。在众多气血用药中,李师尤喜用药对川芎、香附。香附行气开郁,乃气中血药,川芎辛温香燥,走而不守,乃血中气药,两者配伍,气血并调,气附于血而行,血行则气达。李师注重"治未病",强调未病养生防变于先、预病施治防微杜渐、已病早治防止传变,推崇养生保健、冬病夏治、冬令进补。

(2) 古为今用,西为中用,尤其喜用经方:李师认为祖国医学博大精深,西医先进精准,临床中可中西医结合,中医为体,西医为用。以中医理论为基础,结合西医的检测设备和现代药理知识及药物功效,再辨证论治遣方用药,既增加了治疗的精准性,又体现了中医治病求根的优势。李师深谙中医经典,尤其喜用经方,并广泛应用于临床,药小功大,疗效显著。如甘麦大枣汤应用于心脏神经症,五心烦热者予黄连阿胶汤,失眠者予酸枣仁汤,脾胃病中常用芍药甘草汤、泻心汤,心系病中常用苓桂术甘汤、五苓散、猪苓散等。但李师用古不拘泥于古,常常古方时方结合,用方巧妙灵活。

(3) 调整阴阳,以平为期,尤其善用祛瘀之法:阴阳是自然界一切事物运动变化的普遍规律,李师认为一切疾病的形成都是由阴阳失调所致。《素问·至真要大论》云"谨查阴阳所在而调之,以平为期",这里的以平为期,就是通过调整阴阳,恢复和建立相对平衡的阴阳关系,其方法不外乎损其有余,补其不足。对于阴或阳偏盛采用"损其有余"的治疗方法,如阳偏盛的实热证当用寒凉之品泻其阳热,阴偏盛的实寒证,当用温热之品散其阴寒。对阴或阳偏虚者则采用"补其不足"的治疗方法,如阴偏虚的虚热证,当用养阴生津之品滋补阴液,阳偏虚的虚寒证,当温补阳气。若阴阳两虚,则可用阴阳双补之法。叶天士提出久病入络,应着意于瘀,注重活血祛瘀,舒畅脉络。李师认为内科疾病的初期,多以气血阴阳虚损为主,此期以补其不足为主,疾病后期,多有气滞、血瘀之嫌。李师善用王清任《医林改错》中的祛瘀之法。平素喜用血府逐瘀汤、通窍活血汤、补阳还五汤等,尤推崇血府逐瘀汤,其被誉为活血化瘀第一方。广泛运用于胸痹心痛病、水气病、心悸、不寐、眩晕以及内科杂病中,疗效显著。

3. 验案举隅

【验案1】 患者,女,51 岁,2018 年 7 月 14 日初诊。主诉:反复心悸心慌2 年,加重 1 周。患者 2 年前出现心悸心慌,偶有胸闷,情绪激动时症状明显,平素多思多虑,情绪不稳定,胃纳一般,夜寐欠安,多梦,舌质红,苔薄,舌下脉络瘀曲,脉细。既往有焦虑症病史 2 年,服用氟哌噻吨美利曲辛片。心电图未见异常。中医诊断:心悸、郁证(肝气郁结)。治以疏肝理气、活血化瘀、安神定悸。予疏肝解郁汤加减,方药:柴胡 10 g、枳实 10 g、白芍 30 g、炙甘草 15 g、香附10 g、郁金 10 g、川芎 10 g、当归 10 g、丹参 10 g、桂枝 10 g、远志 10 g、麦冬10 g、甘松 10 g、茶树根 30 g,7 剂,日 1 剂,水煎服,分早晚餐后温服。2018 年7 月 22 日二诊:患者心悸症状明显改善,且自觉情绪好转,无悲伤忧虑,效不更方,守前方 7 剂,煎服法同前。嘱氟哌噻吨美利曲辛片剂量减半。2018 年 8 月4 日三诊:患者无心悸心慌,精神状态明显改善,睡眠改善。舌质红,苔薄,脉细。

按语: 本病根据临床症状多属中医学“心悸”“郁证”范畴。心悸合并抑郁者往往因久病气机失调,肝气久郁化火,肝乃心之母,其气相通,故肝火引动心火,以致火扰心神;而肝气郁滞,日久亦可导致血瘀,瘀阻于脉内,则脉络不通,心神失养,故而心悸。治疗上多以疏肝理气、活血化瘀、安神定悸为大法。遣方用药上给予李飞泽老师自拟方疏肝解郁汤。本方以四逆散为基础加减,四逆散被认为疏肝之祖方,源于《伤寒论·辨少阴病脉证并治》,方中以柴胡疏肝解郁、升气透邪,枳实破滞降气,一升一降,加强舒畅气机之功;白芍柔肝缓急、通营和血,重用炙甘草益气健脾、调和脏腑,四药合用,郁滞得解,升降得复,气机调畅。配合郁金、香附行气解郁活血,川芎为血中气药,与当归、丹参、赤芍共奏活血化瘀之功,桂枝温经通络,远志、麦冬养阴清心、除烦安神,甘松、茶树根理气开郁、安神定悸,这也是李师临证常用的药对。全方理气而不耗气,活血而不破血,疏肝不忘柔肝,通脉兼养心血。

【验案2】毛某,女,83岁,2018年10月9日初诊。主诉:头晕、乏力1个月。患者1个月前出现头晕目眩,神疲乏力,劳累后明显,偶有头顶部刺痛,面色无华,寐差,纳差痞满,小便调,大便溏,舌淡红,有齿痕,苔白稍腻,舌下脉络迂曲,脉细涩。患者既往有"高血压病"40余年,血压控制可。中医诊断:眩晕(气虚血瘀,痰湿中阻)。治以益气活血,化痰通络。予补阳还五汤合半夏白术天麻汤加减,方药:生黄芪30 g、桃仁10 g、红花5 g、当归10 g、川芎10 g、广地龙10 g、赤芍10 g、制半夏10 g、天麻9 g、白术10 g、橘红10 g、酸枣仁10 g、藁本10 g、甘草5 g、茯苓15 g,7剂,日1剂,水煎服,分早晚餐后温服。2018年10月16日二诊:患者无头痛,头晕乏力症状不明显,夜寐安,饮食正常。舌苔淡红,苔薄白,舌下脉络迂曲,脉细涩。效不更方,再服5剂,煎服法同前。诸症消失。

按语:患者头晕乏力,头顶刺痛,纳差痞满,寐不安,便溏,结合舌脉当辨气虚、血瘀、痰湿。以气虚为本,痰瘀为标,治当以补气为先,兼以活血通络化痰。方中重用生黄芪,补益元气,意在气旺则血行,瘀去络通。当归、赤芍、川芎、桃仁、红花以活血祛瘀;广地龙通经活络,周行全身。半夏燥湿,天麻止眩,白术、茯苓健脾祛湿,橘红化痰。藁本引药入巅顶。合而用之,则气旺、瘀消、痰祛,诸症向愈。

【验案3】王某,男,56岁,2018年9月4日初诊。主诉:头痛头胀3年。患者反复头痛头胀3年,疼痛位于头顶及后脑,头痛剧烈时有恶心,吐清水,每次发作,需服止痛片才能逐渐缓解。平素怕冷,寒冷时节四肢不温,舌淡红,苔白滑,脉沉。2018年9月1日查头颅及颈椎MRI未见异常。曾在外院行发疱试验阴性。中医诊断:头痛(肝胃虚寒,浊阴上逆)。治以温中补虚,降逆止痛。予吴茱萸汤加减,方药:吴茱萸6 g、生姜12 g、党参15 g、大枣10 g、川芎15 g,7剂,日1剂,水煎服,分早晚餐后温服。2018年9月11日二诊:患者诉服药这一周内头痛发作2次,症状较轻,且持续时间短,未服用止痛药,无恶心呕吐等不适。舌淡红,苔白滑,脉沉。守前方巩固治疗2周,随访1个月头痛未发作。

按语:头痛是临床上常见的自觉症状,可单独出现,亦可见于各种急慢性疾病中。无论何种头痛都属"六经辨治"范畴。历代医家在治疗头痛方面积累了丰富的经验,但多从仲景方演化而来。《伤寒论》原文377条:干呕,吐涎沫,头痛者,吴茱萸汤主之。李师多用经方,每每能够用小经方治大病。跟师学习中,笔者也学得一二。本案中笔者抓住特征性证候"头痛伴恶心、呕吐清水",方证合一,药到病除。吴茱萸汤证,不论其是否具备肝胃虚寒、浊阴上逆之全身证候和舌脉,见到"干呕,吐涎沫,头痛者"便可首选吴茱萸汤。

邬燕萍

▶ **个人简介**

邬燕萍,女,1975 年 10 月生,1998 年 7 月毕业于浙江中医学院推拿学专业三年制专科,2008 年 12 月获得浙江中医药大学针灸推拿学本科学历,副主任中医师,普陀医院中医科主任,任中国中药肿瘤药物研究专业委员会委员、中华中医药学会精准医学青年委员、舟山市中医药学会络病分会常务委员。

1998 年 10 月分配到六横双塘卫生院门诊工作,其间到普陀县中医院进修中医内科、中医妇科、针灸推拿科。2005 年 6 月调到普陀县中医院门诊工作,2009 年 12 月聘任主治中医师,2013 年 10 月～2014 年 9 月在上海中医药大学附属龙华医院进修中医肿瘤科,跟从著名中医肿瘤国医大师刘嘉湘教授抄方,师从李和根、孙建立、赵丽红、田建辉等多名教授,得到国医大师刘嘉湘教授及"国医大师工作室"专家的悉心指导,掌握了恶性肿瘤的中西医综合治疗,尤其对国医大师刘嘉湘教授的学术思想和经验领悟深刻。进修期间,广泛学习上海中医药大学附属龙华医院在中医内科方面的经验和学术思想,双休日积极听取上海各大医院恶性肿瘤讲座论坛。进修回来后在血液肿瘤科病房工作,同时开展中医肿瘤科门诊,2016 年起长期坐诊中医内科门诊,2018 年 11 月任中医内科负责人,2019 年 12 月聘任副主任中医师,2020 年 11 月任中医科副主任(主持工作),2022 年 11 月任中医科主任。

从医 20 多年,擅长运用中医扶正法治疗肺癌、胃肠道癌、肝癌、乳腺癌、甲状腺癌、脑瘤、恶性淋巴瘤、泌尿生殖系等各种肿瘤,中医药防治放化疗毒副反应和肿瘤复发转移等,坚持以人为本,突出中医辨证论治特色,发挥中西医结合治疗的优势,以多学科综合治疗为肿瘤患者减轻痛苦,提高生存质量,使肿瘤患者活得更好更长。同时擅长治疗呼吸道、心血管、肾病科等内科杂病的治疗及亚健康调理,疗效显著,受到广大患者的认可,每个月门诊患者近两千人次,患者遍布舟山市,常有岱山、嵊泗患者慕名而来。

1. 跟师心得

邬燕萍自幼立志从医,谦逊好学,善于观察总结,潜心揣摩,勤于临床。2013年10月至2014年9月在上海中医药大学附属龙华医院进修期间,跟从著名中医肿瘤国医大师刘嘉湘教授抄方,师从李和根、孙建立、赵丽红、田建辉等多名教授,得到国医大师刘嘉湘教授及"国医大师工作室"专家的悉心指导,不断地从老师的思想、言行、临床等方面吸取营养,不仅中医医术有了较大的提升,而且在治学、行医、为人等方面也获益良多,形成了自己的一些心悟。

(1)坚守初心使命,守护百姓健康:作为一名医者,救死扶伤是天职,充分发挥中医药的特色,尽自己所能减轻患者痛苦,更是中医人使命所在,作为中医人一定自信、自重、自立、自强,坚定中医药理法方药自信,坚定中医药临床疗效自信,为中医药事业传承发展、为人民健康事业持续奋斗。大医精诚,矢志不渝,传承发展中医药特色,融汇新知,为人民健康事业服务终身!

(2)读经典,做临床:我们必须学好中医经典,才能成为一个真正的中医人,文史功底好,学习中医就会变得非常简单。中医继承学习是以四大经典为基础,技术日新月异,大道唯一亘古不变,经典是学习中医的基石、框架。

(3)治病求本,重在脾肾:恶性肿瘤,尤其是晚期肿瘤,临床多呈一派脾肾两虚之征,肾为先天之本,脾为后天之本,从发病来看,先天或后天不足者正气必然匮乏,极易患病;年逾四十,正气渐虚,脾肾功能渐弱,是恶性肿瘤好发年龄。同时恶性肿瘤发展到晚期,经过多种攻邪疗法(手术、放疗、化疗等),正气受戕,每易损伤脾肾,在辨证论治时,强调"治病必求其本",重视健脾益气、温肾阳、滋肾阴等法。

(4)辨证与辨病相结合:临床中,既要辨证,又要辨病。肿瘤患者的不同虚损,除以扶正培本辨证治疗外,还根据肿瘤系痰气瘀毒互结的病理变化和现代医学的病理分类与分期,酌情选用软坚散结、理气化痰、清热解毒等祛邪药物进行辨病治疗,将辨证与辨病有机结合,可获得良好的疗效。

2. 临证感悟

邬燕萍长期从事中医一线门诊工作,传承国医大师刘嘉湘教授的学术思想和经验,在其中医门诊中,不拘于一门之见,勤于思考,不断提炼总结,逐步形成了较为丰富的临证经验,兹举如下。

（1）治法心得

1）扶正祛邪法治疗恶性肿瘤：扶正与祛邪相结合，调补先后天功能，增强和调动机体自身抗癌能力，是当前恶性肿瘤治疗中最常用的法则。对预防和治疗癌瘤及带病延年有十分重要的意义。扶正抗癌可以贯穿癌症治疗的始终。随着人们观念的改变，肿瘤已经成为一种慢性病，有相当部分的癌症患者经过规范的中西医结合治疗，可以带瘤生存，且有良好的生活质量。

2）益气养阴解毒养血法治疗新冠感染后轻度心肌损害：2022年12月疫情全面放开，新冠病毒感染人数增加，康复后，部分患者仍有心悸、胸闷、气短等症状，经西医检查未见异常，首先考虑病毒感染后轻度心肌损害，西医缺乏特异性的治疗方案。邬燕萍在临床治疗中，探索出了益气养阴解毒养血法治疗新冠病毒感染后轻度心肌损害，疗效良好。

3）健脾助运降逆法治疗慢性胃炎：食物的消化，首先是从口到胃的下降过程，从胃到肠的排泄也是一个下降过程，自上而下是脾胃消化的正常生理行为。在这其中，"脾宜升则健，胃以降则和"。治疗慢性胃炎予以健脾助运降逆法改善其消化功能，促进胃蠕动，增强胃张力，以降促升，即降逆和胃以助运，吸收养分以升提，降与升相辅相成，脾胃消化功能得以改善。

4）补气豁痰化瘀散结法治疗肺小结节：西医针对未达到手术指征的肺结节常常以随访为主，在此空窗期，建议患者服用3～6个月中药，复查胸部CT观察中药疗效。肺结节形成的主要病机是气虚痰瘀阻络。肺结节是脾气"上""散"功能失常，升降不调，水谷浊气上犯聚集于肺部，导致上焦宣散功能失调，进而化生痰湿瘀积，形成结节，治疗上予以补气以扶正祛邪，同时豁痰化瘀散结。

5）中医清热利湿解毒法联合西医治疗急性带状疱疹：因肿瘤患者普遍免疫功能低下，易诱发带状疱疹。带状疱疹初起多为湿热困阻，中医的治法原则为利湿解毒、通络止痛。急性带状疱疹早期用中医清热利湿解毒法联合西医治疗，能迅速控制症状，减少带状疱疹后遗症。

（2）用方心得

1）麻杏石甘汤合柴葛解肌汤治疗新冠病毒感染：认为新冠病毒属"寒湿毒"，寒湿困表，内郁化热，此非银翘荆防之类所能解，非用麻黄不可。新冠病毒感染尽早应用中药，用麻杏石甘汤合柴胡葛根汤等加减治疗，能避免或减少新冠病毒感染重症风险。

2) 生脉饮合瓜蒌薤白半夏汤加味治疗新冠病毒感染后轻度心肌损害:病毒感染后出现轻度心肌损害,多表现为邪毒留恋、痰热瘀阻、气阴两虚,治宜清热解毒、养心益气、活血祛瘀,方用生脉饮合瓜蒌薤白半夏汤加味,生脉饮益气养阴,配伍黄芩、连翘、野荞麦根、桑白皮等清热解毒药物,增加抗病毒作用,瓜蒌薤白半夏汤宣阳通痹,丹参、川芎、红景天养血,补充患者因病耗伤的气血,加快身体的恢复,患者心悸、胸闷、气短等不适明显好转。

3) 太君子汤合助运降逆汤治疗慢性胃炎:慢性胃炎最常见的临床症状为胃脘痞胀、上腹胀痛、食后作胀,属"痞证"范畴。病机常为寒热错杂,虚实夹杂,中虚失运,气滞湿阻,通降失司。太君子汤补气健脾:石斛、白芍、甘草养胃生津;法半夏、黄芩、黄连、吴茱萸辛开苦降;陈皮、佛手、香附疏肝理气降逆,鸡内金、谷芽、麦芽消食散积助运。注意饮食调节,忌生冷、辛辣及厚腻之品,同时要调情志、避风寒,才能起到事半功倍之效。

4) 黄芪莪术加豁痰散结汤治疗肺小结节:肺小结节在西医方面尚无有效治疗方法,但在中医方面于整体辨证思想的指导下,坚持"未病先防""既病防变"的中医理念,对改善肺部结节具有极其重要的意义。临床中发现用黄芪莪术加豁痰散结汤治疗肺小结节效果显著,方用黄芪益气健脾,莪术破血逐瘀,加用象贝母、蛇六谷、夏枯草、生牡蛎、石上柏、石见穿等豁痰散结、清热解毒,部分患者3个月后结节明显缩小,如服用半年未见缩小,停止用药,定期复查。

5) 加减龙胆泻肝汤联合西药治疗急性带状疱疹:带状疱疹初起多为湿热困阻,中医的治则为利湿解毒、通络止痛。用加减龙胆泻肝汤联合抗病毒治疗,能消除早期自觉症状,减轻患者痛苦,缩短病程,减少后遗症。加减龙胆泻肝汤中龙胆草有清肝泻火作用:焦栀子、黄芩、连翘、土茯苓、苦参有燥湿清热、泻火解毒作用,车前子、炒白芍、柴胡、泽泻、甘草等有疏肝利胆、渗湿泻热、止痛作用。

3. 验案举隅

【验案1】陈某,女,32岁,2019年4月19日初诊。主诉:心悸、胸闷1个月。2019年3月12日动态心电图:房性期前收缩总数11 005个,成对房性期前收缩总数9个,房性心动过速总数21次。遂予比索洛尔片5 mg,每日1次,口服,后心悸稍有好转,但紧张、胸闷未改善。刻下:患者心悸,动态心电图发现期前收缩次数多,患者特别紧张害怕,入睡困难,心烦易怒,伴胸闷,半夜经常被闷醒,大便调,舌红,苔薄,脉结代弦。中医诊断:心悸(心肝火旺兼气滞血瘀)。治以清肝泻火,理气化瘀。方药:柴胡9g、赤芍15g、枳壳12g、桔梗9g、玫瑰花9g、合欢皮30g、川牛膝15g、桃仁12g、红花10g、川芎9g、丹参30g、煅龙骨30g、生牡蛎30g、淮小麦30g、炙甘草9g、大枣15g、当归15g、生地黄30g、莲心9g、钩藤15g,7剂,日1剂,水煎服,分早晚餐后温服;并继续予比索洛尔片5mg,每日1次,口服。患者病情逐步改善,原方随症微调继续治疗2个月。2019年6月二诊:诉心悸,夜寐好转,心脉躁急,时有胸闷,大便调,舌红,苔少,脉细弦数。中医诊断:心悸(心阴不足)。治以滋阴养液充血脉。方药:黄芪30g、赤芍15g、麦冬15g、五味子9g、玫瑰花9g、合欢皮30g、川牛膝15g、桃仁12g、红花10g、川芎15g、丹参30g、煅龙骨30g、首乌15g、淮小麦30g、炙甘草9g、大枣15g、当归15g、生地黄30g、莲心9g、茯苓15g,7剂,日1剂,分早晚餐后温服。上方加减治疗2个月后复查动态心电图提示房性期前收缩总数964个,室性期前收缩总数11个。

按语:本案患者症见胸闷、气短、心悸,偶有胸痛,苔红,脉结代弦,此乃心肝火旺、气滞血瘀之象。患者平时容易紧张,易发火,故心肝火旺,肝郁气滞,予以柴胡、赤芍、枳壳、桔梗、合欢皮、玫瑰花疏肝理气解郁,络脉瘀闭;桃仁、红花、川芎活血化瘀;莲心清心火;以煅龙骨、煅牡蛎、淮小麦、炙甘草养心安神。全方清心肝火,疏肝解郁活血。心肝火清则夜寐安,寐安则心安。后期火旺灼伤阴液,心脏气阴亏虚,舌红少苔,脉细弦数,治以生脉散一清一补一敛,益心养肺,生津敛液,能改善血氧供应;甘麦大枣汤以消心脉之躁急;桃红四物汤活血通脉。三方联合运用润泽滋益,济阴恋阳,有改善心肌营养、调节心神偏亢之效用。

【验案2】王某,女,55岁,2016年3月28日初诊。主诉:肺癌术后18个月。曾于2014年8月行右肺癌手术,术后病理示右肺腺癌,伴肺门、纵隔淋巴结转移,手术后行化疗4次,术后一直在上海中医药大学附属龙华医院经中医药治疗。后因来回不方便,在本地求中医治疗。刻下:患者形体匀称,面色好,乏力,无咳嗽,夜寐差,大便调,夜尿1~2次,舌淡,苔薄白,脉细。中医诊断:肺癌术后(肺肾两虚)。治以补益肺肾、解毒抗癌。方药:黄芪30g、北沙参15g、天冬12g、八月扎15g、石上柏30g、石见穿30、白花蛇舌草30、重楼15g、夏枯草12g、牡蛎30g、桑寄生15g、杜仲12g、金樱子15g、怀山药12g、牛膝12g、绞股蓝30g、狗脊15g、鸡内金12g、首乌藤30g、山茱萸12g、菟丝子12g、枸杞子15 g,7剂,日1剂,水煎服,分早晚餐后温服。2016年6月11日,全面复查胸部CT正常,腹部B超正常,肿瘤标志物升高,细胞角蛋白19片段4.5 ng/mL,癌胚抗原29.7 ng/mL,糖类抗原19-9 41.33 ng/mL。2016年6月26日再次复查肿瘤标志物,细胞角蛋白19片段49.8 ng/mL,癌胚抗原46.5 ng/mL,糖类抗原19-9 41.1 ng/mL。患者转宁波李惠利医院PET/CT检查未见明显转移灶,但胸外科专家明确表示肺癌转移或复发可能,考虑病灶初期或病灶小,影像学无法显示,建议患者定期复查癌胚抗原,必要时随时行化疗。患者及家属决定先中医药继续治疗。2016年8月1日复查癌胚抗原6.1 ng/mL,惊奇发现指标下降。效不更方,继续上药治疗,3个月后胸部CT、肿瘤标志物复查正常。继续中药治疗,2019年8月全面复查,未见复发或转移灶。

按语:患者肺癌术后2年,化疗后,局部癌灶已经切除,恐癌毒未清,故攻补兼施,以防复发。本案患者舌淡,苔薄白,脉细,证属肺气阴两虚,故取黄芪、怀山药益气补肺、北沙参、天冬滋阴润肺;夜尿1~2次,证属肾虚不固,故予杜仲、桑寄生、菟丝子、枸杞子益肾;癌毒未清,故以石上柏、石见穿、白花蛇舌草、重楼、绞股蓝清热解毒,鸡内金消食化积。后出现癌胚抗原上升,结合病史考虑肿瘤复发或转移,故以攻邪解毒为主,兼以扶正,重用清热解毒、攻下逐瘀之药,加山慈菇、浙贝母、蛇六谷、鳖甲软坚散结,天龙、半枝莲清热解毒,半个月后复查癌胚抗原下降,继续以原方加减治疗,3个月后复查肺部CT、肿瘤标志物全部正常。后患者定期复查,不定期服用中药益肺固本防复发,至今已满5年,肺癌无复发或转移,肺癌术后痊愈,治疗取得满意效果。

王吉娜

▶ **个人简介**

王吉娜,2012 年毕业于浙江中医药大学,同年参加工作,工作期间积极参加医院组织的各项比赛,曾多次在医院方剂大赛、临床医师讲课比赛、临床急救技能比赛中获得奖项。当初,在刚进入肾病科临床时,王亚娟主任是我的第一任带教老师,因为不熟悉专科疾病,不熟练专科操作,她亲自带着我值班,剖析疾病要点,结合中医经典,传授临床经验。她曾在哈尔滨、杭州等南北方几个著名医科大学附属医院系统进修学习,善于应用中西医的各自优势,取长补短,以实现在治疗肾病上达到 1+1>2 的效果,是舟山市中医院肾病科奠基人之一,为我科成为省中医药管理局肾病重点专科奠定了基础,现将王亚娟主任肾病治疗经验及个人跟师学习心得体会与大家分享。

1. 跟师心得

(1) 应用大方治疗慢性肾衰竭:大方的学术思想源于《黄帝内经》,属七方之一。《素问·至真要大论》记载:"治有缓急,方有大小。""君一臣二,制之小也;君一臣三佐五,制之中也;君一臣三佐九,制之大也。"可以按方中药物数量分为小方、中方、大方。目前认为大方一般药物组成在 15 味以上,以 20 味左右最具代表性。也有认为药量大的方剂为大方,这里所论大方指药味多的方剂。大方治病,古已有之。《素问·至真要大论》云"所治为主,适大小为制也"。张从正云:"有君一臣二佐九之大方,病有兼证而邪不一,不可以一二味治者宜之。"但古籍所载大方多为丸剂、散剂。唐代医家孙思邈在《备急千金要方》中论述:"病轻用药须少,病重用药即多。"近代有不少名医对大方也有不同程度的研究和应用。近代施今墨治疗疑难杂症多在 20 味以上,其自制的成药多在 30 味以上,临床疗效显著。当代国医大师张琪治疗慢性肾衰竭时就以参芪地黄汤为基础组成 31 味大方,临床应用多有良效。

慢性肾衰竭在中医古籍中无明确的记载和论述,根据其临床表现及发展、转归,可归属于"水肿""癃闭""虚劳""溺毒"等范畴。慢性肾衰竭病因病机错综复杂,存在"虚、实、瘀、毒"的特点,其中本虚是基本病机,并且又以脾肾虚为本,日久波及他脏,随着病情发展又可以出现脏腑的阴阳两虚。正虚的同时多夹杂邪实,有虚致实,可见湿热、湿浊、瘀血、浊毒等,虚实夹杂,邪毒互结,正虚不能胜邪,邪实进一步加重正虚。在疾病发展过程中又易受外邪、饮食、劳倦等因素影响,致多种病理因素同时存在,多个脏器功能受损,形成缠绵难愈的疑难甚至危重病症。大方的优势在于含有多种治法,多种药物配伍,具有多层次、多环节、多靶点的治疗作用,从而协调处理复杂疑难病症情况下的多重矛盾。

大方虽然法多药众,但不是多种治疗方法的简单相加和多味药物的简单堆砌,它仍然遵循中医理论的基本原则,它所包含的具体治法和方药配伍仍然是根据疾病各个病理变化有机结合。根据每个患者的具体情况,大方中的不同治法有主次,大方中的多味药物有主辅。治疗慢性肾衰竭,王主任常以专病专方为基础,然后再辨证论治,辨病结合辨证,形成自己的处方,在临床中,疗效颇佳。

(2) 从瘀论治慢性肾衰竭经验撷菁:血瘀证在慢性肾衰竭中较常见,结合肾病微观病理改变,如肾小球弥漫性增生、血管襻闭塞、球囊粘连、局灶或节段性肾小球硬化、肾间质纤维化、瘢痕狭窄、肾实质纤维增生等,王主任提出在早中期的慢性肾衰竭,即使没有血瘀证的临床表现:面色晦暗,或黧黑,或口唇紫暗,腰痛固定不移,或呈刺痛,肌肤甲错,或肢体麻木,舌质紫暗,或有瘀斑瘀点,脉涩或细涩,也应给予相应活血药物治疗。活血祛瘀之法贯穿于治疗慢性肾衰竭的全过程,早期多运用活血逐瘀药物,如桃仁、红花、川芎、三七等,重者可予地龙、水蛭等通络破血之品;晚期则用丹参、当归等养血活血之类,能缓中补虚,逐瘀而不伤正。笔者在临床中也深受启迪,根据血瘀的病因和症状,血瘀伴热象者予凉血活血之品,如生地黄、赤芍、牡丹皮;伴寒象者予川芎、红花、鸡血藤温阳活血;伴血虚者,予当归、赤芍养血活血;伴蛋白尿者加鬼箭羽破血通经,清热解毒;伴水肿者予泽兰活血利水;伴纳差者予生山楂消积化滞,活血散瘀;伴腰膝酸软者加牛膝补肾活血通脉。

(3) 从风论治慢性肾病经验拾萃:《临证指南医案》曰"风能流动鼓荡,其用属阳",在外"鼓荡五气而伤人",在内"激扬脏腑之风而损身",故"风为百病之长"。肾病与风邪关系密切,急性肾炎多有发热畏寒、脉浮、头面水肿等风邪袭表的临床表现,而慢性肾病常因感受风邪复发或加重。

吴鞠通《温病条辨》云:"肝主疏泄,风湿相为胜负,风胜则湿行,湿凝则风息,而失其疏泄之能。"阐明了针对风湿之邪施治须重肝之疏泄平衡。难治性水肿、蛋白尿证属中医风湿之候,"以风药调肝用,使其疏泄有度,则肾之开阖闭藏有功,肾风乃去,而恐风挟湿,应疏肝有度"。王主任早年曾在杭州市中医院进修学习,深受王永钧教授影响,喜用祛风药。她在临证中常用蝉蜕、僵蚕、防风、荆芥、豨莶草、青风藤等治外风,只两三味,每每奏效。在临床中笔者也常用这几味药,有时会用荆芥炭替换荆芥,因荆芥炒炭入血,善治肝经风证,不仅能祛风解表,其收涩之性对难治性蛋白尿有"收涩塞源"之功。

(4)从湿论治慢性肾病经验撷要:脾胃为后天之本,位居中焦,通连上下,脾胃升降是机体气机升降出入的枢纽,只有当其升降有序,才可维持"清阳出上窍,浊阴出下窍;清阳发腠理,浊阴走五脏;清阳实四肢,浊阴归六腑"(《素问·阴阳应象大论》)的功能。因此,水湿代谢与脾、肾关系密切,肾主水液、司开合,脾主转输水谷精微,脾肾虚损则水湿内聚外溢。

王主任认为正虚、湿热贯穿于慢性肾病的始终。正虚以脾胃气虚为慢性肾病的发病原因之一。明代李梴提出湿热变化总属脾经,"脾病则水流为湿,火炎为热,久则湿热郁滞,经络尽皆浊腐之气,津液与血亦化为水"。《杂病广要》提出中气虚弱是导致湿热内生的重要原因,"湿气之热着,多中于气虚之人,则发而为湿热之症"。

《素问·至真要大论》指出:"故其本在肾,其末在肺,皆积水也。"又说:"诸湿肿满,皆属于脾。"所以,对于舌苔厚腻、湿浊内蕴的患者,王主任会从脾论治慢性肾病,她认为脾脏功能失调,下不能助肾利水,上不能散精于肺,故从脾论治在一定程度上协调了肺、脾、肾三脏功能。

所以在脾虚湿盛阶段,王主任常用黄芪大补元气,党参、白术、茯苓健脾益气,陈皮健脾理气,泽泻、车前子、薏苡仁利水消肿,并随症加减。在湿盛无热之时,笔者也会加入小剂量的肉桂、干姜振奋脾阳,驱逐湿邪,往往能取得意想不到的效果。

王主任博览群书,孜孜不倦,她时时提醒我们年轻医生要"读经典,做临床",她的许多诊治用药独具特色,无奈一时无法悉知,不能妄家陈述,还待日后勤加苦学，慢慢感悟。是的，医学当悟，中医更当悟，希望我们都能从前人的经验走出去，走出自己的特色中医。

2. 验案举隅

【验案】沈某，女，57岁，2015年4月10日初诊。主诉：反复泡沫尿伴双下肢浮肿7年。患者2008年因劳累后出现泡沫尿，在当地医院就诊，查尿常规提示蛋白尿，考虑"慢性肾炎"，经中西医治疗2年左右，病情好转（具体情况不详）。2013年10月患者再次因劳累后出现泡沫尿，查肾功能：血肌酐83 μmol/L，予中西医治疗后有所好转。此后多次复查尿常规提示尿蛋白时有反复（＋～＋＋＋）。至医院就诊时查肾功能：血肌酐96 μmol/L，尿素氮6.2 mmol/L，尿酸411.4 μmol/L。24小时尿蛋白定量2.33 g，尿常规：尿蛋白＋＋＋＋。近日复发双下肢浮肿，腰膝酸软，乏力纳差，夜尿多，舌质暗淡，舌苔白腻，脉沉细。西医诊断：慢性肾小球肾炎。中医诊断：肾风（脾肾气虚兼瘀浊内停）。治以健脾益肾，活血利湿。方药：党参15 g，黄芪45 g，炒白术15 g，茯苓15 g，山药15 g，陈皮10 g，金樱子10 g，芡实10 g，丹参15 g，当归10 g，川芎10 g，牛膝15 g，车前子30 g，泽兰15 g，薏苡仁30 g，14剂，日1剂，水煎服，分早晚餐后温服。2013年11月二诊：服上方28剂后，患者乏力、双下肢乏力明显减轻，唯睡眠差，腰膝酸软，尿蛋白＋＋，24小时尿蛋白定量1.03 g，上方加首乌藤15 g，山茱萸10 g，淫羊藿15 g，服上方28剂后复诊，症状明显缓解，尿蛋白±，24小时尿蛋白定量0.26 g。现患者面色华，体力好，饮食可，舌质淡，苔薄，脉沉弦。宗以上大法，随证稍作加减，隔日1剂，病情稳定。

按语：此患者蛋白尿反复，故辨病为肾风；症见腰膝酸软，乏力纳差，舌质暗淡，舌苔白腻，脉沉细，考虑脾肾气虚，兼有血瘀湿浊，王主任以参苓白术散加减，以健脾益肾，活血利湿。王主任在临证中除了从瘀论治、从湿论治，还特别重视顾护脾胃，方中重用黄芪，起到健脾益气温阳，不仅能扶助正气，还能有效延缓慢性进展，当然在大剂量应用黄芪时要注意适当理气，避免气滞腹胀，影响疗效。

唐舟峰

▶ **个人简介**

唐舟峰,男,1982年8月生,副主任中医师,毕业于江西中医药大学中医学骨伤专业。现任东港街道社区卫生中心中医科主任,任舟山市中医药学会络病分会和针灸推拿分会委员。

1. 跟师心得

在宁波市中医院实习期间有幸跟诊董氏儿科董幼祺教授,学习中医儿科临床知识,董老师继承了董氏儿科第4代传人董廷瑶80年的行医实践经验,灵活运用董氏儿科临床处方用药六字诀,即轻、巧、简、活、廉、效,用药精细、方简效显,造就了董氏儿科的一大特色。董氏儿科的学习让唐舟峰对中医治病的疗效产生了坚定的信心。毕业后经普陀卫生局招录到虾峙卫生院工作,积极发挥中医骨伤专业知识,结合海岛老年人退化性骨关节病及慢性腰腿痛普遍多的情况下,积极运用中医适宜技术和中医骨伤简便廉效的方法为海岛居民带去了方便和实在的疗效,2013年因工作需要被上级领导安排到勾山社区卫生服务中心开展中医科工作,有幸跟诊浙江省名中医冯昌汉老先生,冯老从事中医临床50余年,手不释卷、孜孜以求、体悟中医、实践中医、锲而不舍的精神,对笔者影响甚深,促使其下决心做一个真中医、明中医。冯老临床上特别重视方证对应,同病异治,针药并施,四诊合参,注重腹诊,用药上药轻方简,重视经方,又通常达变,重视脾胃升降调治,以达到阴阳平衡的最终目的。尤其是对小儿患者,能不用药就不用药,特此冯老还研制了钝弯针,对高热、泄泻、咳嗽的治疗很有疗效。通过跟诊冯老,强化了唐舟峰对中医思维的感悟,在跟诊过程中,真正有价值的是你有一个辨证论治的思索过程,通过搜集到的信息,然后思考这个疾病的病机是否和患者的病证相符合,找对病机后你会想用什么方,而不是看老师用了什么方、用了什么药。

工作 15 年来,唐舟峰一边临床,一边读书,对于临床中遇到的每一个患者都反复思索,辨证准确否,方证对应否,用药精当否,尤其是对于感觉棘手或者疗效不好的病例,必退而苦苦求索,或查阅前贤类似医案,或查阅最新治法验案,或咨询老师同行,必有所得,方可心安。日复一日地实践和反思,通过对大量患者的四诊观察,对《黄帝内经》《伤寒论》理论反复揣摩,让唐舟峰的医术得到了很大的提高,患者日益增多,尤其是对小儿咳嗽类外感病或老年人常见病的诊治颇有心得,疗效较好。

2. 临证心悟

(1) 治咳常须肺胃同调:《素问·咳论》曰:"久咳不已,则三焦受之,三焦咳状,咳而腹满,不欲饮食,此皆聚于胃,关于肺,使人多涕唾,而面浮肿气逆也。"肺和胃,从五行相生,肺属金,胃属土,母子相生,从气机上,肺主肃降,胃以通为降,肺的宣降功能和脾胃的运化功能是相互促进,又相互影响的,所以肺的疾病可以通过从胃入手来治疗,而脾胃的疾病又可以通过从肺入手来治疗,脾胃运化功能对咳嗽的治疗和恢复影响很大。记得跟诊冯老中医时一验案,余某,男,60 岁,干咳 1 月余,舌红,脉细。冯老辨证为肺胃阴虚,气火上逆,治以甘寒养阴之麦门冬汤,通过滋养胃阴,来达到润肺功效,从而达到治疗咳嗽的目的,而患者好几年的老胃病也得到了明显改善,食欲明显增加。对小孩特殊人群,柴胡桂枝汤通过疏通三焦,调和营卫,来调整脾胃气血生化功能,从而肺主气的功能得到加强,达到抵御外界之邪气入侵,常有很好疗效。如冯老治一 6 岁男童,神情呆滞,面色萎黄,形体消瘦,经常感冒咳嗽,厌食,腹胀,容易恶心呕吐,大便干硬,睡眠容易惊醒,舌质略红,苔薄黄,脉弦。诊断为肝胃不和,肝强脾弱,冯老处以柴胡桂枝汤加减,调理几次后,患儿精神面貌焕然一新,感冒咳嗽次数明显减少。

(2) 治杂病首重脾胃调治:在多年的临床实践,笔者在治疗老人、小儿各科杂病时,特别重视对脾胃的调治。宋代名家钱乙《小儿药证直诀》云:"五脏所主,脾胃虚衰,四肢不举,诸邪遂生。"明代儿科大家万全则提出脾常不足,特别重视饮食对脾胃的重要性,提出节制饮食也是小儿防病的主要手段,指出:"胃者主受纳,脾者主运化,脾胃壮实,四肢安宁,脾胃虚弱,百病蜂起。故调理脾胃者,医中之王道也;节戒饮食者,却病之良方也。"

在临床上碰到的容易生病的小孩患者,多是脾胃失调导致消化功能薄弱,引起反复上呼吸道感染、食欲不振、腹泻、便秘等疾病,因此在大多数儿童疾病治疗上,第一要义为脾胃调治。如治男童张某,3岁,面色萎黄,身体消瘦,反应缓慢,食欲不振,夜间盗汗,大便干,舌淡,苔白腻,指纹淡。通过四诊,病机为营卫不调导致脾胃不和,胃肠积滞。予以桂枝汤加保和丸来调和营卫,健运脾胃,通过三次调理小孩食欲明显好转,面色圆润,夜间再无盗汗,大便柔软。

在治疗各种老年病时,首重脾胃,结合多年临床实践经验,根据脾胃为后天之本,气血生化之源的理论,认为凡病之发生与转归莫不与脾胃有关,察病者必先察脾胃强弱,治病者须时时照顾脾胃,外感内伤概不如此。

3. 验案举隅

【验案1】陈某,女,60岁,2020年6月2日初诊。主诉:手心、脚心发热2年伴慢性腹泻1年。刻下:手心脚心发烫,大便一日4～5次,不成形,糊状,舌质暗,苔白腻,脉濡缓。中医诊断:腹泻(脾胃虚弱,中焦水湿运化失常,湿注四肢)。予以东垣升阳益胃汤加减以升清降浊,健脾祛湿。方药:黄芪10g、党参10g、生白术10g、半夏10g、陈皮9g、茯苓10g、炒白芍6g、柴胡6g、防风6g、羌活5g、独活5g、炙甘草3g、泽泻9g、干姜3g、炒黄连2g、生姜3片、大枣3枚,5剂,日1剂,水煎服,分早晚餐后温服。2020年6月8日二诊:患者自诉手心、脚心发热基本消失,大便也成形,次数一日1～2次,舌苔薄白,脉浮缓。正值夏日,故加炒苍术9g增强运脾化湿功能,再予7剂,煎服法同前。后期再以六君子汤健运脾胃巩固疗效。

按语:脾胃位于中土,通过脾胃的运化功能来维持人体水湿正常代谢,一旦脾胃功能受影响,人体内水湿就会流注四肢,导致泄泻,长久水湿郁而化热引起末梢感觉异常,本方用黄芪、党参、白术、甘草健脾补气,用半夏、陈皮、黄连、清热除湿,用柴胡、防风、羌活、独活升举清阳,祛风除湿,白芍养血和营,脾胃运化功能一旦得到恢复,水湿代谢恢复正常,不会溢出四肢。

【验案2】张某,男,62岁,2021年6月10日初诊。主诉:反复眩晕2年。刻下:患者起床时突然眩晕,视物旋转,不能站立,肢体困重,神疲乏力,小便频繁。舌质胖淡,苔白润,脉寸浮,关濡。头颅CT:头颅内未见占位病变。曾用西药可缓解,但延时又发作。中医诊断:眩晕(脾虚生痰饮,痰饮阻滞清阳上升,引动内风)。予以五苓散加半夏以温化水饮,燥湿化痰。方药:桂枝6g、茯苓15g、生白术10g、猪苓10g、泽泻15g、半夏10g,5剂,日1剂,水煎服,分早晚餐后温服。2021年6月16日二诊:5剂后复诊,患者自诉起床时头晕明显好转,精神好转舌质淡,苔薄,脉缓弱,去猪苓,加炒苍术增强健脾化湿功能。再予7剂,煎服法同前。后期再予茯苓桂术甘汤加减以健脾化饮巩固。

按语:本案患者,由于长期饮食生冷导致脾胃失调,从而脾虚生饮化痰,导致痰饮上扰清窍,本案用经方五苓散健脾化饮,温化水湿,半夏燥湿化痰,通过健脾温化痰饮,痰饮一去,犹如雾霾一去,晴空当照。脾胃运化功能恢复,清阳得升,患者头晕自动恢复。

【验案3】张某,男,6岁,2022年8月10日初诊。主诉:发热2日。刻下:患者突然咽喉疼痛,体温39.6℃,神疲乏力,小便短赤。舌质红,苔黄腻,脉寸浮数。血常规:白细胞$18×10^9$/L。静脉滴注2日(具体药物不详),体温39℃反复不退。中医诊断:喉痹(风热袭卫,热毒上壅)。予以升降散加减以清解宣透郁热,消食导滞。方药:僵蚕6g、蝉蜕6g、姜黄3g、制大黄6g、连翘3g、炒神曲6g,槟榔6g,3剂,日1剂,水煎服,分早中晚餐后温服。2022年8月13日二诊:3剂后复诊,患者家属代诉服用1剂后体温退至37.8℃,精神好转,第2日体温恢复正常,食欲好转,大便得解,舌质红,苔薄黄,脉浮滑,换保和丸加减消食和中,清润脾胃。方药:半夏6g、陈皮3g、茯苓6g、枳壳6g、连翘3g、炒神曲6g、鸡屎藤6g、炒麦芽9g、太子参9g,再予5剂,煎服法同前。2022年8月18日三诊:患者食欲增加,精神活泼,二便正常,后期再予参苓白术散加减以调理脾胃。

按语:本案患者由于平素饮食挑食,脾胃反复积滞导致脾胃失调,从而肺胃积热,热毒壅盛,毒热上攻咽喉,导致内不得通,外不得泄,从而郁久化热引起发热,本案用选用升降散治疗外感热证,一升一降,药性清透。外感热证都是热郁内闭,外不得泄,从而导致气机升降失常,引发疾病,通过宣发郁热,升降气机,使内外通畅,表里三焦之热得解,可以起到防治双重疗效。

【验案4】张某,男,56岁,2020年5月10日初诊。主诉:反复口腔溃疡伴慢性腹泻2年。刻下:患者消瘦,稍一饮食不慎便腹泻,稍劳动易感疲劳,肢体困重,神疲乏力,小便正常。舌质淡,苔白厚,脉寸浮,关弱。自诉其他医院中药一直在服,长期服用中药也略懂方药名称,服过甘草泻心汤、理中丸、附子理中丸等方药,服后感不是便秘就是腹泻,口腔溃疡未见好转。中医诊断:口疮(脾虚水盛)。予以黄元御黄芽汤以温阳健脾,散寒泻水。方药:人参9g、茯苓6g、干姜 6 g,炙甘草 6 g,5 剂,日 1 剂,水煎服,分早晚餐后温服。2020 年 5 月 16 日二诊:5 剂后,患者自诉服后大便正常,无之前腹泻或便秘之现象,精神好转,舌质淡,苔净,脉缓弱。再予 7 剂,煎服法同前。

按语: 本案患者由于素体致脾胃虚弱,清阳下陷,下焦水湿,浊阴上逆,该升不升,该降不降,稍一补脾则便秘,稍微清热便腹泻,此患者虽然脾胃素虚,但病机还是以寒湿为主,故用此方黄芽汤,取其一半理中汤之意,去掉壅补之白术,用人参、干姜、炙甘草崇阳补火,取其一半肾着汤,干姜、茯苓、炙甘草培土散寒泻水,达到泻水补火,扶阳抑阴,使清阳得升,浊阴(肾水)得降,各归其位。脾胃运化功能恢复,肾水寒气得除,患者溃疡腹泻便可逐渐恢复。

陆海英

▶ **个人简介**

　　陆海英,女,2004年毕业于浙江中医学院中医学专业。毕业后一直从事妇科临床诊疗工作。因为长期在病房,一开始基本以西医为主,只有碰到西医没有办法解决,或者疗效不好的情况下,才会选择中医治疗。例如,手术后患者胃纳呆,腹胀,舌苔厚腻时,或者术后出现腹痛腹泻,里急后重等情况时,又或者先兆流产患者出现腹痛腹胀、腰酸不适、反复流血不止时,选用合适的中医药治疗往往起到立竿见影的效果。每每此时便更加坚定对中医的继续学习,并树立信心。得益于网络的便捷,有机会身临其境般地聆听学习中医学界泰斗级名医名师的教诲,最喜欢郝万山老师的《伤寒论》,深入浅出,纵横古今,连贯东西,而且不乏风趣;也喜欢邓中甲老师的《方剂学》,重新梳理中医学知识,豁然开朗,受益匪浅。

验案举隅

　　【验案】余某,女,44岁,2023年2月17日初诊。末次月经2023年1月20日,经行7日净,干净后4日,同房后开始出现阴道流血,伴有大量的血块,色暗红,持续20日不净,伴有头晕乏力。2023年2月11日就诊于西医妇科,查血常规提示血红蛋白62 g/L,B超提示子宫区回声不均匀,探及低回声数个,较大约38 mm×21 mm,考虑子宫肌瘤,边界尚清,子宫内膜厚12 mm,回声欠均,右侧附件区探及32 mm×23 mm囊性暗区,左侧附件区探及37 mm×29 mm囊性暗区,内液清。建议行诊刮术,患者拒绝。遂予药物口服消炎止血,纠正贫血,对症治疗。患者阴道流血虽有减少,但是仍然淋漓不尽,于2023年2月16日再次到西医妇科就诊,再次建议手术治疗,患者仍拒绝。于2023年2月17日到中医妇科门诊就诊。刻下:阴道流血,色暗红,夹有小血块,感腰酸乏力,面色萎黄无华,颜面部较多散在暗沉斑块,畏寒肢凉,舌淡暗,苔薄,脉细。中医诊断:崩漏(脾肾两虚夹瘀)。治以健脾益气,固冲止血,养血调经。方用固冲汤加减,方药:当归 15 g、熟地黄 10 g、白芍 12 g、党参 15 g、黄芪 15 g、白术 15 g、茯苓 10 g、制香附 6 g、川芎 6 g、陈皮 6 g、山药 15 g、杜仲 15 g、远志 10 g、炙甘草 6 g、煅龙骨(先煎)10 g、煅牡蛎(先煎)10 g、海螵蛸 10 g,7 剂,日 1 剂,水煎服,分早晚餐后温服。2023 年 2 月 24 日二诊:前方服后,诸症明显缓解,无阴道流血,夜寐欠佳,守上方加首乌藤 10 g,7 剂,日 1 剂,水煎服,分早晚餐后温服。2023 年 3 月 3 日复查血常规:血红蛋白 91 g/L。因新冠疫情停服中药。2023 年 3 月 17 日三诊:诉月经 2023 年 3 月 10 日来潮,量一般,有少许血块,现经净,感腰酸、乏力、畏寒,睡眠欠佳,颜面部暗沉斑块明显变淡,守上方加山茱萸 9 g,7 剂,日 1 剂,水煎服,分早晚餐后温服。2023 年 4 月 8 日月经正常,2023 年 4 月 19 日血常规提示血红蛋白 119 g/L。

按语:患者脾肾阳虚,冲任不固,血失统摄与封藏,故经血非时而下,量多如崩,导致明显贫血,瘀滞冲任,经血运行不畅,故夹血块;脾虚中气不足,故气短乏力,脾肾阳虚,则腰酸,四肢失于温养,故畏寒肢凉,面色萎黄无华,颜面部暗沉斑块,舌暗淡,苔薄,脉细均为脾肾两虚夹瘀之象。方用党参、黄芪、白术健脾益气以摄血,煅龙骨、煅牡蛎、海螵蛸固摄冲任止血,熟地黄、白芍养血,当归、川芎养血活血,考虑患者 44 岁,处于围绝经期,用熟地黄、山药、山茱萸补肾,虽有血瘀,但未用峻烈攻伐之剂,以制香附行气宽中、疏肝解郁,顾护脾胃之气,使全方补而不滞。

附 篇

名医介绍篇

胡克明

▶ **名医介绍**

　　胡克明,籍贯杭州市淳安县,1965 年 8 月毕业于浙江中医学院,积极响应党中央的号召,凭着满腔沸腾的热血来支援祖国的边远落后地区的医院——嵊泗县人民医院。当时医院的中医师只有他一个,没有中药房和中药药剂人员,没有中草药,这是一个相当严峻的现实。于是他本人申请专款购买木头,为了专款与木头,他独自一人东奔西跑,当时的计划经济要想得到木头需要好几个部门联合同意。他与木匠共同设计制作中药橱。当时是计划经济,中药材没有供应,于是他带领几个同事上山采药,本岛的几个山头的草药采完后,还要去偏远小岛如花鸟岛去采中草药。上山采药是件极其危险的事,有些草药往往生长于悬崖峭壁,为了得到珍贵的药物,甚至是不顾及自己的生命安危,有时往往会碰上毒蛇、蜈蚣等危险动物,有好几次摔跤致手骨折、脚骨折,照样系着绷带坚持上班。草药采来后必须经过加工炮制才能用于临床,所以他扮演的角色既是临床医生又是药剂人员,中药的采摘加工炮制都是在他的指导下完成。不管条件怎么艰苦,他看着自己辛勤的付出终于换来了初具模样的中药房,还是感到欣慰的。由于当时交通不便,下面小岛的居民来县城看病非常不易,他们经常带着中药下乡义诊,基本每季度都要下乡义诊。当时下小岛乘坐的船只很小,气象预报也不是很准确,记得有一次他们从绿华到花鸟整整用了一日一夜,因为船的机器坏了,当时的通信设备没有,只能等过路的船只,他们在船上真是又怕又饿。有时还经常碰到半路起风,这样的事经常发生,但是他还是毫无怨言,服务好岛民是他的心愿,为患者再苦再累也值得。在我的印象中,他认识的渔民遍及各个乡村,在他病榻前来探望的都是我们不曾认识的渔民百姓,他的名字深深地烙印在乡村渔民的脑海中。

　　他把每个患者当作自己的至亲,他经常以《大医精诚》中的一段话时刻提醒自己,"凡大医治病,必当安神定志,无欲无求,先发大慈恻隐之心,誓愿普救含灵之苦,若有疾厄来求救者,不得问其贵贱贫富,长幼妍媸,怨亲善友,华夷愚智,普同一等,皆如至亲之想"。他正是以这样的医德对待每一位患者,在嵊泗人民中具有良好的口碑。他从没有对患者说过一句重话,把自己最好的一面都毫无保留给了患者,他对自己的医术兢兢业业。1984~1986年担任卫生局局长兼党组书记,但他心里还是记挂着自己的业务,他觉得嵊泗人民更需要的是他精湛的医术。1985年6月参加全省卫生厅中医主任医师统一考试,被浙江省第一届主任医师提高班录取,经过近1年的培训,经考试发给结业证书,并于当年年底毅然辞去卫生局局长职务,弃政从医是他内心的迫切愿望。从此他就一心投入中医学,1987年7月被授予副主任中医师职称。1995年被授予主任中医师,1997年被浙江省卫生厅评为省名老中医,他曾在浙江省中医学院参加浙江省医学会医古文研究会担任理事。他擅长日语,能阅读本专业日语资料,凭借日语工具书能翻译有关资料。他曾担任嵊泗县人大代表、党代表等,曾先后被评为嵊泗县优秀人才、浙江省白衣明星、浙江省卫生系统先进工作者等。他曾经有好几次调到浙江省中医管理局的机会,但限于当时嵊泗缺少人才,嵊泗人民更需要他,他毅然留在他乡,在他乡奋斗终生。

他是一个活到老学到老的精进者,他在60岁那年曾说:"我在中医这行才刚刚入门,一个医生能在他的职业生涯深入钻研好一门专科就已经了不起了。我现在对呼吸内科才刚刚有所深入,但却已年过花甲了,我觉得时间已来不及了。"一个平凡的医生把自己的一生都奉献给了一个边远海岛的人民,留给他自己的却是无尽的遗憾,由于长期积劳成疾,于2004年去世,嵊泗县人民少了一个医德高尚医术高超的中医医生。

名医经验

1. 表里双解法治儿科外感发热

胡克明不仅能熟练地运用中医理论来辨证论治,掌握常见病、多发病的诊疗,更擅长治疗呼吸系统疾病,并能根据儿科的特点,改传统的口服汤剂为灌肠法来治疗小儿高热,得到患儿家长的高度赞誉。表里双解法治疗儿科外感发热的基础方:石膏、柴胡、黄芩、葛根、金银花、连翘、羌活、桔梗、甘草。若大便秘结加大黄;有呼吸道证候者加前胡、牛蒡子;舌苔腻湿重者加茵陈;舌苔白加荆芥、防风、白芷。方中石膏剂量应根据患者的热象、体质等因素灵活掌握。小儿为纯阳之华,阳气偏盛者邪极易化热,小儿脏器娇嫩,得病后变化多端且迅速,小儿外感发热是常见的多发病,又是引起多种病变的根源,因此采用辨证施治予以控制高热在临床对保护小儿不受继发感染相当重要。服药难是儿科的特点,婴幼儿尤为突出,除家长在药汁中加适量冰糖外,视年龄大小,每次 5～10 mL 频服。小儿因高热出现呕吐现象,此时可用灌肠,每次 30 mL 左右,药汁温度 37℃ 左右,一日 3 次可获佳效。此方也适用于成年人,咳嗽、哮喘患者,他一般给患者开 3 剂中药,大多数患者都能被治愈。

2. 攻下通里法治肝胆疾病

嵊泗作为海岛县,以渔为主,地理环境、工作饮食习惯决定渔民消化系统疾病较多,渔民身体结实强壮,因此采用攻下通里法治疗肝胆疾病很有疗效。他对急性病毒性肝炎的辨证施治有着独到的见解。

(1) 无黄与阳黄湿热相当:阳黄乃湿热毒邪瘀阻血脉,蕴毒化痰,痰阻血瘀,熏蒸肌肤而成黄疸;而无黄肝炎实质仍以湿热为本,治疗当从清热祛湿、疏肝活血解毒化痰着手。湿热发病在血分,湿热无黄病在气分,但都以湿热为本。若见肝功能异常且食纳不佳,苔黄腻脉滑,乃湿热碍脾致运化失常所致,因病程短,内虚之象不明显,宜清湿热为主,可予处方:茵陈、车前子、六一散、蒲公英、小蓟、藿香、泽兰、橘红、当归、赤白芍、焦四仙(焦麦芽、焦山楂、焦神曲、焦槟榔)。

(2) 湿热有轻重,气血要分清:湿热较轻则无黄;湿热较重则阳黄。湿热内侵于中焦或中下焦或弥漫三焦,但肝病犯脾是一致的,湿热瘀阻气分,胆汁循常道不发黄;若湿热侵入血分瘀阻血分,胆汁外溢出现黄疸。无黄湿热轻偏于气分治气;阳黄湿热重偏血分治血。若见黄疸、恶寒发热、疲倦纳差,且谷丙转氨酶与胆红素增高异常,可予处方:茵陈、小蓟、六一散、藿香、佩兰、金银花、杏仁、橘红、生地黄、赤芍。

(3) 无黄多内固,辨证要审慎:无黄以除湿热为本,湿热较轻,瘀阻气分外,多肝脾肾失调。脾主运化水湿,又属中焦,中州不运为主要环节,水湿不化,湿郁则热郁,湿热蕴育就形成无黄发病的内在依据。肝郁不畅,肝失条达。若见乏力、厌油、呕吐、便稀、纳差、胃不适,腹胀肠鸣、面色发黄、谷丙转氨酶增高、苔薄白,可予处方:生黄芪、焦白术、茯苓、白芍、石斛、郁金、杏仁、橘红、藿香、白豆蔻、茵陈、黄芩、秦皮、丹参。

（4）祛湿与扶正灵活贯通:无黄多与内内相关,湿热轻在气分,湿固中州阻于肝脾是证候特点。治疗中州,清利肝脾湿热贯穿全过程。若湿热、正虚不明显,症见纳差、恶心呕吐、腹胀痛,苔黄腻,脉细滑,治宜疏肝健脾、养血和胃。方药:白术、香附、郁金、藿香、川断、当归、白芍、焦四仙,佐以茵陈、黄芩祛余邪。若湿热较轻、内虚明显,症见肝区疼痛、纳差、腹胀、便稀不调,苔薄白,脉沉弦,证属肝郁脾虚,治宜健脾疏肝、养血平肝,方药:党参、川断、白术、茯苓、柴胡、当归、赤芍、白芍、女贞子、藿香、蔻仁、黄芩。

（5）预后虽好,巩固更重要:湿热侵入人体后,损伤肝、脾、肾,多表现为肝郁脾虚、肝肾不足、肝胆湿热未清等型,治疗上或健脾疏肝或滋补肝肾。在肝炎恢复期,肝功能正常但消化功能差者,可予党参、山药、薏苡仁、陈皮、草豆蔻、当归、炒白芍、柴胡、郁金等健脾疏肝。若肝病后出现腰酸腿软、失眠、倦怠纳差者,可予北沙参、麦冬、当归、五味子、何首乌、熟地黄、女贞子、川断、陈皮、墨莲草、浮小麦等滋补肝肾。而且广大渔民脾胃疾病多以寒湿为主,因此在临床上采用温里散寒法治疗肠胃疾病也是非常有效的,他在实践中获得真知,在实践中提高医术,治愈了无数患者。他在疑难杂症治疗中也有独到见解,如癌症在临床上虽然还没有理想的治疗方法,但中医的扶正祛邪治疗癌症对减轻症状,延长存活期是比较理想的,他曾治疗过胃癌、肠癌患者,疗效都是比较好的。

周海平

▶名医介绍

周海平，男，1952年9月生，中共党员，舟山市首届名中医，主任中医师，舟山市妇幼保健院党委副书记、医院纪委书记，曾任岱山中医学会副会长，舟山市中医骨伤科、中医内科学会常务理事。擅长治疗骨伤科疾病、内科疾病。

周海平出生于浙江舟山岱山一户普通人家。16岁那年响应党的号召应征入伍，其间历任战士、副班长、班长。退伍后在岱山搬运公司工作，时值国家工农兵上大学政策，周海平通过群众推荐、领导批准和学校复审等步骤，于1974年9月进入浙江中医学院（现浙江中医药大学）学习，学制三年。大学期间，周海平系统学习了中医基础理论、中药、方剂、针灸、推拿、骨伤等中医知识。那时，浙江省中医院骨伤科主任吕凤祥老师在参加学习全国中医疗法提高班后，回学校授课，周海平在跟随吕老师学习后逐渐对中医骨伤产生了浓厚的兴趣。

毕业后，他先后在岱山桥头医院、岱山人民医院、舟山市妇幼保健院工作。临床工作中，他理论联系实际，亲身实践，对遇到的每一个问题都深入思考研究，尤其是正骨手法治疗颈肩痛、腰腿痛、膝关节痛等，治愈了越来越多的骨伤科疑难杂症。为了更好提升自己，服务海岛百姓，他赴浙江省中医院进修，师从肖鲁伟院长和吕凤祥主任学习骨伤手术及整复手法，之后又两次参加浙江中医学院中医骨伤科学习提高班。他吃苦耐劳，任劳任怨，爱动脑筋。刚参加工作时，需要伤药外敷，没有药粉，他便自己用药碾子将中药材慢慢碾磨成粉，一小罐一小罐装瓶调制。他曾受岱山卫生局局长之托给当地乡镇卫生院医生上正骨手法培训班，没有资料，他便自己搜集资料打印，详细介绍手法、部位。在岱山人民医院工作时，由于当时骨伤科只有他一人，骨折复位牵拉时没有合适的助手帮忙，他便自行设计"前臂无创伤骨折整复器"，其后来获国家专利。到定海工作后，周海平在老年大学讲授老年养生课，当时没有合适的教科书，他便设法编写《老年常见病中医药防治》，同时邀请戎平安、朱新平等医生一起参编。针对岱山岱西地区胃癌高发情况，从民间收集治癌验方（猫人参、猫爪草、白花蛇舌草、半枝莲），并经浙江中医药大学药物研究院实验证实该方对治疗胃肠道癌症有效，在临床运用效果满意。此外，周海平研究以天柱为主治疗老年性肩周炎，获舟山市科学技术进步奖三等奖，先后参与《舟山海鲜养生》《普陀山素食养生》等书编写。由于工作业绩突出，先后任桥头医院工会主席、岱山人民医院副院长、党总书记、舟山市妇幼保健院党委副书记、医院纪委书记。

　　周海平虽然行政工作繁忙，但仍致力于帮助患者解除疾苦，对待患者如亲人，急患者所急，苦患者所苦，医德高尚。有些患者坐推车进来，治疗后立竿见影，能下地走路，因此，他在广大患者中享有很高的声誉，许多小岛上的患者都慕名而来。退休后，他仍坚持每周2次固定时间在医院出诊，以方便老患者就医。从医40余载，从未发生重大医患纠纷，受到患者的广泛赞誉，患者对他表示感谢的锦旗不计其数。

名医经验

1. 重视辨证，活用方剂

　　周海平认为，辨证施治是中医的灵魂，辨证的正确与否，直接影响中医的疗效。数十年来，他一直反复强调中医的辨证："不是看到发热就用清热解毒药，看到便秘就用泻下药，中医一定要辨证，气虚的要补气，阴虚的要滋阴，有热就要清，有湿就要化。"有位出汗多的患者，舌红苔白厚腻，周海平开了三仁汤，效果很好。三仁汤出自《温病条辨》，主治湿温初起，头痛恶寒，面色淡黄，身重疼痛，午后身热，胸闷不饥等症。本案患者舌红苔厚腻，为湿热内蕴，热蒸汗出，周海平活用三仁汤，通过清利湿热，不止汗而汗自止。如果见到多汗就用玉屏风散、桂枝汤，不辨证就不会有好的疗效。另外，周海平对病证分型及选方用药不拘泥于教科书。有位老年人便秘，伴乏力困倦，舌苔白腻，周海平开了升阳除湿防风汤，3剂后就有效。升阳除湿防风汤来自《脾胃论》，具有健脾燥湿、祛风疏肝之效。本案患者便秘属脾虚湿滞所致，予升阳除湿，方证对应，收效显著。在用方上，周海平很少自拟方，而是喜用名家名方，如《伤寒论》《金匮要略》《脾胃论《医林改错》《医学衷中参西录》《医宗金鉴》等书籍中的方剂,他认为这些方剂经过大量临床实践验证,不但效果好,而且口感也好,患者适应性佳,用好这些名家名方,能大大提高疗效。

2. 内外合治,守正创新

早在 20 世纪 70 年代末 80 年代初,周海平便开始研究正骨手法治疗脊柱病。在治疗颈椎病方面,独创天柱穴点按法,有效缓解肩胛提肌的痉挛,使颈部的牵拉感瞬间缓解,收到立竿见影的效果。肩周炎的治疗中,突破传统的只针对肩周局部的针灸推拿等治疗,采用对胸椎小关节进行整复和菱形肌进行松解,大大提高了肩周炎治疗的有效率。在腰腿痛的治疗中,研究国外的激痛点理论,自制穴位按压棒进行激痛点按压,使腰痛患者的疼痛缓解明显。在骨折患者的治疗中,发明了"前臂无创伤骨折整复器",并申请了国家专利。这个发明使传统的中医尺桡骨骨折复位,能够单人完成,节省人力的同时,稳定的机械拉力替代人工牵拉,减轻了患者牵拉时的疼痛。

除了手法外治外,周海平还对骨伤科患者在辨证基础上予以中药内服。慢性病、老年病患者多从补益肝脾肾入手,急性发作疼痛明显者多从化瘀入手,周海平十分欣赏王清任的瘀血理论,血府逐瘀汤、通窍活血汤、少腹逐瘀汤、身痛逐瘀汤等都是周海平的常用方,尤其是身痛逐瘀汤。周海平将这些化瘀方不仅仅运用于骨伤科病例,还运用于脱发、失眠、肿瘤等内科病。

3. 调和气血,心身同治

"血气不和,百病乃变化而生""肢体损于外,则气血伤于内,营卫有所不贯,脏腑由之不和",周海平十分重视气血调和,包括气血充足和气血通畅。例如,肝火旺的患者,周海平认为肝火是一种郁火,必须先疏散,疏散后火才能得以清解。在治疗瘀血患者时,周海平认为气行则血行,气滞则血滞,在活血同时常常结合行气或补气药。有些骨伤科患者,因为长期疼痛、麻木影响患者精神,往往神情疲惫、夜寐不宁。而心身欠佳反过来可能会进一步加重病情,精神好转则病已去半。在交谈问诊过程中,周海平注重心理疏导,强调"精、气、神"的协调和统一,补精必安其神,安神必益其气,医其身,并治其心,心身同治,精、气、神共养。

王绍存

王绍存,女,1946 年 12 月生,浙江宁波人。1969 年毕业于浙江中医学院（现浙江中医药大学）中医医疗系。现任舟山市中医院中医内科主任中医师。从事中医临床工作 30 余年,具有扎实的中医理论知识及技能,在长期的医疗实践中积累了丰富的临床经验,对内科常见病、多发病辨证正确,疗效显著;对疑难杂症及肿瘤的治疗颇具造诣。1983 年 8 月至 1984 年 1 月参加浙江省卫生厅主办的"省中医经典著作进修班"学习。曾担任大专中医班中医教学及班主任工作一年半,多次被聘为舟山市卫生系统高级职称评审组评委,自 1995 年以来连续 5 年被聘为浙江省执业医师资格考试实践技能考试中医主考官。经常被舟山人民广播电台作为特邀嘉宾做中医知识讲座及为老年大学讲课。优良的医德与医术受到患者的赞扬与组织的肯定,1995 年被评为"舟山市卫生行风先进个人";同年起连续 8 年被评为院先进工作者、优秀医生;2000 年被评为"浙江省中医药先进工作者"。舟山电视台曾拍摄成专题片"好中医王绍存"向全市播出。主要著作有《桂枝汤临床应用举隅》《连朴饮临证验案二则》《天王补心丹加减治疗心绞痛 35 例》等多篇论文发表在省级及市级杂志上。撰写有中医科普文章 20 余篇发表在《舟山日报》《舟山晚报》上。个人传略被载入《舟山市科技人才录》《中国当代医学界名人录》《世界优秀专家人才名典》等辞书典籍。

名医验案

王绍存擅以经方治病,以桂枝汤为例,用于治疗杂病,在临床上取得不错的疗效。

【验案1】杨某,女,62岁,退休职工,1993年10月5日初诊。主诉:关节酸痛10年,加重5天。患者患类风湿性关节炎近10年,起先仅感手指关节酸痛,服西药可缓解。后病情渐加剧,发展到膝、肩、髋等大关节酸痛。1983年10月起病情更重,手指关节中端肿大变形,膝关节强直,步履困难,手臂不能上伸,遇风雨、寒冷天酸痛尤甚,面色㿠白,形体丰腴,伴有心悸怔忡,全身畏寒。血沉90 mg/h。舌淡苔薄白,脉细弱略缓。中医诊断:痹证(气血精亏,寒邪偏胜兼夹风湿,气血凝滞,筋骨失养)。方用桂枝汤加味。方药:桂枝10 g、炒白芍10 g、生姜3片、炙甘草5 g、大枣6枚、生黄芪15 g、当归10 g、鸡血藤30 g、豨莶草10 g、枸杞子15 g、制首乌15 g、乌梢蛇10 g。服药20剂,筋渐舒,痛渐减,活动稍灵。又嘱加强锻炼,增加营养,再服药1个月后血沉正常,手指关节肿大缩小,疼痛基本好转。

按语:桂枝汤中的桂枝能横通肢节,旺盛血行,引诸药至全身各关节;当归能温经行血,发散通阳;炒白芍配当归能和血养血止痛;生姜、大枣、甘草助灼白芍舒筋缓急,安中益气;熟地黄、生黄芪、制首乌、枸杞子补肾养肝益血;乌梢蛇、豨莶草、鸡血藤活血通络,祛风止痛。合用共有养血通阳祛风、通络蠲痹止痛之功,使气血充,肝肾足,血脉通,阳气复,寒邪除,痹痛止。

【验案2】谢某,女,43岁,职工,1993年3月8日初诊。主诉:头痛反复3年。朝轻暮重,入夜尤甚,痛时连及右半额角,时而面浮,略有自汗,恶风、恶寒,四肢厥冷,夜寐欠安,心悸不宁,经西药治疗不效。舌胖边有齿印,脉弦细略浮缓。中医诊断:头痛(气血亏虚,营卫偏衰,风寒乘虚而稽留经络,痹阻经脉,属卫虚兼寒之证)。用桂枝汤加味以养血和营、温阳祛寒、通络止痛。方药:桂枝10 g、焦白芍10 g、炙甘草5 g、生姜3片、大枣6 g、当归10 g、熟地黄15 g、首乌藤30 g、川芎15 g、丹参15 g、全蝎3 g。服药半个月后头痛减半。续服1个月,诸症痊愈,至今未曾复发。

按语:桂枝能提高痛阈,舒张血管而缓解头痛;当归配白芍养阴和营;生姜、大枣、甘草调和安中,益气泄邪,助白芍舒筋缓急止痛;川芎上行头部,祛邪通窍;熟地黄、首乌藤、丹参补肝养血,活血通络;全蝎为"久痛入络"之说而备,能搜风剔络、破血逐瘀。全方具有通阳调和营卫、滋阴和阳益血之效。

【验案3】李某,女,29岁,工人,1988年9月10日初诊。主诉:未孕4年。患者痛经多年,自月经来潮时劳累淋雨,又贪凉饮冷所致。婚后2年无子,后又小产1次,嗣后2年未孕。月经逾期,经前下腹隐痛,觉冷。经来量少色淡,伴有血块,喜温喜按。面色㿠白,形体消瘦,大便不实,腰痛腿软,形寒,伴恶心欲呕,纳食欠香,脉细小,舌淡白。中医诊断:不孕症(脾肾阳虚,真阳不足,冲任虚损)。拟温经调血,养血通络,用桂枝汤加味出入。方药:桂枝10 g、炒白芍10 g、生姜3片、炙甘草5 g、大枣6枚、当归10 g、熟地黄15 g、制首乌15 g、枸杞子15 g、阿胶(烊冲)15 g、益母草10 g。服药5剂,月经已净,经测基础体温无排卵现象,嘱服1周,增食鸡1只。下月经水未转,纳少作恶,早孕试验阳性,后果生一子。

按语:桂枝能解除内脏平滑肌痉挛,缓解腹痛;配当归行血活血,通阳散结;熟地黄、制首乌、枸杞子、阿胶补肝益肾,填精益髓,配益母草活血化瘀调经;生姜、大枣、炙甘草调和缓急。诸药合用使肝肾足,阳气充,气血盈,冲任受益故能有子。

张 挺

▶名医介绍

张挺,舟山市首届名中医,副主任中医师。曾任中国针灸学会理事、世界针刀联合会首届专业委员会理事、浙江省针刀专业委员会副主任委员、浙江省针灸学会理事、浙江省推拿协会理事、浙江省中医康复协会理事、浙江舟山中医药适宜技术推广基地负责人。

张挺1953年2月出身于武术世家,自幼随父习武,在气功及太极拳方面造诣很深,从小就拥有强健的体魄。1968年7月舟山中学(老三届)毕业后,响应党中央号召,知青下乡到岱山岱西海丰大队,看到岱山渔民严重缺医少药、痛苦不堪,决定从医,自此不断自学中医著作,背诵《汤头歌诀》《中医经络腧穴学》,研读《黄帝内经》《伤寒杂病论》等。经过不懈努力,终于1970年3月在贫下农推荐下做起了赤脚医生。由于勤奋、不怕苦、不怕累,在自己身上不计其数地找穴位练扎针,医术提高迅速,很快在岱山享有“海岛神针”荣誉,并于1973年被评为舟山市先进赤脚医生,来就医者源源不绝,忙得不分昼夜。为了更好地服务于大众,于1974年9月被推送到浙江省舟山卫生学校学习,而后到舟山岱山卫生防疫站工作。为了扩大服务,1987年被推送到浙江中医学院(现浙江中医药大学)进修学习,先后调入岱山中医院、定海洋岙医院、舟山市中医院工作,历任针灸推拿科主任、舟山市中医药适宜技术推广基地负责人等职,并建立了舟山市首个针灸推拿病房,为舟山人民带来了福音。名中医张挺主任杏林春秋五十余载,爱岗敬业、钻研技术,不论炎炎夏日,还是风雪寒冬,终年不辍,全心全意致力于中医药事业的传承、创新和发展,被舟山人民誉为“海岛第一针”。

从医至今,张老时刻牢记作为一名医生对待患者必须有恻隐和关爱之心,要全心全意为患者着想,不论贫或富、贵和贱、熟人与生人、老人、妇女或小孩都要一视同仁,急患者所急,认真施治一心赴救。患者也是相信张老,不管有多辛苦都很早来排队等着张老来给他们治疗。有位农村老妇患腰腿痛数十年伴尿失禁、老年痴呆由邻居陪同前来就诊,经针灸推拿中药调理治疗 10 次,明显好转,此患者为经济困难五保户,张老给予了患者适当的帮助照顾。另一位渔村老伯脑中风偏瘫、左半身不遂。患者是低保户家境不好身有异臭,张老不避异臭认真施治,诊费适当减免,经治 1 个月后能自行走路。张老还兼职老年大学推拿班教育 30 年,为老年人们讲解传授经络、穴位、推拿手法、疾病预防、保健强身等技术知识,深受广大老年学员的好评,每年被评为老年大学优秀教师。

一、名医经验

名中医张挺主任立论平正,注重培补,善于调理,用针轻灵,有独特疗效,善用头皮针、舌针、夹髓针治疗卒中后遗症、顽固性面瘫;善用小针刀松解术配合正骨手法治疗颈肩腰腿痛有显著效果;善用中药配合腹针、体针治疗内科杂症有很好疗效等,经粗略统计,其病案札记不下十万数。

"仁者爱人、以德立身"是名中医张老的座右铭,也是跟师带徒的原则。张老博学多才,他善于把自己行医多年的临床诊疗经验上升为理论,并毫无保留地用于指导师徒工作,因此张老徒弟桃李满天下,很多都成了中医院、部队医院等不可或缺的名中医。

经验细则:舌针点刺出血配合头针、体针、透针,辨证取穴治疗卒中后遗症,舌为五脏六腑之妙窍,十四经脉连舌本,散舌下用 0.25 cm 毫针点刺舌部相应区域来调整脏腑气血,配合头针、体针、结合中药辨证施治改善卒中后遗症肢体功能。根据《难经·六十九难》的学说,母穴属补,子穴属泻,某些腧穴偏补如气海、关元、肾俞、命门、腰阳关、足三里等,某些腧穴偏泻如井穴、荥穴等,临床结合针法补泻运用五行生克、子母补泻学说选取相应腧穴取得一定效果。

针刺有着多种用法、多种用途,透针一针两穴或多穴,多用浅表刺激,能同时发挥几个穴位的作用,并能激发经气、沟通表里。增强感应刺激量提高疗效,临床效果显著。上星透神庭可用于治鼻渊鼻衄、嗅觉失灵以及软腭麻痹引起的鼻音重浊,若伴见言语不清配迎香、廉泉、合谷,若感冒头痛配风池透风府。目窗透头临泣治眼疾、多泪不禁、目痛羞明、眼肌麻痹。丝竹空透太阳散风邪止头痛、清火泄热、通调肝胆气机。率谷透角孙治偏头痛效佳。

祖国传统医学中医药、针灸、推拿是国之瑰宝。在快速发展的现代化社会，更应推广无毒副作用的中医药和非药物疗法的针灸推拿。人体是复杂的有机整体，中医运用辨证论治治疗疾病，可达到平衡阴阳、扶正祛邪、防病治病之目的。

二、名医验案

【验案1】胡某，男，56岁，干部，岱山县人。2010年2月饮酒后昏迷，住院抢救半个月后，左半身不遂、失语，经康复治疗3年未见好转。其妻推他坐轮椅前来就诊。查体左半身失用性偏瘫，左上肢肌力0级，失语，脑部MRI提示右侧顶枕叶区约2.5 cm×3 cm低密度梗死灶。舌质淡胖，脉细弦。诊断为脑梗死。

针刺方法如下。舌针：心脑区（舌尖三分之一区）为主点刺出血。头针：右侧脑部运动区上下，感觉区上、中五分之一处语言区，针刺0.3 cm，行抽气震颤法，留针30分钟，每10分钟行针1次。体针：用提插补法补百会、风池透风府、哑门、廉泉以健脑。用捻转泻法泻人中以醒脑，极泉点刺患侧放射至手指出针，捻转针刺肩髃、曲池透小海、手三里、内关透外关、合谷透后溪，四缝、少商、商阳、中冲、少冲、少泽均点刺点血，督脉用提插捻转法针刺大椎透陶道与身柱、命门透腰阳关、环跳、足三里、阴陵泉透阳陵泉、三阴交透绝骨、昆仑透太溪、太冲透涌泉。辨证取穴，针行补泻，每日1次，15次为1个疗程，间隔休息3～5日，行第2疗程中间配合中药辨证施治。经治6个月后能自行走路，上、下楼梯，会唱歌，简单说话。

【验案2】李某，男，49岁，定海区白泉镇人。患者右侧面神经瘫痪6月余，经多地医院治疗未见明显好转。查体：右侧面肌松弛下垂，右侧额纹消失，右眼开裂流泪发红，嘴角明显左歪，鼻唇沟消失，言语不清，舌体偏向健侧，口角流涎，喝水时外流伴耳鸣，舌暗苔光，脉沉细。诊断为难治性面瘫。

用逆透围刺法：选用0.25 cm×75 cm毫针从颊车透地仓，牵正透颧髎，听宫透童子髎，太阳透地仓，一针透两穴以上缓慢进针用平补法，以患侧脸部发热为度，配针刺风池、列缺、合谷，结合中药辨证内服，每日1次，15次为1个疗程，第1个疗程后明显改善，经治3个疗程基本痊愈。

虞亚菊

▶ **名医介绍**

　　虞亚菊,女,1955 年 1 月生,主任中医师,原普陀医院中医科主任,舟山市首届名中医。1977 年毕业于浙江中医学院,此后一直在普陀人民医院从事中医内科工作,在其中医生涯中,十分重视提高自己的专业素养,刻苦钻研医术,经过几十年的潜心钻研和实践,对脾胃病、慢性咳嗽、不孕症、各种癌症患者的善后、更年期综合征和各种疑难杂症的中医治疗及调理保健积累了丰富的经验,对慢性结肠炎、溃疡性结肠炎有一套独到的治疗方法,采用中医的辨证方法,用中药保留灌肠治疗,疗效很好。

一、名医经验

1. 更年期崩漏治疗经验

　　虞老认为更年期为崩漏好发阶段,更年期崩漏病因多端,病机复杂,但其根本乃肾气虚衰,冲任失去固摄,女子"五七肾气衰""七七经脉虚,太冲脉衰少"。但在具体患者身上则各有所不同,治疗方法也不能千篇一律,应根据证候辨证施治,虞老在辨治更年期崩漏时,常分三种证型。①气阴两虚型:症见月经来潮后淋漓不断,经色鲜红,遇劳累血量增多,神疲乏力,头晕耳鸣,手足心热,舌红少苔,脉细数。治法:益气养阴,固冲止血。处方:黄芪 30 g、山茱萸 15 g、生地黄 15 g、太子参 15 g、女贞子 15 g、墨旱莲 15 g、升麻炭 12 g、鹿角霜 15 g、煅龙骨(先煎)20 g、煅牡蛎(先煎)20 g。②肾虚血瘀型:症见经期先后不定,经量时多时少,伴有少腹作痛,痛则经血增多,多夹血块,腰酸倦怠,肢冷乏力,舌淡红,脉细涩。治法:补肾固冲,化瘀止血。处方:熟地黄 20 g、山茱萸 15 g、茯苓 10 g、紫石英 15 g、鹿角霜 15 g、生黄芪 30 g、茜草炭 10 g、蒲黄炭(包煎)10 g、参三七(分吞)3 g。③肝郁气滞型:症见月经来潮后淋漓不断,经色紫暗,黏稠,心烦易怒,面部烘热,汗出,脉弦,苔薄黄。治法:疏肝调冲,凉血止血。处方:牡丹皮炭12 g、黑栀子12 g、柴胡12 g、黄芩10 g、金银花炭12 g、女贞子12 g、墨旱莲15 g、生地黄20 g、制香附10 g、仙鹤草20 g、地榆炭12 g。

2. 慢性结肠炎治疗经验

经过多年潜心研究和探索,虞老总结出中药保留灌肠治疗慢性结肠炎的独特疗法,疗效甚佳。根据中医证候,结合纤维结肠镜及钡剂灌肠造影摄片的结果,将慢性结肠炎辨为三种证型。①脾虚夹湿热型:以大便稀夹黏液,里急后重,左少腹隐痛,苔腻为主证。用三黄汤加味:黄芩10 g、黄连10 g、黄柏10 g、秦皮12 g、马齿苋15 g、木香10 g、苍术15 g、白术15 g。②脾胃虚寒型:以脐部隐痛遇冷即泻,大便烂有黏液泻后痛止,或得热痛减,苔薄质淡为主证。用黄芪建中汤加减:黄芪20 g、党参20 g、桂枝10 g、炮姜炭10 g、小茴香10 g、煨木香12 g。③脾肾阳虚型:以五更泻便稀,有时夹黏液,腹冷痛肠鸣,形体消瘦,苔薄质淡,脉沉细为主证。方用:制附片10 g、桂枝10 g、生黄芪20 g、石榴皮10 g、芡实15 g、炮姜炭10 g。按照以上辨证分型用药,中药煎汁50~100 mL,睡前保留灌肠,并根据病变部位改变体位,以利药汁直达病所,避免胃肠吸收不良所致药效下降及药物对胃肠刺激的不良反应,常取得显著疗效。

3. 喉痒咳嗽治疗经验

喉痒咳嗽是外感咳嗽的常见类型,常见喉痒致阵发性呛咳,往往迁延难愈。虞老经过多年实践,使用自拟降气止咳方治疗该类咳嗽,取效良好。方用旋覆花(包煎)12 g、贝母15 g、杏仁10 g、炙紫菀10 g、炙百部10 g、炙射干10 g、干地龙12 g、厚朴10 g、炙麻黄10 g、生甘草5 g。若见咽痛、喉干、痰出黄黏,去炙麻黄,加黄芩12 g、前胡10 g、鱼腥草15 g、牛蒡子10 g;若见胸闷、气急,加瓜蒌皮15 g、枳壳12 g。

4. 慢性泄泻治疗经验

慢性泄泻多病程长,缠绵难愈,虞老在治疗时常分为三种证型辨证施治。①脾胃阳虚型:以泻下水谷不化,胸闷纳呆,食入即泻,四肢无力,苔薄白,脉缓细。治法以培本扶正为主,用理中丸加味。②脾弱肝强型:泻前腹痛,泻后痛减,泻下稀薄,而多泡沫,矢气频多,胸胁胀痛,脉弦细,其发病与情绪激动有关,治法以疏肝培土为主,用逍遥散加味。③命门火衰型:以黎明前肠鸣腹痛泄泻,泻后痛止,或觉少腹冷感,腰酸腿软,脉沉细,治法以温补脾肾、固涩为主,用四神丸加味。

二、名医验案

【验案1】周某,女,37岁,工人,1989年5月12日初诊。主诉:泄泻反复发作1年。大便偏烂,日1~2次。近半年来因心情烦躁,大便次数增多,呈稀薄夹泡沫,每临大便时肠鸣如雷,急迫如厕。住院后,西医诊断为胃肠功能紊乱、慢性肠炎。刻下:患者面色萎黄,精神忧郁,诉腹中之气攻窜二胁作胀闷,嗳气频繁,晨起口苦,纳食不香,苔腻略黄,脉弦细。中医诊断:腹泻(脾胃虚弱、肝旺侮土、湿热内生)。治以疏肝健脾,兼清湿热。方药:党参、苍白术、防风、柴胡、茯苓各10 g,陈皮、炒栀子、苏梗各6 g,佩兰15 g,薏苡仁30 g,清甘草5 g。按上药加减调理1个月,大便基本变软,每日1次。

【验案2】刘某,女,48岁。主诉:咳嗽2月余。2个月前因受冷鼻塞,阵发性咽痒咳嗽,咽痛,痰黄黏难咯,经西药抗感染治疗,鼻塞,咽痛,痰黄黏已减,唯阵发性咽痒咳嗽未减,反而加剧,尤以夜间为甚,不能入睡,痰白黏难咯,伴有胸闷,气急,经西医检查,血常规未见异常,胸部X线片示两肺纹理增多,支气管炎。诊其舌质淡红,苔薄白,脉弦缓。中医诊断:咳嗽(外邪束肺、肺气失降)。治以疏宣肺气,降气止咳。方药:旋覆花(包煎)12 g、杏仁12 g、浙贝母15 g、炙百部10 g、炙射干10 g、炙紫菀10 g、干地龙12 g、川朴10 g、炙麻黄10 g、瓜蒌皮15 g、黄芩10 g、生甘草5 g。上方5剂服后,咽痒咳嗽大减,继服原方3剂告愈。

【验案3】贺某,男,72岁,1999年7月初诊。主诉:头晕3个月。患者3个月来经常有头晕,体倦无力,气短懒言,记忆力减退,纳谷无味,大便烂,舌淡红,脉缓细无力。经体检和实验室检查,无明显器质性病变,测血压70/50 mmHg。中医诊断:虚劳(脾胃气虚、中气下陷)。治以益气健脾,升阳举陷。方予补中益气汤,方药:生黄芪50 g、党参30 g、炒白术15 g、柴胡10 g、升麻12 g、炒当归10 g、陈皮10 g、炙甘草6 g。上方服药5剂,测血压100/70 mmHg。继服10剂,诸症消失,随访半年未复发。

【验案4】金某,女,46岁,1997年10月6日初诊。主诉:月经不调6个月。

自诉月经先后不定期已有6个月,每次月经来时量多且有血块,持续1周。此次月经已行20日,量多夹血块,行经1周时来西医妇科就诊,经消炎、止血及妇康片治疗,经量不但未减反而增加。患者面色无华,头晕目眩,腰腿酸软,小腹隐痛,痛时经血增多,血块而下,舌淡红,脉细涩。中医诊断:月经不调(肾虚血瘀)。治以补肾固冲、化瘀止血。方药:熟地黄20g、山茱萸15g、茯苓10g、紫石英15g、鹿角霜15g、黄芪30g、茜草炭10g、蒲黄炭(包煎)10g、参三七(分吞)3g,3剂,日1剂,水煎服,分早晚餐后温服。3日后复诊,月经已止,唯觉腰酸乏力,头晕目眩,以六味地黄汤加紫石英15g、鹿角霜15g、生黄芪30g、菟丝子15g、补骨脂12g,续服5剂,以补肾益气固冲任,巩固疗效。

【验案5】陈某,男,34岁,2008年10月20日初诊。主诉:哮喘发作1周余。患者素有过敏性哮喘,近因昼夜温差变大,感寒后旧疾复发,喘息痰鸣,时有狂嚏。听诊双肺可闻及哮鸣音,舌淡,苔薄白,脉滑。中医诊断:喘证(外感寒邪、宿痰阻肺)。治以宣肺平喘、脱敏解痉。方药:旋覆花(包煎)12g、炙麻黄10g、炙细辛5g、姜半夏12g、陈皮10g、炙苏子(包煎)15g、葶苈子15g、白鲜皮15g、炙地龙12g、炙甘草6g。服上方5剂后,喘息渐平,狂嚏大减,两肺哮鸣音明显减少,上方加黄芪15g,继服5剂,诸证悉平。

【验案6】张某,男,50岁,2000年1月6日初诊。主诉:便血1周。患者自诉大便时反复出血1年,服药或注射止血药可止血,本次出血已1周,西药无法止血,须手术治疗,患者因惧怕手术,遂来寻中医治疗。刻下:患者每次大便时均有出血,血色鲜红,面色少华,自觉头昏,神疲乏力,胃纳不佳。经查胸膝位3点和7点各有内痔一个,舌淡,脉沉细。中医诊断:痔疮(脾胃虚损,气不摄血)。治以补中益气、佐以止血。方予补中益气汤加味,方药:党参15g、黄芪20g、炒白术10g、炒白芍10g、炒当归10g、柴胡10g、茯苓10g、升麻炭10g、地榆炭10g、槐花炭10g、炙甘草6g。上方服5剂后出血明显减少,守方续服5剂而愈。

戎永华

戎永华,男,1957年6月生,舟山市普陀区人,副主任中医师,舟山市第二届名中医。1975年戎永华以中医学徒身份参加普陀县中医院工作,拜师学习针灸,至1980年出师。1983年起从事中医骨伤科工作,在学历较浅专业基础较差情况下,刻苦努力,虚心好学,善于钻研,善于总结,专业水平提高较快。1983年和1984年分别到浙江省平湖县中医院、宁波市中医院进修中医骨伤科各1年,进修回来后,任骨伤科针灸推拿科副主任,大胆开展业务,扩大骨伤科治疗病种,积极治疗各种软组织损伤,各种骨折手法复位、固定,尤其擅长使用传统中医手法复位治疗各种关节脱位,产生了较大影响。为了更好地掌握骨伤科范围的各种病种的治疗,1995年和1996年分别到杭州市第一人民医院和浙江省中医院进修疼痛门诊及大推拿手法各3个月,学成归来后在普陀县中医院开设疼痛门诊,运用小针刀疗法、神经阻滞疗法、局部封闭、针灸、推拿及关节腔注射疗法,治疗各种慢性、损伤性疑难病症,如颈椎病、肩周炎、腰腿痛、骨关节炎、无菌性炎症、粘连性疾病等,其中运用三叉神经阻滞治疗三叉神经痛,星状神经节阻滞治疗雷诺病,骶管阻滞治疗腰椎间盘突出症,为区内领先;同时开设腰突症专科,运用腰硬膜外阻滞结合大推拿手法治疗腰椎间盘突出症,疗效显著。1997年晋升为主治中医师,2007年晋升为副主任中医师,2011年被评为舟山市第二届名中医。

作为一名针灸骨伤科医生,积极响应祖国号召,参加浙江省卫生厅派往位于非洲马里共和国援外医疗工作,先后于2007~2009年、2012年、2013年三度援非,在援外工作期间,不怕苦不怕累,心系祖国,扎根非洲大地,做好"民间大使"。在业务上,戎永华老中医积极应用中医针灸疗法,为中医走出国门扩大影响力,做出了积极贡献,被非洲人民称为"中国神针"。在马里医疗资源匮乏、医疗技术落后、气候炎热、环境恶劣条件下,针对各种当地的常见病和多发病,如卒中后遗症、腰腿痛、坐骨神经痛、风湿性关节炎、颈椎病、腰椎病及儿童多发的小儿麻痹症、脑膜炎后遗症、难产后遗症（缺氧和产伤）、脑发育不良后遗症、股骨头坏死后遗症等，制订了不同的治疗方案，分别运用针灸、电疗、艾灸、拔罐、穴位注射、推拿按摩等综合疗法，取得了良好的疗效。

在援非近5年的时间里，戎永华老中医累计诊治35 000余人次，其中有马里高层高官、富豪，但更多的是普通百姓。有一位2岁小孩出生后腰部生个囊肿，1年前因手术后遗症下肢失去了知觉，戎永华给他用针灸治疗，治疗20次后患者下肢就有了感觉，40次后已能扶着站立了，孩子的父母流着激动的热泪，紧紧拉着戎永华老中医的手久久不肯放开。一位马里外交部新闻中心主任腰扭伤反复不愈，经常痛得夜不能寐，听闻戎永华老中医的医术后，便来找他要求针灸治疗，经过针灸、手法推拿、理疗和穴位注射等综合治疗，1周后症状完全消失，腰部活动恢复正常，能脱离拐杖行走自如了，这位新闻中心主任对着戎永华老中医竖起大拇指，不停地说：Merci beaucoup（非常感谢）！为了表达对中国医疗队的感激之情，他特地在开斋节那天邀请了医疗队全体队员上他家做客，品尝正宗的马里家庭大餐。马里第一任经济建设开发部部长已近90高龄，在他任职期间常来中国联系工作，对中国有着深厚的感情，患有腰腿痛，椎管狭窄症40余年，这次症状又发作，疼痛难忍，经过戎永华老中医的针灸及推拿等治疗，2周后症状完全消失，事后他专门托人给医疗队送来十几只鸭子改善生活。

戎永华老中医不论贫富贵贱，皆一视同仁，倾力治疗，治愈了很多疑难疾病，解除了很多人的长期病痛，受到了马里人民的感谢和尊重，受到马里总统多次接见，被马里总统授予"雄狮勋章"。2009年2月13日，受到正在马里访问的国家主席胡锦涛的亲切接见和慰问，同年被卫生部及浙江省省卫生厅授予"援外荣誉证书"。

戎永华老中医参加工作近50年来，潜心钻研中医传统正骨技术，继承宁波陆氏伤科经验疗法，从事中医骨伤及针灸推拿临床工作，继承和发扬中医传统疗法，凸显中医特色，亦不排除现代医疗技术，主张并力行中西医结合，优势互补。在长期的临床实践中，勤奋好学，勇于实践，不断总结经验，不断提高医术，形成了富有中医特色的治疗体系。善用传统中医正骨手法治疗各种关节脱位，用针灸推拿配合现代理疗技术治疗腰椎间盘突出、颈椎病等慢性颈肩腰背疾病,用针灸配合关节腔封闭技术治疗肩、肘、膝等关节炎。

戎永华老中医善于总结经验,曾在《浙江中医杂志》等学术期刊上发表学术论文5篇,多次参加学术交流讲座。在其长期行医生涯中,以热心参与临床带教,先后共带教中医毕业生和进修医生20余人,并在带教过程中毫无保留地传授自己宝贵的临床经验和技术,得到带教学生的尊重和爱戴。在援非期间,戎永华老中医深知"授人以鱼不如授人以渔",将其毕生行医经验倾囊相授于2名非洲弟子,在他离开马里后,其弟子已能独立行医,且疗效良好,为中医针灸在非洲大地的传播和普及做出了独特的贡献。

名医验案

【验案1】患者,男,70岁,非洲马里共和国人,2008年3月初诊。主诉:持续呃逆2日。患者持续呃逆,不能进食,不能入眠,神疲乏力。曾到当地医院行西医治疗,症状未见好转,舌苔厚腻,脉沉细。中医诊断:呃逆(脾肾阳虚,湿困脾阳,胃失和降,胃气上逆)。治宜和胃降逆,温脾化湿。针灸:内关、足三里、合谷、膈俞、脾俞。操作:先针内关、合谷、足三里,得气后留针5分钟呃止,再灸膈俞、脾俞2壮,治疗结束,呃逆消失。灸膈俞、脾俞为治本,内关、合谷、足三里为降逆宽中,呃逆为气逆上冲,气机疏通,胃气转复而得安。

【验案2】陈某,女,62岁,普陀区人,2006年10月初诊。主诉:右肩部疼痛活动障碍8个月。患者右肩部疼痛,夜间痛为显,寐不安。检查:右肩部广泛性压痛,以肩前压痛为显,肩关节呈强直状,上举后伸外展前伸均受限,舌质淡红,苔薄白,脉弦缓,X线片无殊。西医诊断:肩关节周围炎。中医诊断:痹证(筋脉劳损,风寒湿阻塞脉络)。治拟通筋活络止痛,松解肌肉粘连,用肩关节腔内封闭配合手法松解,治疗结束后,嘱主动各方向最大幅度活动患肩。1个月后,疼痛消失活动正常。

张彩萍

▶ **名医介绍**

张彩萍,女,1966年11月生,大学学历,主任中医师,舟山市第二届名中医。1989年7月于浙江中医药大学中医临床专业毕业后,一直在普陀县中医院(现普陀医院)从事中医内科及中西医结合临床工作。张彩萍中西医理论基础扎实,虚心好学,善于钻研,从事中医临床工作后,一直通过自学和跟师的方法,不断提升自己,熟读中医经典,广泛涉猎古今中医大家的学术经验,积极参与各类学术交流,医术提高较快。1996年被舟山市卫生局选中参加了浙江省中医病案书写比赛,并获浙江省中医病案书写优秀奖,同年晋升为主治中医师。1998年4月至1999年4月在浙江省中医院内分泌科进修学习,进修回来后当年担任内科病区副主任职务,并在普陀县中医院率先开设了糖尿病专科门诊及专科病床,将学到的中西医理论知识和技能大胆地应用于临床实践,成绩较突出,1999年被浙江省卫生厅确立为浙江省中青年中医临床学科带头人和专科(专病)技术骨干培养对象之一,按培训项目要求进行跟踪培养3年,经考核合格,2002年5月被浙江省卫生厅授予"浙江省中医临床技术骨干"称号。2001年12月晋升为副主任中医师,并继续担任内科病区副主任职务。2005～2006年考入温州医学院临床医学专业在职研究生学历培训班学习并结业。2009年起担任普陀医院内科病区主任,作为科主任,全面负责内科病区工作,主持内科病区三级查房,能熟练运用中医和中西医结合诊治手段,治疗各类内科常见病、多发病和一些疑难危重急病症。2005年9月被区委区政府授予"普陀区中青年名中医"称号,2011年5月被评为舟山市第二届名中医,同年12月晋升为主任中医师。

作为普陀区中医院中医科学科带头人,张彩萍主任中医师除了完成平时大量的诊疗工作量外,还积极开展科研课题,主持及参与中医临床课题3项,开展中医单病种2种,发表中医学术论文10余篇,其中二级以上杂志8篇。

张彩萍积极承担中医教学带教及中医科普宣传工作,几十年来共带教本科、大中专、进修实习医生约 30 余人次,在医院、科室、社区、老年大学开展糖尿病及中医内科专题讲座约 50 次,宣传和传授中医药传统文化及中医药防病知识。经常利用业余时间积极参加政府、医院组织的"名老中医下社区、渔农村、机关、学校、企业活动"及每年的中医膏方节活动,使老百姓在家门口就能得到名老中医服务,从而也减少了老百姓"看病难、看病贵"问题,深受海岛基层群众欢迎。

张彩萍秉承中医为主、中西医结合的观念,主张辨病与辨证结合,擅长糖尿病及其急慢性并发症的中西医诊治,如糖尿病性便秘、糖尿病伴失眠症、糖尿病伴周围神经病变、糖尿病伴有黎明现象等,对顽固性咳嗽、哮证、肺胀、脾胃病、老年慢性病、失眠症、汗证、中风等的中医防治也有独到的疗效,并积累了丰富的经验。多年来在临床工作中,能充分发挥中医临床特色优势,做到中西医优势互补,提高了疗效,缩短了疗程,又为患者节省了医疗费用,因此深受患者好评,在当地群众中享有较高的声誉。

名医经验

1. 急慢分治治疗慢性呼吸系统疾病

张彩萍主任治疗慢性呼吸系统疾病,如慢性支气管炎、哮喘、慢性阻塞性肺疾病等,主张急慢分治。急性发作期以治标为主,佐以扶正,即以祛邪和恢复肺之宣降功能为主,佐以扶正固本;稳定期标本兼治,即以益肺健脾补肾为本,佐以祛邪并调节肺之宣降。在整个治疗周期上,既重视急性发作期的治疗,也重视稳定期和整个生命周期的调治,遵循"正气存内,邪不可干"的防病理念,通过益肺固本,健脾补肾,提高患者的抗病防病能力,在治疗过程中,始终坚持个体化治疗,因人施治,因病施治,辨证论治,把防病的理念贯穿于患者的整个生命周期,充分体现中医的整体观。

2. 调和阴阳治疗失眠

在失眠治疗上,张彩萍主任认为失眠的核心病机为阴阳失调,阴虚阳亢,在治疗和用药上重视养阴补血,调和阴阳,同时也注重调畅气机,疏肝解郁,理气活血。

3. 辨病与辨病结合治疗糖尿病及其并发症

张彩萍主任治疗糖尿病及其并发症,善于把辨病论治和辨证论治相结合,认为糖尿病的病机主要是阴虚燥热,日久致气阴两虚,瘀血阻络,总属本虚标实之证,即以气阴两虚为本,瘀血阻络为标,治疗上除益气养阴扶正之外,也始终把散瘀通络治疗贯穿于患者的整个生命周期。

4. 综合调治治疗脾胃病

在脾胃病的治疗上,张彩萍主任认为现代人多饮食不节,喜食生冷肥甘之品,加之工作节奏快,生活压力大,多思多虑,易致肝气不疏,乃至肝郁气结,所有这些病因日久易致脾胃损伤,脾之运化、胃之通降功能失调,并易夹杂湿热、痰湿、寒湿及肝气郁结之证,因此认为脾胃病多属本虚标实,虚实夹杂。在脾胃病治疗上,张彩萍主任重视调理脾胃,调和肝脾,标本兼治;同时也非常重视患者健康宣教,力促患者尽量少食生冷肥甘厚腻之品,平和心态,适量锻炼,只有这样才能彻底治愈和减少复发。

名医验案

【验案1】陈某,女,17岁,2007年3月初诊。主诉:盗汗3年余。患者13岁因患卵巢癌行化疗多次后,出现多器官损伤,致扩张性心脏病、间质性肺炎,诉平时易出汗,入睡时更多,易感冒,常反复咳嗽,多方就医无效,经熟人介绍前来就诊。刻下:患者形体消瘦,面色无华,精神很差,诉多汗已3年,近年来加重,入睡时常衣衫湿透,每晚需多次更医,夏天从来不用电扇和空调,生怕感冒,痛苦不堪。五心烦热,午后潮热,大便偏干难行,舌质红少津,苔少,脉细数。中医诊断:盗汗(阴虚内热,虚火逼津外泄)。治宜滋阴降火益气,佐以益气固本。予知柏地黄汤合玉屏风散加敛汗之品,共服15剂而愈。后又予中药调理脾胃,补气血约1个月,以增强体质,巩固治疗,患者从此感冒次数大大减少,面色红润,体重也逐渐增加,并已上学。

【验案2】王某,男,40岁,2009年10月12日初诊。主诉:因反复胃脘部饱胀疼痛8年,再发1周。胃镜确诊为十二指肠球部溃疡、胃窦炎。1周前因饮食不慎又致胃脘部胀闷疼痛,饭后觉胃脘部有"冰冷"感,泛酸,心下灼热,上腹部有压痛,喜按,舌红苔薄黄腻,舌体边有齿痕,脉弦数。中医诊断:胃痛(寒热之结,中虚气滞)。拟辛开苦降,健脾和胃。方药:姜半夏10 g、淡子芩6 g、干姜5 g、川连2 g、淡吴萸3 g、党参10 g、木香6 g、苍术10 g、白术10 g、煅乌贼骨12 g、焦神曲20 g、大枣5枚、炙甘草3 g,共3剂。2009年10月16日二诊:服3剂后诸证均减,泛酸除,去乌贼骨,加砂仁(后入)5 g、茯苓15 g,再服3剂,诸症尽消。此为寒热夹杂之胃脘痛,治取寒热并用,辛苦兼进,补泻同施,而达通降胃气、调和脾胃、通则不痛之目的。

【验案3】李某,女40岁,2010年11月初诊。主诉:失眠8个月。因8个月前丈夫去国外工作,逐渐开始出现失眠,并逐渐加重,就诊时诉近1个月来已彻夜难眠,需依靠安眠药才能入睡几个小时,白天昏昏沉沉,患者诉口苦心烦,急躁易怒,口舌生疮,舌暗红苔黄,脉弦涩。中医诊断:重度失眠(心肝火旺,瘀血上冲)。治宜逐瘀安神,导热下行,佐养阴平肝安神。予血府逐瘀汤和导赤散加减,共服10剂而愈。

【验案4】张某,男,93岁,2022年9月15日初诊。主诉:左侧巨大斜疝术后阴囊肿胀2日。患者因发现左侧腹股沟区可复性包块2年,诊断为左侧巨大腹股沟疝,行手术治疗后出现阴囊肿胀,经西医治疗2日未消,要求中医会诊,患者既往有心脏病病史。刻下:阴囊明显肿胀,大小便正常,舌淡红,苔薄白,脉弦。中医诊断:阴肿(肝经湿热,瘀血阻滞)。治法:清热利湿,活血消肿。方用防己黄芪汤合龙胆泻肝汤加减,方药:黄芪30 g、防己15 g、桂枝10 g、白术15 g、皂角刺10 g、乳香10 g、泽兰15 g、赤芍15 g、龙胆草5 g、荔枝核15 g、炒白芍15 g、泽泻20 g、通草10 g、苦参10 g、苍术10 g、冬瓜皮30 g、车前子15 g、石见穿15 g、甘草9 g,3剂,日1剂,水煎服,分早晚餐后温服。2022年9月19日随访,患者服上方3剂后,阴囊肿胀已消。

【验案5】吴某,女,85岁,2022年10月22日初诊。主诉:发现肝硬化腹水半年余。患者因"发热、寒战半日"住院,诊断:①感染性发热;②冠状动脉粥样硬化性心脏病、心房颤动、心功能不全;③肝炎后肝硬化失代偿期(戊肝)、食管静脉曲张、脾大、腹腔积液;④高血压3级(极高危);⑤2型糖尿病;⑥胃溃疡;⑦胆结石伴胆囊炎;⑧低蛋白血症;⑨痛风。因肝硬化腹水请中医会诊。刻下:腹胀,胸闷气短,稍有口干,睡眠欠佳,食欲欠佳,大便偏干,小便少,舌淡红,无苔,脉细弱。中医诊断:臌胀(气阴两虚,水运失调)。治法:益气养阴,化气行水,通便。方用五苓散合葶苈大枣泻肺汤加减,方药:黄芪50 g、党参9 g、陈皮

6 g、干姜 6 g、山药 15 g、白扁豆 15 g、猪苓 10 g、桂枝 9 g、白术 10 g、炙甘草 9 g、砂仁 6 g、大黄 6 g、神曲 15 g、炒麦芽 15 g、鸡内金 15 g、大枣 15 枚、麦冬 15 g、北沙参 15 g、葶苈子 10 g，6 剂，日 1 剂，水煎服，分早晚餐后温服。2022 年 11 月 25 日二诊：患者诉服上方后腹胀明显减轻，腹水明显减少，要求继续调理，上方改白扁豆 30 g、北沙参 30 g，加白茅根 30 g，6 剂，日 1 剂，水煎服，分早晚餐后温服。2023 年 12 月 13 日三诊：患者腹水进一步减少，精神好转，胃纳好转，要求继续中医调理，上方减白茅根，6 剂，日 1 剂，水煎服，分早晚餐后温服。

【验案 6】董某，男，69 岁，2023 年 4 月 8 日初诊。主诉：头颈肩背疼痛伴低热咳嗽 10 日。患者 10 日前测得新型冠状病毒阳性，现已转阴，但遗留头颈肩背部疼痛难忍，伴恶风、低热、恶寒、鼻塞，偶有咳嗽，睡眠欠佳，胃纳可，二便正常。舌淡红，苔白略腻，脉浮紧。中医诊断：背痛（风寒夹湿，肺气不宣）。治宜发汗解表，宣肺祛湿。方用葛根汤加味，方药：麻黄 9 g、杏仁 9 g、桂枝 6 g、柴胡 15 g、葛根 30 g、川芎 15 g、桑白皮 15 g、黄芩 10 g、细辛 4 g、藿香 12 g、石菖蒲 9 g、地龙 10 g、薏苡仁 30 g、矮地茶 10 g，3 剂，日 1 剂，水煎服，分早晚餐后温服。2023 年 4 月 10 日随访，服上方 2 剂后，热退，头痛颈肩背疼痛明显减轻，服 3 剂后，诸症已。